Возвращение к е...

Перевод с иврита
Мирьям Школьникова и Ольга Фельдман

Редактор
Раиса Сорина

Иллюстрации
Агнесс Лилинталь и Рути Алон

Посвящается великому Учителю Моше Фельденкрайсу, который поделился с нами своими открытиями и научил нас стремиться к новым находкам

Рути Алон

Возвращение к естественному движению

Семинары по теме «Решение проблем спины»

Исключительное право публикации
перевода на русский язык книги Рути Алон
«Возвращение к естественному движению»
принадлежит Мирьям Школьниковой

Воспроизведение данного издания или его частей
без разрешения автора или переводчика считается
противоправным и преследуется законом

Израиль 2007

Слова благодарности

Я благодарю всех, кто сопровождал меня при написании этой книги, поддерживал на всем протяжении пути вплоть до ее выхода в свет.

Всех моих учеников во всех частях света, чья готовность пробудиться к переменам превратила метод в живое учение.

Моего друга Цви за постоянную и неограниченную помощь.

Машинистку Миру, которая с неизменной доброжелательностью расшифровывала и вносила мои бесконечные изменения в текст.

Издателя Эвьятара Нура, который познакомился с книгой и создал соответствующую атмосферу в работе с ней.

Коллег по работе – преподавателей метода д-ра Фельденкрайса - за терпение и готовность уважать индивидуальное понимание метода.

Что касается обращений, то я предпочла избежать разделения на мужской и женский род и в основном использовала глагол в инфинитиве, для того чтобы обращаться к читателю в целом. В некоторых случаях я употребляла местоимение «ты» с целью обратиться к каждому, неважно, будь это мужчина или женщина.

Любое использование различных высказываний или записей, с помощью которых можно донести смысл метода д-ра Фельденкрайса до более широкой аудитории, оправдывает себя. Я буду только рада, если кто-то захочет использовать в этих целях материалы книги.

Эта книга получила приз Общества психологов - юнгистов и признана книгой года по альтернативной медицине.

Несколько слов от Дворы Бертонов

Учение д-ра Фельденкрайса – все, что он открыл, обновил, преподавал и оставил в наследие – объединяют физический, моральный и духовный факторы. В его движениях мысль и выполнение работают сообща, а понимание и терпение обеспечивают координацию. Здесь важно понимать, а не применять силу, попробовать поладить с тем, что представляет трудность, а не противостоять этому. Только так можно расширить осознание как внутреннее духовное, так и внешнее физическое одновременно. Не стоит требовать от тренирующегося старания хорошо выполнять упражнение, но очень важно обратить внимание на то, что он делает. Главное – убедиться в том, что он понимает, что делает, и делает то, что понимает.

Однажды, будучи в Индии, я посетила Академию танца в Бомбее. Меня попросили прочесть лекцию, и я выбрала тему «Упражнения по методу д-ра Фельденкрайса». Когда я закончила и продемонстрировала упражнения, встал мужчина, представившийся антропологом, и задал вопрос: «Был ли д-р Фельденкрайс учеником Успенского и Гордеева?». Гордеев и Успенский были духовными наставниками, они пытались «приподнять» человека над его машинальными реакциями и изменяющимися желаниями.

Действительно, некоторые из их важных принципов присутствуют и в методе д-ра Фельденкрайса, как, например:
-делай то, что можешь, а не то, что хотел бы, то есть развивай свои способности, а не силу воли;
-живи, как умеешь;
-ищи дополнительные резервы, использование которых, на первый взгляд, может показаться непривычным;
-развивай свою чувствительность, умей замечать различия не только между красным и черным, но и между разнообразными тонкими оттенками.

В то время как духовные наставники приводят эти идеи в качестве анализа существующего, Моше Фельденкрайс предлагает упражнения, корректирующие создавшееся положение. Его упражнения ведут к согласованной работе тела, души и мозга.

Д-р Фельденкрайс подарил мне много лет творческой жизни. Меня привело к нему слабое больное колено. До этого визита два ортопеда объявили мне, что, в лучшем случае, я смогу танцевать еще 5-6 лет.

Моше учил меня работать над собой, укреплять колено, не поддаваться слабости, объяснял, чего следует избегать, что стараться улучшать.

Впоследствии я обнаружила, что этот метод был хорош также и на другом этапе моей жизни, когда после 15-летнего перерыва я решила снова начать танцевать. Я вернулась к тому же пути и продолжаю придерживаться тех же принципов и сегодня: постепенно, осторожно, прислушиваясь и осознавая то, что я делаю. Некоторых движений я избегаю (например, прыжки), но есть движения, где я ощущаю себя устойчиво, которые я выполняю сейчас лучше, чем когда-либо.

Мне потребовались долгие годы, для того чтобы понять и изучить внутреннюю идею метода, которая нашла свое отражение также в словах, которые я слышала от своей учительницы индийских танцев: «Душа танцует, но, для того чтобы увидеть ее танцующей, нужно, чтобы тело обладало мастерством».

* * *

Учение д-ра Фельденкрайса можно трактовать по-разному. Рути Алон в доступной каждому форме дает рекомендации, в которых сочетает научный подход со склонностью к искусству. Ей удается наиболее оптимальным образом подготовить для каждого сложного упражнения свой собственный способ выполнения, при котором не применяют силу, а используют плавное движение. Это помогает человеку полюбить эти упражнения, а впоследствии они становятся его неотъемлемой частью.

Многие годы Рути Алон занимается как практической, так и теоретической стороной учения д-ра Фельденкрайса. В процессе работы она периодически открывает новые пути совершенствования функционирования человека. Цель этой книги приобщить как можно больше людей к занятиям по этому методу, который ведет к совершенствованию возможностей человека.

Предисловие
Неограниченная свобода в обучении

В зоопарке Сан-Диего к животным относятся с большой любовью и, по возможности, стараются предоставить им открытое жизненное пространство. Жирафов, например, содержат в особенных условиях: они не закрыты решеткой или оградой, а лишь окружены с трех сторон высокими скалами. Фронтальная сторона полностью открыта, но между жирафами и посетителями прорыта узкая канава.

Экскурсовод зоопарка объясняет посетителям, что жирафы с большой осторожностью относятся к своим голеностопным суставам. Ведь сохранять равновесие на таких длинных ногах – совсем не легкая задача. Именно поэтому они привыкли держаться подальше от любого препятствия на земле. Жирафы не осмеливаются перейти канаву. Они пренебрегают возможностью оказаться на свободе, несмотря на то, что для этого нужно сделать всего лишь шаг вперед. «Это психологический барьер», - добавляет экскурсовод.

Может быть, то же самое происходит и с людьми, когда они находятся во власти ограничивающих их привычек? Даже обладание человеческим сознанием, которое позволяет понимать абсурдность привычных ограничений, не всегда помогает нам преодолеть барьер и обрести свободу.

Метод осознания через движение учит нас не отказываться от права свободного выбора. Д-р Моше Фельденкрайс, создатель метода, предлагает воспитательный процесс, посредством которого можно постепенно и терпеливо, комфортно и осторожно, в «тепличных» условиях, не имеющих ничего общего с устрашающей канавой, научиться благополучно справляться со сложными, нестандартными ситуациями.

Когда человек осознает широкий диапазон своих возможностей, психологический барьер в его мозгу исчезает. Теперь он вооружен способностью к творческому поиску и способен ловко преодолеть «траншею жирафы». Человек ощущает не только неограниченные горизонты свободы, но и гордость от сознания того, что он хозяин своей судьбы. Он знает, что обладает правом выбора и может стремиться к достижению желаемой цели.

Д-р Фельденкрайс был мастером тренировки улучшения возможностей человеческого мозга. Он умел пробудить в людях естественный разум координации движения в соответствии с тем, как это было задумано природой. Горизонты, которые открывает его метод, расширяются по мере того, как учение приближается к ним.

В этой книге я поднимаю тему только одной узкой «траншеи», связанную с проблемами спины. Путь освобождения от стереотипов по этой теме проливает свет на образ действия метода в целом. Занятия по этому методу помогают человеку преодолевать ограничения в движении и добиваться улучшения уровня функционирования организма. Процесс обучения этому методу я называю возвращением к спонтанности.

25.1.94г.

СОДЕРЖАНИЕ

Раздел 1. Искреннее отношение к движению...............19

Раздел 2. Естественное обучение – это обучение путем выбора..42

Раздел 3. Семейное занятие для общины позвонков...110

Раздел 4. Движение для жизни – движение для любви..152

Раздел 5. Что лучше для спины – быть прямой или умной?...176

Раздел 6. Находчивость – дочь беды........................241

Раздел 7. Свободный человек обладает свободой движения спины..315.

Подробное содержание

Слова благодарности..5
Несколько слов от Дворы Бертонов 6
Предисловие..8

Содержание..9

Раздел 1. Искреннее отношение к движению...............19
- Почему болит спина?..19
- Существует ли формула выхода из лабиринта?..........19
- Спина и качество жизни...20
- Спина и качество движения.......................................21
- Творческий поиск или подчинение командам?...........23
- Прислушиваться к внутреннему сигналу....................25
- Качества, которые не поддаются измерению.............26
- Двигаться так, чтобы тебе и завтра этого хотелось...27
- Больше достижений с меньшими усилиями...............27
- Каким образом встать с кровати, не навредив себе?......28
- Самое сложное – поверить в то, что можно двигаться легко...31
- Осознанный выбор..32
- Поощрение чувства самосохранения.......................32
- Куда же исчезло чувство самосохранения?..............33
- Право на собственный темп жизни..........................34
- Зевок – подарок природы, предназначенный для пробуждения организма...34
- Не позволяй другим судить себя.............................35
- Будь самим собой..36
- Одежда «делает» человека.....................................36
- Обувь - форма за счет движения.............................37
- Как ты справляешься с переносом веса?................37
- Проблема в том, чего ты не делаешь.....................38
- Почему ты перестал двигаться................................38
- Когда ты только появился на свет..........................39
- Нанесение ущерба позвоночнику личности...........39
- Восстановление чувствительности.........................40
- Путь энергичного восстановления..........................40
- Осознание – инструмент спонтанного восстановления.....41

Раздел 2. Естественное обучение – это обучение путем выбора...42
- Может быть, мы все недоношенные?.....................42

- Детская версия..44
  - Стиль движения – посредник изменения привычки......48
  - Восстанавливающее обучение путем предусмотренных ошибок..50
  - Ошибки, побуждающие к самостоятельному обучению........51
  - Управляемая импровизация или специально предпринятые ошибки..53
    - Делать не хорошо, а иначе......................................54
    - Истинное благополучие – это биологический оптимизм....55
    - Циклы попеременного движения – подготовительная игра природы...56
    - Проверка на стойкость или путь накопления опыта?....58
    - Нахождение пути наименьшего сопротивления...............59
    - Разговаривать с мозгом, а не с мышцами........................64
    - Изменение движения посредством изменения обстоятельств..66
    - Проверка путем переменных..67
    - Комбинации сочетаний и исключений..........................72
    - Резкое изменение привычного....................................73
    - Приблизить гору к Магомету......................................74
    - Вспомогательные движения..74
    - Творческий подход, или делать вещи плохо................77
    - Оттачивание однородности движения ради однородного ритма группы...78
    - Легкость выполнения..79
    - Право на удовольствие – это атмосфера, поддерживающая обучение..81
    - Формула легкости..84
    - Дыхание полной грудью – биологическая тренировка....85
    - Осознание – это путь к обучению взрослого человека....87
    - Движение – зеркало..90
    - Прикосновение ради прикосновения – информация для осознания...91
    - Обучение в присутствии «свидетеля»...........................93
    - И учителю нужно учиться..96
    - Динамика улучшения..96
    - Не стараясь быть похожим..104
    - Восприятие изменения..105
    - За двумя зайцами..107

Раздел 3. Семейное занятие для общины позвонков...........110
  - Селективный подход к пониманию гибкости................110
  - Иммобилизованные позвонки между лопатками..........111

- Изгиб ребер в сторону в воде..111
- Поочередное давление на землю..112
- Накопление невыраженных чувств...113
- Инстинктивная реакция на опасность..114
- Искаженная самозащита..114
- Жертвы «ленивой» выпуклости..115
- Быстрые лошади и эластичные вожжи.......................................116
- Между головой и тазом...117
- Позвонки, соединенные с ребрами...118
- Гибкие позвонки также уязвимы..118
- И ты решаешь двигаться как можно меньше...............................119
- Интеграционный подход или изменение в разделении труда..119
- Разделение функций между позвонками или реверс...................120
- Таз для движения, затылок – для точности направления.............120
- Восстановление естественного разума....................................121
- «Волшебный» рулон...122
- Подготовительный этап. Колебания первоначальной волны...123
- Рулон по длине одной стороны. Урок об умении приспособиться...125
- Рулон по длине позвоночника – центральная линия при ползании...126
- Рулон во впадине затылка..128
- Стимулирование стройности...131
- Рулон на ширину таза – умиротворение впадины в нижней части спины..134
- Восьмерки в воздухе – траектория естественного движения...137
- Имитация положения стоя в положении лежа...........................138
- Реакция тела на опору...139
- Восстановление реакции на силу земного притяжения................140
- Противоборство с выпуклостью верхней части спины.................140
- Нижняя часть спины подвешена в виде гамака..........................141
- Отдаться волне ритмичных колебаний....................................142
- Осознанный транс...143
- Атмосфера готовности к изменениям......................................143
- Сила деликатного отношения..144
- Распластанность спины – кричащая тишина открытия................145
- Кто он, этот человек, находящийся внутри тебя?.......................146
- Подобно коленям, претерпевает изменения и таз......................147
- Спина, которая меньше сгибается под личными проблемами...149

- Зигзаг, символизирующий продвижение................................150
- Естественное обучение – переговоры между тобой и возможностями, имеющимися в твоем распоряжении...........151

Раздел 4. Движение для жизни – движение для любви........152
- Разнообразие естественного функционирования.................152
- Многогранность естественной терапии..............................153
- Многоцелевое применение волшебного рулона...................153
- Волна, исцеляющая спину...155
- Позволить волне пройти через все тело................................155
- И секс может оказаться причиной травмы спины................155
- Взаимосвязь между тазом и всем телом при сексуальных отношениях...156
- Позволить волне движения благополучно пройти через спину..157
- Согласованность работы всех частей тела – источник энергии в сексе...158
- Старательность: увеличение темпа оборачивается торможением..159
- Где прячется дополнительная энергия?..............................160
- Пассивность вдохновляет жизненность.............................160
- Сексуальная энергия – это проходящий через тебя мистический импульс Вселенной...161
- Дыхание в критическом положении – таз «задыхается» в борьбе...161
- Свободное время для расслабления....................................162
- Отлив возбуждает прилив...162
- Независимое дыхание..162
- Колебания транса..162
- Не сопротивляясь волне движения.....................................163
- Урок о сексе, который исключает борьбу.........................164
- Восстановление спонтанности – использовать осознание для ничегонеделания..164
- Чтобы сердце поверило, что тебя любят...........................165
- Надежная опора дает полное доверие................................165
- Готовность принять любовь..165
- Способность к организации тела..166
- Так ли уж необходима агрессивность?...............................167
- Не переоценить ситуацию...167
- Заботясь о внешнем эффекте, забывают о чувстве меры.....167
- Отказаться от старательности..168
- Не старайся добиться усилием, ты можешь получить это в подарок..168

- Благоприятная для удовлетворения атмосфера......................169
- Чрезмерное усилие выдает отсутствие удовлетворения........169
- Сексуальные отношения задают тон повседневной жизни..170
- А может быть, ты агрессивен потому, что желаешь того, чего тебе не хочется?...171
- Пассивная агрессивность – направленное ограничение.......171
- Встреча взаимоотношений и самооценка..............................172
- И аскетизм, и разнузданность – это всего лишь невежество неудовлетворенности...172
- Медитация в сексе..172
- Этапы «китайской лестницы», превращающие звуки секса в музыку...173
- «Не буди любовь, пока не созреет…»....................................173
- Изменить стиль поведения...174
- Заменить животные инстинкты отношениями человеческого уровня..174
- Животворящее расслабление в последующей тишине........174

Раздел 5. Что лучше для спины – быть прямой или умной?..176
- На Западе исправляют, на Востоке не вмешиваются...........176
- Твоя осанка – отражение индивидуальной экологии...........176
- Строение или стиль действия, формирующий его...............177
- Осанка изменяется постоянно..178
- А нужно ли быть «прямым»?...179
- Динамика строения – непрекращающееся обновление.......179
- Функциональная осанка – исходное положение к действию..180
- Устойчивость можно назвать хорошей, если ты готов подвергнуть ее опасности...181
- Внутреннее совершенствование волчка «Джейро».............181
- Не так важно, что мы делаем, гораздо важнее, как реагирует на это наш организм...182
- Опуститься, чтобы подняться, или прислушаться к внутреннему стремлению погружаться...183
- Пружинистость жизненно необходима.................................185
- Взгляд на организм с точки зрения силы земного притяжения..186
- Два противоположных полюса при положении стоя...........186
- Вертикальная ось в положении сидя.....................................187
- Согласованность сигналов давления и полного расслабления..187

- Груз на голове стимулирует стремление тела вверх............188
- Взаимосвязь между страхом падения и устойчивостью. 190
- Динамика выпрямления в состоянии покоя......................192
- Найти равновесие в положении сидя – позволить отклонению найти середину..192
- Поиск равновесия в положении стоя напоминает состояние транса..196
- Нейтральное положение..198
- Осанка, находящаяся в центре шести направлений.............199
- Использовать лучшее, что есть в искре воображения...........200
- Цепочка компенсаций..202
- Идеальная осанка – отсутствие напряжения в организации тела...203
- Местное исправление в контексте целого.........................203
- Поза лягушки – оздоровление отношений между лопатками и тазом..204
- Спинка стула – дотронуться до истоков проблемы стройности..208
- Краешек кровати – методичное воспитание строптивых позвонков... 209
- Идеальная осанка: полусидя – полустоя............................211
- Голеностопный сустав, задающий тон осанке, или восстановление качества пружинистости................................213
- Расстояние между руками – осознание путем прикосновения..216
- Одолжить «слепой» спине способность ориентации с помощью рук... 218
- Урок: «Расстояние между руками».................................219
- Поддержка родителей – стремление к достижению или последовательность процесса?...224
- Обстановка начального обучения – приобретение осанки...225
- Выпрямление, когда ребенок созрел для этого, и бескорыстная любовь.. 227
- Первые движения – восстановление процесса, которым природа готовит ребенка к зрелому функционированию........228
- Оздоровление связей между коленями и спиной в движении первобытного плавания..230
- Эффективная траектория вытягивания руки вверх............234
- С живота на спину – сочетание всех измерений................234
- Цикличные движения – сокращение усилия и точность в выборе времени..235
- Фиксирование головы – вклад в формирование осанки........237

- Возвращение к движению ползания..................................238

Раздел 6. Находчивость – дочь беды..............................241
  - Поясничные позвонки между молотом и наковальней.....241
  - Влияние коленей на состояние спины............................242
  - Позволить голеностопным суставам уравновесить спину..244
    - Как ноги подводят спину...246
    - Взаимоотношения между спиной и коленями............247
  - Простой путь напомнить коленям о присущем им свойстве пружинистости...248
    - Рулон под стопой – научить тело приспосабливаться..........249
    - Выборочное фиксирование мышцы.............................251
    - Изменение в пропорциях при разделении труда..........251
    - Плавание и ходьба – изменение качества или принципа?....252
    - Тайные партнеры привычки...253
    - Травма в контексте остальных частей тела..................254
    - Пример беспокойного начальника................................255
    - Фиксирование в определенном месте при продолжении общего функционирования...256
    - Фиксирование мышцы – самостоятельное лечение нижней части спины..257
    - Фиксирование во время движения позвонков..............258
    - Круги ногой – действие во время перемещения веса тела..261
    - Фиксирование мышцы в положении лежа на кровати..........262
    - Освобождение затылка...263
    - Модель беззаботного движения....................................267
  - Оптимальное действие – использование 20 процентов потенциала..268
    - Оттолкнуться от базисной программы.........................269
    - Действовать в соответствии с необходимостью – сделать борьбу ненужной..270
    - Положение стоя на коленях...271
    - Положение, обратное положению стоя на коленях......273
    - Положение лежа на боку – надежное убежище............273
    - Плавность движения, достигнутая с помощью рулона........274
    - Переход из одного положения в другое........................274
    - Сгибание коленей методом первобытного плавания....275
    - Чрезмерная старательность..276
    - Творческий подход к осторожности..............................277
    - Как перевернуться в кровати, не провоцируя боль......278
    - Нахождение зоны безопасного движения.....................279

- Сдержанное участие – принципиальная основа обучения..279
- Игра подготовки созревания движения..................280
- Встать со стула винтообразным движением..........281
- Подняться по лестнице в диагональном движении......284
- Расслабление с помощью вращения в положении лежа......286
- Проработка петлеобразного движения с помощью рулона..287
- Винтообразное движение в процессе ходьбы..........289
- Симметричное функционирование..........................290
- Возвращение к симметричности по методу д-ра Фельденкрайса..291
- Симметрия функционирования..................................292
- Создать сколиоз с противоположной стороны.................293
- Умение найти опору в подушке.................................293
- Шелковые простыни – удовольствие, сглаживающее боль..295
- Вести себя подобно воде...296
- Раскачивание при езде – сопротивляться или покориться?..296
- Миниатюрное отражение целого в части..................296
- Функциональная рефлексология................................297
- Дипломатический подход к отношениям с нервной системой..298
- Аспект давления в движении...299
- Рефлексология для себя...300
- Давление пяткой одной ноги на другую......................302
- «Хлопать в ладоши» стопами ног.................................303
- Работа с воображением способствует быстрому осуществлению...304
- Лечение сном наяву..304
- Д-р Фельденкрайс рассказывает..........…......................306
- Воображение – подготовительная игра к идеальному выполнению...306
- Согнуться: да, нет или каким образом?........................307
- Обмен функциями – как одолжить травмированной стороне ощущение свободы движения..................................310
- «Дипломатия» нервной системы..................................311

Раздел 7. Свободный человек обладает свободой движения спины..315
- Облегчение или выздоровление..................................315
- Жить полноценной жизнью...315

- Щедрость природы – это временная ссуда..................316
- Искать не причину, а выход из проблемы..................316
- Здоровье заложено природой 317
- Боль указывает путь к восстановлению..................317
- Пассивность способствует восстановлению..................318
- Научиться расслабляться, изучая действие..................318
- Каким образом двигаться – созидающий поиск..................318
- Находчивость в беде – положительна или опасна?..................319
- Упрощенная формула жалобы..................320
- Цифры как индивидуальный критерий оценки изменения..................321
- Травма спины снижает возможность сказать окружающему миру «нет»..................321
- Парализованная импровизация – ослабленный оптимизм..................322
- Страдающая спина и подавленная душа – пленники друг друга..................322
- Вред, наносимый упрямым стремлением превозмочь себя..................323
- Обучение путем прикосновения..................324
- Уметь учиться..................325
- Чем больше ты стараешься превозмочь что-то, тем больше оно превозмогает тебя..................326
- Восстановить качество легкости – сказать жизни «да»..................327
- Терпеливо уделять внимание деталям..................328
- Что ты действительно в состоянии привести в движение..................329
- Инвалид или человек с проблемой..................330
- Преобладающая сила ограничения..................330
- Видеть, что стакан наполовину полон..................331
- Конец, являющийся началом..................332

РАЗДЕЛ ПЕРВЫЙ

Искреннее отношение к движению

Почему болит спина?

Если бы глубокая впадина в нижней части спины являлась причиной всех ее проблем, миллионы людей во всем мире были бы обречены на постоянные страдания.

Если бы нижняя часть спины не имела впадины, а таз представлял бы собой непрерывное продолжение позвоночника, и это было бы желаемым и правильным строением, то существовал бы тип людей, полностью лишенных гибкости, с прямой, как доска, спиной. Для того чтобы посмотреть в сторону, им нужно было бы поворачивать все тело как единый монолит и даже перемещать при этом ступни.

Если бы гибкость спины гарантировала отсутствие ее проблем, то танцоры и спортсмены никогда не страдали бы от болей в ней.

Если бы панацеей была «сильная» спина, то обладатели мускулистого тела, выполняющие напряженную физическую работу, имели бы иммунитет к болям в ней.

Если бы хождение на двух ногах, которое, возможно, и является человеческим открытием, содержащим некоторую насмешку природы, было корнем всех бед, целые поколения людей должны были бы жить в постоянных страданиях.

Если бы поднятие тяжестей было истинным источником зла, то все, - от переносчиков воды и до атлетов – тяжеловесов, - имели бы необратимые повреждения.

Если бы напряженность спины была выражением душевного напряжения, то жизнерадостные люди не знали бы неприятных ощущений в этой области тела.

Если бы мягкие мышцы живота были причиной слабости и болей в спине, то каждый ребенок жаловался бы на эти боли, а любой взрослый, позволяя себе расслабить мышцы живота и свободно дышать, должен был бы ожидать, что у него появятся эти боли.

Если бы расплатой за излишнее рвение в сексе были последующие неприятности со спиной, кто бы тогда вообще не страдал от болей в спине?

Существует ли формула выхода из лабиринта?

Из-за болей в спине люди часто отсутствуют на работе. Это также причина страданий, которые вызывают разочарование предательством собственного тела, удручающую беспомощность, неуверенность в себе, что в конечном итоге убивает стремление совершать в жизни то, чего мы на самом деле хотим. Боль в спине не щадит ни служащих, ни портовых грузчиков, она поражает спортсменов и домохозяек, врачей и простолюдинов, имущих и неимущих, деревенских и городских жителей, толстых и худых, молодых и старых; людей, привыкших наклоняться на работе, и людей, которые любыми путями избегают наклонов; людей, двигающихся много и с удовольствием, точно так же, как и тех, для кого каждое движение в тягость.

Люди, тренирующиеся усердно и постоянно, верят, что спина болит у них, когда они недостаточно тренируются. Они станут продолжать искать спасение в особых дополнительных упражнениях. Те, кто избегают любого движения, не являющегося обязательным в повседневной жизни, будут думать, что причиной боли в спине является какое-то непривычное для них движение.

Служащие, проводящие много часов подряд в положении сидя, скажут, что причиной боли в спине является длительное сидение на стуле; продавцы, работники промышленности и домохозяйки, вынужденные выполнять работу в положении стоя, скажут, что спина болит из-за того, что они все время стоят; почтальоны скажут, что ходьба – это то, что разрушает их спину.

Люди, линия спины которых искривлена и искажена, будут уверены, что неудачное сложение их тела является причиной всех неприятностей. Однако всегда найдутся люди, сложение тела которых еще более выходит за рамки нормального, и, несмотря на это, они не знают страданий. Вместе с тем, есть немало людей, спина которых выглядит вполне нормальной, даже прекрасной, но страдания не покидают их.

Существует ли формула, с помощью которой можно выбраться из лабиринта? Можно ли вообще надеяться, что определенная формула сможет разрешить проблему сложной, естественной и постоянно изменяющейся жизни? Соответствует ли человеческая логика, надеющаяся на такое однозначное решение, логике природы?

Спина и качество жизни
Если спина беспокоит тебя, и ты считаешь, что ей недостает всего лишь определенного исправления, то ты не видишь главного: реальное качество твоей жизни позволяет этой боли существовать. Возможно, тебе, как и многим другим, сложно понять, что способ, которым ты заботишься о своем теле – пристанище души, не отличается от твоего отношения к собственным жизненным функциям. К примеру, сколько удовольствия ты осмеливаешься пожелать самому себе во всем? Насколько сильно твое стремление продвигаться к жизненному комфорту? Живешь ли ты с чувством, что должен постоянно напрягаться и жертвовать собой, чтобы приспособиться к требованиям жизни, или, может быть, тебе нравится бежать вперед, стремиться преодолевать препятствия, и никакая неудача не удержит тебя от продолжения поисков пользы и удовольствия?

Если твое отношение к жизни основано на постоянном беспокойстве о том, чтобы не упустить того, что имеешь (даже если осознаешь, что оно приносит тебе вред), то будет очень сложно позволить своему организму достичь большего оптимизма и защищенности. В этом состоит различие между напористым стремлением остановить ухудшение и умением разобраться в ситуации, найти выход из тяжелого состояния, а также извлечь из всего этого урок, который в дальнейшем поможет улучшить положение. В этом различие между людьми, которые хотят только не ощущать боли в спине, и теми, кто осмеливается направлять свою жизнь так, как подсказывает им сердце. Они готовы научить свою спину тому, как можно достичь такой жизни.

Думал ли ты когда-нибудь, что твоя спина выступает в качестве критического и довольно четкого барометра, проливающего свет на характер твоей жизненной позиции? Например: душевная прямота как траектория скелета; горизонты твоих надежд как богатство в разнообразии движения; быстрота проявления сообразительности в изменяющейся ситуации как решение согласованности между различными частями тела; твоя решительность отстаивать свою точку зрения как чувствительность к комфорту и удовлетворенности своим телом.

Спина и качество движения

Рассматривая спину с точки зрения качества движения, можно обнаружить, что позвоночник является сплетением всех взаимоотношений и функций, с помощью которых связываются части тела, отдаленные друг от друга и, вместе с тем, уравновешивающие друг друга.

Внимательно проанализировав взаимосвязи спины со всеми частями тела, можно обнаружить и те части тела, которые тебя не беспокоят.

Для того, чтобы лучше представить себе в целом взаимоотношения спины с остальными частями тела, вспомни, как искривляется и становится жесткой, утрачивая гибкость, твоя спина, когда ступни пытаются справиться с незнакомой ухабистой дорогой. Тесная взаимосвязь между спиной и коленями знакома тебе из собственного опыта. Тебе известно, что наклон спины при выпрямленных коленях может нанести ей вред. Вполне возможно, что тебе менее известно, насколько спина подвластна милости голеностопных суставов. На неровной дороге, когда голеностопные суставы отказываются быть великодушными и пружинисто сгибаться, колени также воздерживаются от того, чтобы немного наклониться вперед и позволить тазу с облегчением провиснуть, расслабив таким образом спину.

Дыхание также может быть ключом к поведению спины. Позвоночник ощутимым образом соединен с ребрами. Радиус движения каждого ребра не только определяет количество воздуха, находящегося в обращении в системе дыхания, и положение, которое это ребро займет в пространстве, но также влияет на степень устойчивости позвонка, скрепленного с этим ребром.

Не существует ни одной части тела или функции, которые не взаимосвязаны со спиной. Состояние твоей спины обусловлено тем, что умеет делать затылок, в какой мере ты способен владеть движением таза, напряженностью икроножных мышц и мышц бедер, степенью распластанности ступней на полу и функциональной памятью твоих движений.

Например, когда ты рассматриваешь нечто, находящееся справа от тебя, зависит ли перенос взгляда туда только от скорости его движения? В какой мере участвует в повороте плечевой пояс? Дает ли это движение поворота команду каждому из позвонков по всей длине позвоночника, или поворот происходит только в затылке, причем в характерном его месте? А может быть, ты одновременно сокращаешь движение позвонков и затылка, а изменение положения головы достигаешь с помощью поворота таза?

Есть люди, которым для того, чтобы посмотреть в сторону, нужно изменить даже положение стоп на полу. Им это представляется гораздо более легким делом, чем создать некоторое дифференцирование в движении позвонков спины. Организация спины зависит также от того, как ты держишь живот. Возможно, продолжая чтение этой книги, ты пересмотришь свое представление о том, так ли уж необходимы сильные мышцы живота для поддержания хорошего физического состояния организма. Ты также начнешь сомневаться в том, действительно ли натренированный живот гарантирует благополучное состояние спины.

Спина является связующим звеном в традиционном неврологическом взаимодействии, в соответствии с которым происходит разделение работы между частями тела. Диагностика чувствительными приборами действий тела показывает, что принятие нижней частью спины выпуклой или вогнутой формы есть не что иное, как часть волнообразного движения, при котором согласованно функционируют все сфинктеры: мышцы глаз, кулаки, пищеварительный канал и гениталии. Из всего этого следует, что шансы твоей спины быть свободной зависят от степени сжимания и расслабления мышц заднего прохода и от того, как ты сжимаешь мышцы горла на противоположном конце того же канала.

Чувство комфорта спины также зависит от температуры. В какой мере ты полагаешься на кожу, которая сумеет отрегулировать комфортный уровень, несмотря на изменяющиеся условия окружающей среды? Нижняя часть спины, которая естественно должна защищаться, опасаясь дискомфорта, независимо от того, осознаешь ты это или нет, с легкостью приобретает привычку сопротивления холоду и потом будет еще сильнее съеживаться при каждом понижении температуры.

Может быть, люди, не страдающие от болей в спине, научились согласовывать с помощью своего вмешательства все аспекты ее движения? А может быть, эти люди постоянно внимательны, осторожны и планируют свои движения согласно некой идеальной карте функционирования?

Понятно, что практически это невозможно. Трудно предположить, что при существующей сегодня системе управления можно было бы руководить сложной совокупностью факторов, взаимозависящих друг от друга, без компьютеров и хорошо обученного персонала. Кто, давая возможность этим людям спокойно работать, обеспечивает оптимальную согласованность их деятельности?

Внутреннее течение жизни, которое согласовывает все составляющие запутанного сплетения организма, происходит само по себе в том случае, если все работает слаженно. Это разум подсознания, который руководствуется жизненной необходимостью. Возможность управлять механизмом балансирования действий спины по отношению к совокупности всей естественной деятельности организма не больше, чем твоя возможность направлять пищеварение или обмен веществ, биение сердца, рост волос или любое другое проявление деятельности органической системы.

К счастью, движения тела в пространстве более удобны для наблюдения и изменения в сравнении с другими человеческими действиями. Движение человека в пространстве – это точка пересечения в договоренности между сознательным направлением воли и способностью к спонтанности, умеющей самостоятельно направляться эффективным образом.

Наблюдая за спиной, ты как бы стоишь на разветвленном перекрестке связей между ней и остальным твоим телом. Часть нитей, связывающих спину с остальными частями тела и функциями, стерлась по причине чрезмерного использования, часть их исказилась из-за недостаточного использования и забылась под толстым покровом упрямых привычек, покрывающих их, как дикие растения.

В этой книге показаны пути освобождения заблокированных переходов с целью создания условий для плавного движения.

Основное направление в твоей помощи спине – ободрить остальных ее партнеров, ввести в цикл функционирования как можно больше согласованности, а также напомнить самому себе, что ты был способен делать когда-то. Если твое движение станет полноценным и к нему присоединится как можно больше других частей тела, с болезненной области спины снимется бремя повышенного возбуждения. Создав гармонию в своем организме в целом, ты создашь условия и для оздоровления спины.

Важно понять, что только ты сам можешь это сделать. Никто другой не сможет взвесить и решить, что именно подходит для твоего функционирования. Только твоя бдительность сможет распознать ощущения, определяющие ход действия в соответствующий момент.

Творческий поиск или подчинение командам?

Лечение спины иногда напоминает разматывание запутанного клубка. Начиная вытягивать одну нитку из целого клубка, мы понимаем, что, применяя силу, ничего не достигнем, и, возможно, следует применить другой метод воздействия. Хорошо при этом запастись терпением, постараться вникнуть в одну тонкость за другой, исследовать особенности связей, попадающихся на пути.

Пробуем потянуть за нить в одном месте, которое кажется нам более доступным, чем остальные. Одновременно следим за тем, как это влияет на весь клубок. Тянем осторожно, таким образом, чтобы в любой момент можно было остановиться и не запутаться еще больше. Можно отступать и нащупывать другие направления, в зависимости от того, чему научила нас изменившаяся ситуация. Мягкость движений в этом свободном маневрировании способна высвободить даже крючок из его захвата.

В фольклоре Западной Европы существует легенда, где рассказывается о проверке, которую устраивали будущей невестке при первом визите в дом родителей жениха. Чтобы больше узнать о чертах ее характера, девушку просили развязать запутанные узлы. Результаты такого теста должны были свидетельствовать о тех ее жизненных способностях, которые люди ценили в тот период: чувствительность при прикосновении, внутренняя привлекательность, которой не свойственно нетерпение, умение сохранять самообладание, даже если ты удручен, и сообразительность при нахождении новых решений.

В таком же интеллигентном настроении ты нуждаешься, чтобы разобраться в связях своей спины. Следование командам при выполнении обычных упражнений, исключающее творческий поиск, оставляет спину в постоянной и бесконечной борьбе. Несомненно, читателю знакомо разочарование, испытанное после выполнения упражнений, которые должны были помочь, но, несмотря на то, что выполнялись абсолютно правильно, лишь ухудшили состояние.

Вполне возможно, что причина не только в самих упражнениях, не только в направлениях движения, которые они могут наметить, и даже не в степени понимания, с которой ты их выполняешь. Вероятно, причина кроется в твоем подходе к выполнению этих упражнений. Если ты ищешь способы избавления от болей в заимствованных теориях и методиках, то заведомо отказываешься от индивидуальной чувствительности, присущей только одному тебе.

Таким образом можно утратить то исключительное ощущение, которое присуще только твоему телу и ежеминутно изменяется; ощущение, которое способно руководить тобой и держать тебя в безопасных пределах, а также помогает распознать, где именно ты наносишь вред самому себе. Человек, не прислушивающийся к своим внутренним ощущениям, становится незащищенным и уязвимым. Он подобен слепому, бредущему во тьме.

Иногда просто поражает, в какой степени люди готовы следовать слишком требовательным инструкциям и ежедневно выполнять комплекс упражнений. Они стараются делать все безукоризненно и настойчиво, в быстром темпе и в больших количествах, совершенно не задумываясь о том, что их усилия в конечном итоге оказываются напрасными. Люди готовы любыми путями избавиться от болей в спине, не утруждая себя стремлением прислушаться к тому, что происходит у них внутри. Они не готовы к тому, чтобы заглянуть внутрь и побеседовать с самим собой терпеливо, мягко и внимательно.

В нас воспитали подход к жизни как к непрекращающейся обязанности, и мы должны быть готовы всегда и за все расплачиваться. Как будто любое проявление бескомпромиссности нашей личности зависит от готовности максимально выложиться. Под максимумом здесь понимается больше усилия, больше причастности, и все это в количественном выражении. Нас не учили ценить такие вещи, как качество, чувствительность и преданность самому себе. Мобилизуя всего себя для энергичного выполнения движения, мы чувствуем, что пожертвовали часть себя, но не останавливаемся, чтобы ощутить ту цену ущерба, которую заплатило наше тело. Вооружиться терпением и вниманием, чтобы найти более приятный и гармоничный путь, на наш взгляд, неприемлемо, как будто внутренняя чувствительность является эгоцентричной, а стремление к утонченности излишне.

Может быть, мы нуждаемся в ином подходе к стремлению добиться успеха? Мы должны научиться оценивать свои достижения как существенные не только по действию, выполняемому в пространстве и измеряемому в соответствии с общепринятыми количественными единицами, но и в соответствии с внутренними впечатлениями, которые наполняют нас, или по восприятию, измеряемому собственными ощущениями. И когда нам станет понятно, что достижение, принимаемое за успех и оседающее в нас ощущением жизненного комфорта, является ложным, мы сможем начать процесс оздоровления.

Прислушиваться к внутреннему сигналу

Целые поколения воспитаны на известных физических упражнениях: наклоны спины при прямых коленях, стараясь дотронуться руками до пола, раз за разом, прилежно и резко. Возможно, и ты не смог удержаться от того, чтобы выполнить это упражнение с максимальным усилием, как можно более «правильно», напрягая мышцы, как будто от твоего успеха достать до пола зависит не только признание тебя в глазах окружающих, но также и твое уважение к самому себе.

К этим наклонам присоединяется вера в то, что ты делаешь правое дело, чтобы твое тело не начало дряхлеть. Выполняя упражнения, ты скрипишь зубами, не замечая этого. Ты задерживаешь дыхание, как это происходит в критической ситуации, напрягаешь затылок и не позволяешь своей голове опуститься вниз под тяжестью своего веса. Ты держишь голову поднятой не потому, что в таком положении она помогает увеличить глубину наклона, а потому, что твои глаза не могут прекратить наблюдение за происходящим впереди. Ты натягиваешь мышцы своей спины как человек, собравшийся выкорчевать дерево одним махом. И чем больше тебе удается натянуть мышцы ног и принудить себя к наклону, тем на более глубоком уровне сознания ты убеждаешься, что не сможешь достичь существенных результатов, не переборов свое тело.

Вот так, в сущности, довольно успешно ты признаешь свое бессилие, не пытаясь вмешаться и помочь самому себе. Теперь ты более чем обычно уверен, что можешь полагаться только на свою силу воли, маневрировать ею и добиваться результатов, которые твое тело не готово предоставить тебе само по себе.

Достижение в этом случае подобно ссуде – оно не принадлежит тебе.

Можно ли получать удовольствие от успеха, который напоминает тебе, насколько ты слабое и несовершенное творение вселенной?

Ты начинаешь верить, что существует противостояние между твоими стремлениями и естественной природной предрасположенностью, связь с телом превращается в отчужденность, и язык переговоров с ним – это язык самодисциплины, проповедующий подчинение без всяких компромиссов. Пропустив один день тренировки по полной программе, ты ощущаешь, что отступил от достигнутого, и это дополнительное доказательство того, что твое тело против тебя и лишь ждет возможности увильнуть. Ты не оставляешь места для сомнений, ведь возможно, что это энергичное принуждение вызывает у тела реакцию отказа.

В этой гимнастике, которая буквально обозначает труд и страдание в движении, полностью игнорируется скрытый сигнал тела. Посылая через ткани и нервы четкую жалобу, твое тело показывает, где ты перешел предел безопасности. Если на следующий день боль нарастает, и ты уже не можешь игнорировать сигнал тела, то на этот случай у тебя есть готовая теория, согласно которой боль является четким признаком того, что выполненные движения действительно имели ценность, и что облегчение приходит через страдание, « по труду и награда». И тогда ты готов продолжать в том же духе, наращивая усилия.

В тебе живет противостояние со своим телом, между тобой самим и твоей плотью. Ты уверен, что, требуя от своего тела еще и еще, ты действительно получишь более ощутимые результаты, сможешь «пройти сквозь стену». В результате, для тебя существенны только те достижения, которые измеряются в количественном выражении. Важно то, как низко ты можешь наклониться, дотронувшись руками до пола, сколько раз в минуту ты способен наклониться, сколько наклонов можешь сделать, не прерываясь. Вот эти количества и цифры секундомера ты считаешь объективной оценкой, научным подходом.

Качества, которые не поддаются измерению

Принимая в расчет только количественные показатели, мы упускаем богатый мир особенностей координации, бесчисленные возможности изменяющихся пропорций прикладывания силы, перемещающейся каждую минуту с места на место. Мы теряем возможность ощущать удовольствие от того, что наш вклад равноценен производительности движения; упускаем определение траектории всего движения, которая непохожа на предыдущую, а также ту атмосферу, в которой происходит движение. Исчезают из поля зрения все сопровождающие действие ощущения, которые представляют собой наше отношение к нему, тот тон, которым мы обращаемся к себе, качества хитроумности и изворотливости, схожие с естественным сплетением лабиринтов самого мозга.

Представляя себе, что движения нашего тела прямые и выполняются в одном измерении, мы упрощаем уровень нашего мышления, опускаем до ограниченных форм не только само движение, но также убиваем изобретательность воображения и уничтожаем возможность игры в пространстве.

Числа и количества также не свидетельствуют о находках на длительный период. Они не содержат информации об испорченных отношениях между думающим и амбициозным мозгом, ожидающим общественного признания, и подавленным организмом. Они не отражают наказание, которое не замедлит прийти, когда организм восстанет против выполнения этого движения в будущем, отречется от этого движения в соответствии со своим свободным выбором. Таким образом, каждый раз тебе придется мобилизовать все больше силы воли и мышц, чтобы преодолеть сопротивление и двигаться. Это проценты, которые ты заплатишь за ссуду.

Дети занимаются на уроках физкультуры все годы учебы в школе, но каков в конечном итоге результат этих занятий? Остается ли и в зрелом возрасте готовность и энтузиазм вернуться к тренировкам, когда они становятся самостоятельными и не ограничены никакими рамками?

Двигаться так, чтобы тебе и завтра этого хотелось

При выполнении движения в организме остается реакция на него. Определяющим является то, насколько действительно организм готов идти в направлении, заданным тобой. Результат определяется в соответствии с тем, что следует из его автономной потребности. Реакция может быть обратной возбуждающему действию, поэтому, если мышцу принуждают растягиваться, она возвращается и сокращается вновь с той же силой в последовательности рефлекса. Если тебе понятна естественная динамика, ты начинаешь искать пути такого движения, чтобы и назавтра твое тело стремилось двигаться само по себе.

Иногда люди спустя много лет вновь решают заняться гимнастикой, причем на этот раз сознательно и по собственной воле. У них есть на это веские причины: стремление улучшить состояние здоровья, укрепить физическую силу, добиться улучшения фигуры и внешности. Но многие ли из них двигаются для удовольствия, с ощущением, что им нравится впечатление плавного движения, без всякой потребности делать то, что принято? Многие ли двигаются по первому желанию, с осознанной радостью, что они для этого созданы, с беззаботностью, осознавая, что свобода движения является правом, данным им от рождения, и это вовсе не нуждается в доказательствах?

Больше достижений с меньшими усилиями

У д-ра Фельденкрайса есть довольно элегантный способ увеличить упомянутый выше наклон в считанные минуты, не возводя это в ранг серьезной проблемы.

Прежде чем приступить к этому опыту, желательно проверить первоначальную физическую способность к наклону. Из исходного положения стоя наклониться, протянув руки по направлению к полу и позволив коленям немного согнуться.

После этого встать позади стула и опереться предплечьями о спинку стула. Очень медленно начать поднимать правое колено в на-

правлении груди, увеличивая при этом сгибание левого колена. Затем перевести правую стопу назад, при этом пальцы ног скользят по поверхности пола, правое колено в это время выпрямляется.

Повторить это движение несколько раз. Каждый раз, когда правая стопа скользит позади тела, поднимать голову и смотреть вверх. Обратить внимание, как нижняя часть спины попеременно переходит из выпуклого состояния в вогнутое и наоборот.
Выполнить то же упражнение второй ногой.

Для разнообразия можно дополнить упражнение несложной деталью: опустить голову на руки, лежащие на спинке стула, продолжить попеременно сгибать правую ногу впереди и выпрямлять ее позади. Добавить к этому легкий поворот колена вправо, при этом оно согнуто впереди, и слегка повернуть его влево, когда оно выпрямляется позади, а стопа еще скользит по поверхности пола, как раньше. В этом положении, когда голова зафиксирована, спина сама по себе должна организоваться и находиться в согласовании с другими частями тела.
Затем отдалиться от стула и, не применяя силу, вернуться к выполнению первоначального наклона. Опустить руки в направлении пола и отметить, чему тело научилось.

Люди, которые всю свою жизнь затруднялись согнуть спину и наклониться к полу, считая это серьезным ограничением движения, были очень удивлены, обнаружив, что все, что требовалось, чтобы раскрепостить естественную способность маневрирования - это несколько попеременных движений, напоминающих позвоночнику, как увеличивать и уменьшать впадину спины.

Каким образом встать с кровати, не навредив себе?

На уроках по методу д-ра Фельденкрайса в процессе восстановления естественного движения, лишь испытав ощущение спонтанной гармонии, оглядываясь назад, можно понять, насколько запущенным было движение до сих пор.

Рассмотрим одно из основных ежедневных движений, к которому возвращаются тысячи раз, совершенно не задумываясь. Например, встать утром с постели, т.е. перейти из положения лежа в положение сидя. При осознанном подходе к выполнению этого действия оно демонстрирует нам переворот в отношении к движению.

В начале процесса осознания посредством движения участникам рекомендуется проверить, каким образом каждый привык противостоять силе притяжения, чтобы переместить вес тела из положения лежа в положение сидя. Как человек привык вставать с кровати – прямо вперед, или сперва повернувшись на бок; встают ли всегда, повернувшись на одну и ту же сторону; какие части тела при этом напрягаются; как при этом функционирует дыхание; какой момент является критическим; характер ощущений в нижней части спины; направление головы; какую траекторию в пространстве вычерчивает движение вставания – изобилие особенностей, которые мы учимся обнаруживать, когда начинаем придавать им значение.

После этого важно испытать в серии различных движений отношение к действию вставания и таким образом проследить за ощущениями, которые пробуждают тело. Так, например, подтягивать ноги и сгибать колени над грудью, позволив телу организоваться подобно мячу, который может с легкостью перекатиться на бок; перекатываться раз за разом на тот самый бок и прислушиваться к внутренней динамике перекатывания; почувствовать влияние направления взгляда на движение поворота; обратить внимание, каким образом давление веса тела перемещается на одну сторону, ощутить, как ребра и лопатка этой стороны постепенно расслабляются и обмякают, опускаясь в направлении пола.

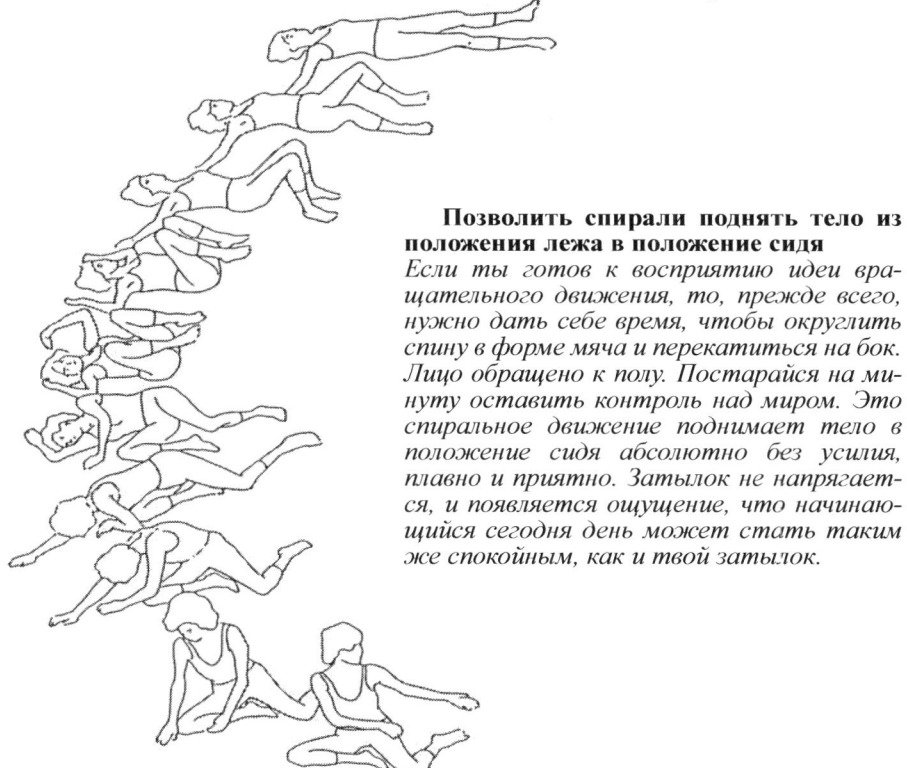

Позволить спирали поднять тело из положения лежа в положение сидя
Если ты готов к восприятию идеи вращательного движения, то, прежде всего, нужно дать себе время, чтобы округлить спину в форме мяча и перекатиться на бок. Лицо обращено к полу. Постарайся на минуту оставить контроль над миром. Это спиральное движение поднимает тело в положение сидя абсолютно без усилия, плавно и приятно. Затылок не напрягается, и появляется ощущение, что начинающийся сегодня день может стать таким же спокойным, как и твой затылок.

Испробовать различные способы перемещения коленей и удостовериться, что больше способствует легкости перекатывания: когда колени перемещаются из стороны в сторону сомкнутыми или на расстоянии друг от друга; когда колени начинают и заканчивают движение одновременно, или когда они передвигаются из стороны в сторону одно за другим. Определить, на каком отрезке пути нога наиболее активна, и когда она может тянуться с экономной пассивностью только под тяжестью своего веса. Обратить внимание, какая область спины прижимается к полу при перекатывании на бок, и какую часть спины «перепрыгивают», не опираясь на нее.

Все это время голова участвует в движении, перекатываясь из стороны в сторону и не отрываясь при этом от пола. Голова перекатывается, разворачивая лицо к полу. При этом ее вес все еще опирается на определенную точку опоры, расположенную на полу или на предплечье. Это необычное поведение головы имеет особое значение. Обычно первое, что люди делают каждый день, когда собираются встать с постели – сразу же поднимают голову по направлению вперед. Когда голова поднимается таким образом из статичного положения лежа на спине, на шею возлагается сложная задача - выполнить перемещение веса головы во время сгибания затылка назад, где при этом создается глубокая впадина. В этом случае вес головы увеличивает давление на сжатые позвонки и еще больше обременяет их, и это происходит на той же чувствительной и измученной оси сгибания затылка.

Движение перекатывания на бок, при котором голова плавно отрывается от пола, а лицо поворачивается вниз, является более надежным для затылка. Вес головы, как бы подвешенной лицом к полу, только помогает освободить выступающие позвонки затылка и приводит к расширению промежутков между ними.

После нескольких таких перекатываний стоит сделать перерыв и прислушаться к произошедшим изменениям. Теперь можно определить различия в ощущениях между правой и левой сторонами тела. Сторона, которая выполняла движение, теперь расположена на полу иначе, чем та сторона, на которую перекатывались. Люди начинают убеждаться в том, что организм в точности откликается на то, каким образом его используют, и они оттачивают свою способность к определению тонкостей.

Люди продолжают перекатываться на ту же сторону, чтобы лучше понять детали динамики того момента, когда голова отрывается от пола. Каждый раз, когда, перекатившись, оказываются в положении лежа на боку, стараются не прерывать движение головы и позволяют ей продолжить перекатываться дальше, вычерчивая дугу в пространстве. Таким образом, голова находит для себя способ оторваться от пола постепенно, и это выглядит так, как будто непрерывным движением проводят кистью по холсту.

Ноги тоже принимают участие в движении поднимания с пола. В нужный момент выпрямляют ногу, лежащую сверху, и удлиняют ее в направлении вниз. Таким образом, она помогает все больше и больше поднять голову, которая находится на противоположном конце того же рычага качелей. Руки тоже играют очень важную роль при вставании с пола. Процесс напоминает людям, каким образом использовать их помощь: устойчиво поставить одну руку перед собой на пол, чтобы затем опереться на нее. Размах непрерывного перекатывания с легкостью поднимает тело с пола и полностью приводит его в положение сидя. Момент отрыва головы и грудной клетки от пола происходит плавно благодаря продолжительности округленного движения. Все это происходит без напряжения, без подчеркнутой мобилизации сил, без угрозы затылку, без сотрясений спины и без изменения ритма дыхания.

Этот путь не ставит перед затылком цель поднять тело. Инициативу оставляют тазу – самой большой и сильной части тела. Перекатывают таз на бок и доверяются логике акробатического спирального движения, которое постепенно поднимет тело, не допуская того, чтобы мышцы затылка напрямую столкнулись с силой земного притяжения. И если ты готов принять идею ротации и посвятить этому минуту, перекатившись, как ранее, на сторону, повернув лицо к полу и оставив на некоторое время контроль над всем, что находится впереди, то это акробатическое движение поднимет тело приятно, легко и плавно.

На этом этапе ученики уже готовы выполнить движение поднимания с пола на другой стороне тела, ощущая при этом, что каждая из сторон ведет себя в движении по-своему. Они попеременно перекатываются то на одну, то на другую сторону, каждый раз возвращая тело в положение сидя. Симметричное движение раскачивания из стороны в сторону позволяет применить различные способы использования рук до тех пор, пока не появится возможность вообще не опираться на них. Приходит момент, когда становится возможным забыть обо всех деталях и довериться внутреннему ощущению, которое обогатит процесс и поведет его в спонтанном хаосе.

Самое сложное – поверить в то, что можно двигаться легко

В этом незамысловатом процессе, который продолжается примерно час, переход тела из положения лежа в положение сидя и обратно представляется совсем несложным делом. А вот что действительно до сих пор остается сложным, так это расстаться с убеждением, что для того чтобы встать с пола, даже здоровый человек должен использовать элементы усилия и напряжения.

Возможно, ты, как и многие другие, воспитан на мифе положительности стремительного перехода из положения лежа на спине в положение сидя, который осуществляется в виде резкого фронтального движения. Ты уверен, что все в порядке только тогда, когда чувствуешь, что ты преодолеваешь трудности, только если ты лучше ощущаешь штраф, который платит затылок, только если ты делаешь усилие челюстью и напрягаешь мышцы живота.

Иногда, вставая с постели, ты нарочно делаешь это внезапно и резко, как бы преодолевая свое тело. Напряжение в затылке, конечно же, позволено потому, что день, ожидающий тебя, также будет полон необходимости преодоления трудностей и борьбы. Эта мысль получает поддержку каждое утро, во время глубокого гипнотического состояния пробуждения, когда мозг подвержен наибольшему влиянию.

Убедившись в том, насколько легким и приятным может быть переход из положения лежа на спине в положение сидя, и сравнив это с тем, как мы делаем это каждый день, начинают полагать, что, в самом деле, следует выбрать более легкий путь. Возможно, тогда становится более понятным, что легкое – просто, а простое – правильно.

Осознанный выбор

Смысл этого процесса не в том, чтобы продемонстрировать тебе, что правильно делать. Тот способ, которым ты привык вставать с постели, является неправильным не только из-за расточительной организации движения и последующего штрафа за это, но также и потому, что мы находимся в рабской зависимости от этой привычки. Это также не позволяет тебе понять, что можно подняться с постели и другим способом – ведь привычка не оставляет выбора.

Имея возможность свободно выбирать из различных вариантов, ты можешь решить, встать резким движением прямо вперед, подвергая опасности свою шею и свою жизнерадостность, или сохранить энергию для чего-нибудь другого. На таком уровне осознания можно позволить себе получить удовольствие от самого процесса вставания с постели. Почувствовать, каким приятным может быть движение перекатывания, поднимающее тебя с постели, и поверить, что впереди день, полный безмятежного настроения, ощущения поддержки и возможности быть самим собой.

Открыв для себя возможность вставать из положения лежа таким осознанным образом, ты уже не сможешь делать это, резко поднимая голову прямо вперед, и при этом уговаривать себя, что причиной страданий затылка является повседневная работа. Постепенно приходит осознание того, что истинная проблема вовсе не в затылке. Нечто другое, находящееся внутри, не позволяет тебе учиться улучшать качество своей жизни.

Поощрение чувства самосохранения

Переход к обновленному воспитанию привычки вставать или садиться – это процесс, действие которого происходит на более глубоком уровне. Он поощряет организм настаивать на своем, продвигаться к порядку, который является наиболее удобным для него и способствует улучшению его состояния. Идея процесса заключается в том, чтобы подготовить человека к нахождению рациональных и здоровых движений; разбудить всю систему, естественное предназначение которой охранять жизнь и служить существованию; развивать умение присматриваться, прислушиваться и ощущать, а также умение мозга получать впечатления, взвешивать и управлять. В сущности, идея процесса заключается в восстановлении и оттачивании внутреннего руководителя, которого природа подарила каждому созданию при рождении.

Все движения и процессы метода д-ра Фельденкрайса, при условии, что они воспринимаются внимательно и осознанно, представляют собой возможность установления связи с этим внутренним разумом, выбирающим из многих возможностей тот вариант, который наиболее поддерживает организм и полезен для жизни.

Страдая длительное время от неприятных ощущений в затылке, ты, тем не менее, продолжаешь ежедневно наносить ему вред, резко вставая с постели по будильнику и поднимая голову прямо вперед. Затылок при этом движении напрягается, но ты не думаешь о том, что факт нанесения ущерба телу всякий раз регистрируется в сознании. В этом случае тебя не спасет то или другое машинальное движение, которое, в общем-то, предназначено для развития гибкости. Тебе необходимо самым серьезным образом восстанавливать чувство самосохранения.

Это чувство уже сопровождало тебя в прошлом. Когда ты был младенцем, оно успешно помогало тебе на длинном пути накопления опыта. Младенцем ты выглядел балующимся в неопределенных и бессмысленных движениях, в беспорядочности необъяснимых положений и связей, в бессловесных и ненаправленных ощущениях. Но глубоко внутри тебя это чувство уже делало для себя выводы и отфильтровывало то, что было применимым для жизни. И все это происходило еще до того, как ты обнаружил власть над собственным телом и с успехом встал на ноги. Это чувство научило тебя падать, не причиняя себе вреда, и затем вставать и продолжать совершенствоваться.

Когда ты немного подрос и период младенчества остался позади, это чувство стало учить тебя согласовывать свои движения, внося в них элементы гармонии и удовольствия, в то время как ты бегал, прыгал и карабкался. Тебе нравилось повторять все это еще и еще раз, легко и быстро, без устали, потому что это было само собой разумеющейся внутренней потребностью.

Куда же исчезло чувство самосохранения?

На каком-то этапе пути к взрослению это чувство утрачивает остроту и ту ценность, которая и является направлением к совершенствованию.

Может быть, это были школьные парты, попытки взбунтоваться против которых в течение длительного периода привели к тому, что они все же одержали над тобой победу и ввергли в депрессию творческое начало самого движения? Или, возможно, ты добровольно отказался от движения, разобравшись, что хорошим ребенком считается тот, кто не слишком вертится?

Возможно, ты утратил способность к естественной координации, так как тебя научили подчиняться и подражать движениям, которые демонстрировали тебе профессиональные учителя физкультуры? А может быть, в тебе не была развита способность к координации из-за монотонности уроков физкультуры, характерной чертой которых являлись машинальное выполнение и страдание?

А может быть, ты утратил стремление к удовольствию в движении, когда твое положение в обществе и собственная значимость стали зависеть от количества раз, которые ты мог вернуться к тому же упражнению, стараясь не нарушать его ровные линии, напрягая мышцы, разрывая тело сотрясениями и игнорируя сопротивление, которое приходит изнутри твоего собственного организма? Или, может быть, ты перестал искать возможность двигаться, потому что привык делать это лишь в том случае, когда есть повод к соревнованию? Само соревнование оставило в тебе ощущение удрученности, щиплющей твое сердце. Ведь, несмотря на все свои усилия, ты проиграл, или что еще хуже, выиграл и почувствовал себя одиноким.

Право на собственный темп жизни

Возможно, что именно испорченные отношения с индивидуальным ритмом жизни заставили тебя прекратить грезить наяву. В течение многих лет после этого ты избегал обновления, которое превратило бы это затишье в водоворот действия. Ведь предаваться сладким грезам наяву для тебя расточительность и постыдное дело.

Тебя поощряли только тогда, когда ты спешил, успевал и добивался. Ты научился все делать в напряжении: поспешить встать, поспешить ответить, быстро поесть, и все это до такой степени вошло в привычку, что, даже располагая временем, ты уже не помнишь, как это все делается в свободной беспечности.

Если ты позволил себе на некоторое время оторваться от дел, почувствовать себя усталым, то это уже расценивается тобой как некоторое отступление. Следовало бы понять эту усталость как урок расслабления в покое и удовольствии, возможности нырнуть в утешительную негу. Ты научился жестоко обращаться со своим телом, расходуя всю без остатка энергию, скрывая от самого себя необходимость в отдыхе.

Сегодня ты уже, возможно, привык работать сверхурочно и, более того, продолжаешь расширять круг своих обязанностей, ставишь перед собой новые задачи, включая поиск новых путей духовного развития. Ты продолжаешь накапливать недосыпание и усталость и функционируешь, но при этом хронически берешь взаймы у жизни. Ты глух к тому, что твой организм выражает сопротивление и зовет на помощь. Ты прислушиваешься к нему только в том случае, когда он начинает разрушаться. Ты не замечаешь, что когда отдаешь в ходе выполнения действия максимум возможного, или делаешь это в процессе разрушения, ты в общем-то отказываешься от маневрирования своей жизнью. Ты не знаешь, как вернуться назад в соответствии со своим желанием, ускоряя свое вмешательство в действие. Ты не знаешь, каким образом снять напряжение с мышечной и нервной систем организма, а твоя жизненная активность снижается сама по себе.

Зевок – подарок природы, предназначенный для пробуждения организма

Даже паузе зевания ты не позволяешь получить от природы то время, которое ей положено. Не в силах сдержать зевок и, в то же время, стесняясь его, ты стараешься хотя бы уменьшить его размер и торопишься прикрыть рот ладонью.

Зевок – это универсальное явление в живом мире. Действием зевания природа как бы вытаскивает тебя из состояния глубокой погруженности в поверхностный уровень работы обмена веществ. Он выводит тебя из ленивого состояния недостаточного использования и распределения ресурсов организма. Зевок побуждает тебя взимать должное с недостаточно хорошо работающей системы дыхания и вводить большее количество кислорода, чем ты осмеливаешься набрать. Он помогает тебе потянуться во всю длину мышц и, проделав это от всей души, доставить себе такое удовольствие, какое никогда не может быть достигнуто волевым желанием.

Когда рот полностью открывается, волны зевоты распространяются по всему организму. На неизвестных траекториях внутренней слаженности одновременно откликаются резонансом все трубчатые органы системы пищеварения, дыхания, половые органы; все они расширяются. При этом пробуждении как бы сливаются в едином жизненном ритме все части тела, и ты возвращаешься в действительность в более организованном состоянии.

Конечно, требуется определенная степень спокойствия, чтобы зевок состоялся. Он не может прорваться, когда мышцы напряжены, когда ты весь мобилизован на уровне бдительности экстремальной ситуации. Но если ты снимешь с себя излишнюю бдительность и ослабишь самозащиту, перестанешь принуждать себя и прислушаешься к происходящему внутри, разрешишь себе быть самим собой – вот тогда природа преподнесет тебе подарок, открывающий сдерживающие плотины.

Общество, принимающее во внимание только реакцию окружающих, трактует зевок как демонстрацию скуки и учит тебя извиняться за такое проявление невежливости. Позаботился ли кто-нибудь о том, чтобы несколько уравновесить тебя и разъяснить, что иногда позволено быть самим собой и довериться голосу внутренней потребности.

Не позволяй другим судить тебя

Может быть, ты перестал гордиться своим телом из-за того, что другие критиковали его, и это удручало тебя? Помнишь, сколько раз тебе говорили: «Не горбись!»? Как будто бы для того, чтобы выровнять спину, достаточно было усилия воли и готовности к послушанию. Или, может быть, это было восхищение трюками, которые ты умел воспроизводить так хорошо, что научился понимать: для того, чтобы получить признание своего великолепия, нужно мобилизовать все свои ресурсы и выставить себя напоказ. Ты старался отличиться в присутствии учителя, изыскивал комбинации, чтобы произвести впечатление на товарищей. В последующие годы, даже когда ты будешь наедине с собой, твое эго будет ожидать признания его ценности, будет нуждаться в свидетелях, и не только в воображении, потому что должен быть некто, кто подарит тебе поддержку.

Оказываясь между ожиданием восхищения и опасениями быть предметом критики, ты тем самым позволяешь другим судить тебя. Ты привык находиться в зависимости от присутствия людей, окружающих тебя, и отдалился от того, что присуще только тебе одному.

Будь самим собой

Что именно мешает тебе в твоем теле? Может быть, это его внешний вид, то, как оно выглядит в глазах окружающих? А может быть, это твое внутреннее ощущение, основанное на том, что только ты один знаешь о нем? Может быть, ты из тех, кто слишком зависит от отклонений в принятых стандартах размеров и веса? Пытаясь изменить свой внешний вид, применяя ограничения диет, ты, конечно же, познал, насколько сложно достичь стойких существенных результатов путем прямого противостояния своим привычкам.

Ты готов на любое усилие, лишь бы понравиться окружающим, но каково твое отношение к своему телу? Любишь ли ты его? Единственное, что ты и в самом деле можешь выбирать – это переход к деятельности в пределах своих возможностей.

Одежда «делает» человека

Часто люди выбирают вещи, заставляющие их ограничивать свои движения, например, чересчур обтягивающие брюки, давящая резинка, слишком затянутый пояс или сдавливающий бюстгалтер. Система дыхания в этом случае оказывается в поисках компромисса. Ты используешь только часть радиуса движения ребер, только ту часть, которая надувает легкие, и лишь небольшая часть кислорода каким-то образом ухитряется просочиться через заслоны.

В день стирки в Эфиопии, на берегу реки, можно увидеть прямоугольные полотнища, расстеленные на траве. Это одежда местных жителей. Полосу такого мягкого и покорного полотна они оборачивают вокруг тела с традиционной искусностью. Когда они ходят, одежда выглядит живой на их теле, играя колыхающимися складками, скрывая под собой сложение тела, но обнаруживая при этом течение свободного движения.

В нашей прогрессивной культуре считается, что одежда «делает» человека. Мы очень гордимся, когда она точно подогнана по размеру. Если, в дополнение к этому, одежда выполнена из жесткой ткани в целях сохранения определенной формы, то она становится препятствием, она превращает человека, надевшего ее, в манекен. Массивные драгоценности, украшающие вещи только спереди, создают впечатление, что пространство твоих возможностей существует только впереди. Запущенная спина оказывается на заднем плане, ей как бы отводится второстепенная роль. Когда один позвонок зажат в дуге спины, разрываясь под тяжестью веса тела, и при этом постепенно стирается от трения в одном и том же месте, ты не знаешь, как вывести его оттуда в более надежное положение. Ты будешь тянуть, толкать и изгибать другие области, не имеющие отношения к этому, но не в твоей власти изменить функционирование определенной части спины, как, например, ты можешь сжать, согласно своему желанию, кулаки, или как может музыкант привести в действие определенный палец. Возможно, длительный процесс развития искусности у музыканта может в некоторой степени прояснить путь к спасению спины от проблем. То, что происходит со спиной, «позади тебя», далеко от твоих интересов и от твоего сердца. Смог бы ты работать для кого-нибудь, кто затрудняется вспомнить, что именно ты для него делаешь? Вместе с тем представь, как бы ты чувствовал себя, если бы тебе пришлось облачиться в японское кимоно с оригинальной и нарядной вышивкой на спине? Готов ли ты к перевороту в установленном порядке твоего функционирования?

Обувь – форма за счет движения
Надеваешь ли ты иногда тесную обувь, соответствующую превратностям моды, в которой хороший внешний вид достигается ценой изменения стиля походки и ограничением свободы движения? Одного взгляда на ступни твоих ног достаточно, чтобы тотчас же определить характер твоего отношения к ним. В какой степени обувь стимулирует пружинистость, заложенную природой? Скорее всего, ты привык монотонно стучать ступнями по бетонным плоскостям, в то время как они находятся в колодках туфель, которые причиняют тебе боль, ощущаемую даже в плечах.

Положение пальцев ноги внутри обуви определяет то, каким образом каждый позвонок и каждая кость располагаются одна по отношению к другой. Свобода ступни изменять свое положение хитроумным и чувствительным образом определит то, станет ли окружающий мир для тебя уделом внутренней приемлемости, удобно несущей тебя, или ты будешь вынужден искать уловки, осторожничать, находиться в заблуждении, уныло стараясь устоять под тяжестью своего тела. Помнишь ли ты то время, когда твоя влюбленность в жизнь передавалась богатой пружинистостью от сустава к суставу в многочисленных косточках ступней?

Сегодня есть обувь, которая принимает ступню в соответствии с ее формой, будто выполненная по следу подошвы, погруженной в песок. Предоставляя ступне поддержку, совпадающую с ее строением, такая обувь приглашает тебя при ходьбе маневрировать и управлять диалогом между тобой и землей.

Как ты справляешься с переносом веса?
Может быть, это школьный портфель испортил твою походку и осанку, когда ты тащил его в руке всегда с одной и той же стороны, или, в лучшем случае, ранец на спине, лямки которого давили на плечи и вынуждали тебя выпрямиться. Может быть, ты был одним из тех, кто умеет извлекать пользу из портфеля, нося его на голове, как разносчики воды? В этом случае у тебя была возможность ощутить, как тяжесть груза, давящего на голову, приглашает тело оттолкнуть в противоположном направлении позвоночник, выпрямляя и вытягивая вверх все позвонки.

Существует также решение, которое нашли жители Непала. Они вешают ремни груза на лоб и таким образом тащат его, как будто толкая вверх и вперед, в направлении, к которому стремятся все поклонники красивой осанки. Сам груз, лежащий на спине, приглашает впадину в области поясницы оттолкнуться назад и заполниться. Согнутые руки, висящие на ремнях, могут без особого напряжения регулировать давление, оказываемое на голову.

Проблема в том, чего ты не делаешь

Возможно, что проблема твоей спины заложена как раз в том, чего ты не делаешь. Ты перестал ползать и забыл, когда последний раз катался по полу. Ты никогда не бодаешься и не висишь вниз головой. Ты больше не прыгаешь, стараясь перепрыгнуть, не сворачиваешься клубочком и не раскачиваешься. Ты не карабкаешься и наверняка уже не тянешь и не толкаешь. Всю работу выполняют теперь колеса и лифты, а от тебя общество ждет степенного и сдержанного поведения. Утомляющее монотонное напряжение ничегонеделания остается только в усталых глазах.

Почему ты перестал двигаться?

Может быть, твои родители боялись за тебя и тормозили развитие твоей смелости? Например, когда ты ходил по узкой полосе верхушки забора, тренируя интеллигентность своей подвижности и находчивость равновесия, тебе говорили: «Немедленно сойди оттуда, ты можешь упасть!»?

Или когда ты кружился вокруг своей оси с большим ускорением и искусством, которые свойственны только человеку, стоящему на двух ногах, приучая глаза к мягкости и плавности движения (как этого требует усложненная согласованность при большой скорости), не сказали ли тебе тогда, что это хорошим не закончится, что следует немедленно прекратить вертеться, чтобы не закружилась голова? Ты чувствовал себя прекрасно, однако близкие люди считали движение опасным для тебя, а твое стремление к новым впечатлениям беспокоило их.

До сих пор сохранились в мире уголки, где взрослые люди проворно взбираются на высокое и гладкое дерево и срывают с него кокосовый орех, чтобы выпить молоко. Они проделывают все это радостно и легко, с удовольствием, в котором присутствует юмор, и просто как нечто само собой разумеющееся. Трудно предположить, чтобы такому человеку говорили в детстве: « Будь осторожен, ты можешь упасть, сколько раз нужно говорить тебе, что нельзя карабкаться, сил больше нет выдерживать твои проказы!».

Тот факт, что рисковать собой и искусно взбираться на дерево является способностью, возможной для человека, начисто отрицает справедливость критических замечаний авторитетных взрослых, которые в стремлении обеспечить безопасность ребенка упускают его стремление к естественному обучению. Они не распознают в этом любознательность подрастающего человека и не относятся с должным уважением к его естественному стремлению противостоять окружающей среде и выявлять в себе силы и способности справляться с ней. Осторожность и излишняя сдержанность проникают в молодой мозг и как бы промывают его, что в будущем будет руководить обдумыванием и реакцией при принятии решений. Ребенок впитывает это даже в том случае, если он сопротивляется. Не так-то легко будет изменить его отношение к движению, подобно тому, как нелегко изменить его прочие отношения с обществом, приобретаемые в процессе взросления.

Когда ты только появился на свет...

А может быть, все началось намного раньше, когда ты только появился на свет. Если тебе повезло, то первым твоим впечатлением было приятное ощущение потягивания, и оно продолжало циркулировать в тебе, когда ты стал старше, спокойнее и, как и прежде, был окружен любовью. Но если ты родился в больнице, то, как только ты появился на свет из утробы матери, еще не успев прийти в себя после того, что тебе пришлось перенести, еще до того, как ты начал ориентироваться в иной температурной среде, в сухом воздухе и при ослепляющем свете, тебя внезапно схватили за лодыжки, подвесили вниз головой, корчащегося от ужаса, и стали шлепать по спине, чтобы удостовериться, что ты дышишь. Твоя нежная спинка была мягко округлена, как улитка в своем шарообразном домике, в котором ты находился со дня сотворения, когда уверенно ощущал себя в утробе матери, беспрерывно вращаясь. Внезапно тебя вырвали и потащили, энергично растягивая. Это сотрясение нанесло тебе ущерб и лишило поддержки, и в этом первопричина страхов на этом свете.

Не таким ли образом цивилизованное общество устроило тебе знакомство с твоим телом? Сотрясение оставило след в твоем мозгу, который был открыт для принятия информации на пике первоначального развития. Возможно, что все это запечатлелось как страх перед выравниванием и потягиванием. И потом, год за годом, всякий раз, когда у тебя будет плохое настроение, твоя спина будет искать утешения в возвращении в согнутое положение, из которого тебя вырвали преждевременно, и ты съежишься и станешь меньше ростом.

Нанесение ущерба позвоночнику личности

После всего этого, если у тебя болит спина, ты считаешь, что все, что тебе нужно знать – это то, каким образом вернуть на место определенную строптивую мышцу. Ты не замечаешь, что, в общем-то, наносишь вред своей личности, потому что ты перестал ощущать, насколько был обделен и не восстал против того, что угнетало тебя и мешало развиваться на должном уровне. Жизненно необходимое чувство самосохранения, подающее сигнал каждому живому существу и предупреждающее его об опасности, больше не работает на тебя. Ты утратил механизм самостоятельного обдумывания, предназначение которого прокладывать оптимальный для тебя путь. Ты приобрел мировоззрение, построенное на понятиях, которые считаются положительными в глазах других.

Все это началось слишком рано, еще до того, как ты научился настаивать на своем. Ты был еще беспомощным, от всего сердца старался учиться тому, чего от тебя ожидают, и даже не догадывался, что у тебя есть право принимать во внимание свои собственные ощущения. Таким образом, белым пятном в твоем воспитании осталась та часть, которая касается опасения за качество твоей собственной жизни. Ты приводишь тело в движение, не доверяя его внутреннему разуму. Ты даже не в состоянии распознать разницу между внутренним голосом твоего естественного ощущения и голосом привычки приспосабливаться к реальности.

Восстановление чувствительности

Компас, который выведет тебя из лабиринта проблем спины, не будет дополнительным рецептом в списке упражнений или революционной техникой, требующей беспрекословного выполнения. Нет, это – восстановление твоей чувствительности. Состояние твоей спины улучшится, когда ты начнешь развивать в себе культуру прислушивания к тому, как ты используешь собственный организм. Иное наблюдение, проливающее свет на твое существование в процессе выполнения - возвращение уважения внутреннему исследованию, умеющему ощущать, впечатляться и заново принимать решения по поводу нахождения нового пути. Твой самостоятельный поиск отточит реакцию на начинания, возможность которых жизнь предоставляет каждую минуту. Тогда ты сможешь при любых обстоятельствах определить, что тебе подходит и что тебе удобно, пройти через это и продолжать дальше эффективно и с удовольствием, а твое тело станет более совершенным, доверяющим своим ощущениям.

Это чувство ты можешь найти только внутри самого себя. Оно до сих пор там, присутствует без права голоса, упрятано под механические движения и привычки, не прошедшее проверку на эффективность. Когда это чувство проснется, и ты прислушаешься к тому, что оно говорит тебе о качестве движения во время его выполнения, когда скромно рассмотришь и изучишь с самого начала, как ты делаешь то, что делаешь, даже если уверен, что умеешь это делать, только тогда у тебя появится шанс, что автоматическое функционирование, запрограммированное на повторение, не принимающее в расчет цену, которую ты платишь за это, изменится и превратится в награду. Оно освободит место для чувствительного стиля, воспитанного с изысканностью самосовершенствования.

Путь энергичного восстановления

Для того чтобы вылечить спину, ты должен достичь большего, чем компромисс, заключающийся в ограниченном существовании. Если ты ищешь путь уничтожить только боль, ты останешься с той же характерной функциональной проблемой, которая породила эту боль. Тебе следует обратить внимание на улучшение качества твоей жизни в широком понимании. Попробуй использовать как можно больше возможностей, имеющихся в твоем распоряжении, получать удовольствие от выполнения самих движений и от легкости, которая ощущается при их выполнении, приводить в действие все части твоего организма в дружной и сплоченной совокупности, оттачивать способность приспосабливаться, способность к маневрированию и находчивость.

Для того чтобы привести в порядок спину, тебе необходимо оздоровить чувство самооценки своего собственного тела, позволить себе быть более разборчивым и больше любить замечательные качества жизни. Оздоровление спины станет возможным только тогда, когда ты будешь стремиться к большей утонченности и гармонии во всех движениях своего тела. И только подняв уровень своего функционирования, ты дашь возможность спине выбраться из упадка, в котором она находится. Ты сможешь прекратить двигаться таким образом, который наносит тебе вред, не ради еще большей осторожности, но для восстановления естественного разума, который умеет организовывать наиболее эффективно всю совокупность твоих движений.

Осознание – инструмент спонтанного восстановления

Та самая чувствительность, которая находится на службе у механизма, предупреждающего об опасности, и передает тебе самым точным образом информацию о пределах твоей безопасности, поможет тебе и после того, как будет пройден путь улучшения. Ты развиваешь свое ощущение эффективности только тогда, когда осведомлен о поиске и делаешь это сознательно. Ты развиваешь свою способность точного распознавания по мере того, как тебе удается найти небольшие детали, обуславливающие серьезное различие в качестве. Имеется в виду, что не само по себе движение приводит нас к улучшению, а внимательное наблюдение за его внутренней динамикой. Не траектория, которая видна твоему глазу в пространстве, создает изысканность движения, но открытие, происходящее у тебя на глазах внутри тебя самого. Не достижение, измеряемое цифрами, поднимает тебя на уровень благополучия, но понимание того, при каких обстоятельствах можно достичь этого.

Может быть, ты не хочешь пренебречь занятием, которое, по-твоему, является причиной болей в спине. Безусловно, тебе не дано изменить тот факт, что ты стоишь на двух ногах. Также и индивидуальное сложение изменить очень сложно, даже если ты этого очень захочешь. Зато в твоей власти изменить характер твоей деятельности. Природа подарила тебе способность изменять атмосферу, в которой ты двигаешься, а также тон, которым ты беседуешь со своим организмом. В твоей власти подпитывать связь со своим телом, оказывая как можно больше уважения к его реакциям.

Твое внимательное прислушивание к тому, что происходит внутри тебя во время движения – это перекресток, на котором сознание встречается с тем, что происходит само по себе в глубине нервной системы. Это трезвое осознание является исключительно человеческой особенностью и представляет собой инструмент для восстановления забытой естественной спонтанности.

РАЗДЕЛ ВТОРОЙ

Естественное обучение - это обучение путем выбора

Может быть, мы все недоношенные?

Новорожденный кенгуру, крошечный и слепой, едва появившись на свет, способен проползти по животу матери и найти карман, предназначенный специально для него. Детеныш жирафы выходит в воздушное пространство в процессе шага его матери. Это значит, что в момент своего рождения он падает с двухметровой высоты, тотчас же приходит в себя, встает на ноги и способен начать делать свои первые шаги в темпе стада, двигающегося впереди. Вместе с тем, человеческому детенышу требуется целый год, прежде чем он откроет для себя возможность встать на ноги и начать передвигаться в различных направлениях.

Медлительность, с которой человек приобретает самостоятельность в функционировании, напоминает отклонения недоношенных, период подрастания которых является чувствительным, уязвимым и продолжительным. Недоношенным, поставленным перед фактом своего существования еще до того, как они готовы к этому, требуется гораздо больше времени, чтобы достичь уровня развития младенцев, родившихся в срок. Хотя, вполне возможно, что замедленное восстановление по причине изначальной беспомощности недоношенных – это штраф, наложенный природой за вмешательство в установленный ею ритм. Поспешность в развитии не оправдывает себя, говорит природа, которая, в конечном итоге, требует гораздо большего терпения, чтобы благополучно справиться с трудностями. С этой точки зрения можно рассматривать более длительный процесс созревания недоношенных младенцев как явление, демонстрирующее характерные трудности взращивания человеческих детенышей по сравнению с другими живыми существами.

Здесь я позволю себе высказать еще одно предположение: вполне возможно, что первобытное существо женского рода, начавшее подниматься и стоять на двух задних ногах, затруднилось выносить свою беременность до конца и родило раньше срока. Явление преждевременных родов превратилось для существ, передвигающихся на двух задних ногах, в коллективную мутацию. Поэтому мы все, новорожденные человеческого рода, в сущности, недоношенные, расплачивающиеся за торопливость.

Можно провести дополнительную параллель между недоношенными и человеческим видом в целом. Не только у недоношенных завершение развития мозга и созревания различных функций происходит после того, как новорожденный покидает утробу матери. У всех представителей человеческого рода мозг продолжает развиваться и изменяться и после рождения.

Этот процесс протекает в явном отличии от того, как это происходит у животных, которые появляются на свет с завершенной моделью мозга. Мозг животных снабжает их способностью реагировать автоматически в соответствии с одними и теми же заложенными ранее естественными моделями. Они обладают способностью самостоятельно передвигаться и противостоять окружающей среде. При этом нет необходимости в длительном периоде обучения. Как будто бы вместо резерва готовых и постоянных инстинктов у животных каждый из нас должен создать для себя, в качестве заменителя, свои индивидуальные привычки, которые он освоит в соответствии с порядком развития на ранних этапах. Понятно, что в этом процессе мы совершенствуемся посредством сообразительности, обучаясь быстро и с перспективой для каждого формировать свой собственный характер.

Человеческий мозг, развитие которого еще не завершено к моменту рождения, продолжает оформляться, но при этом находится во власти случайных обстоятельств окружающей среды. Это возможность для изобилия вариантов индивидуальных различий, подобие которых можно найти у животных. Д-р Фельденкрайс говорил: «Как бы долго мы ни всматривались в движения котов, мы не сможем заметить существенных различий между ними. Но, присматриваясь к людям, даже одинаково одетым, мы сразу же увидим различия, характерные для каждого из них».

Жизнь, которая начинается с длительного состояния беспомощности, становится возможной только при постоянной поддержке родителей. Продолжительная зависимость от родительской любви позволяет развивать собственное мировоззрение и оказывать влияние на интимные отношения между людьми. Острой тревогой за существование в этом продолжительном периоде вскармливания в грудном возрасте, возможно, и обуславливается расцвет духовного начала в человеке. Свидетельские показания людей, достигших вершин мистики, указывают на связь между проявлением духовности и устойчивостью в опасных для жизни ситуациях. Так, видение полной картины любви и света в жизни, за исключением первого страха, обнаруживается во многих случаях после того, как видят смерть вблизи. Возможно, что как раз эта первоначальная недоношенность младенца, его борьба за выживание в экстремальных условиях, терпеливое стремление к тому, чтобы самостоятельно встать на ноги, смогут помочь нам понять взаимосвязь между вертикальной осанкой и духовным развитием, двумя особенно выделяющимися характерными для человека чертами.

Так или иначе, родившиеся преждевременно младенцы являются недоношенными вдвойне: во-первых, потому, что на их долю выпало родиться раньше, и, во-вторых, потому что они недоношенные, как и все человеческие детеныши. Потому-то они особенно беспомощны. Для того чтобы сохранить им жизнь, требуется не только бесконечная преданность родителей, но и забота всего персонала врачей и медсестер отделения недоношенных. К тому же они находятся в зависимости от степени квалификации медицинских работников и от системы хитроумных приборов. Но существует и еще один дополнительный фактор спасения – это фактор чувствительности восприятия движения.

Пришли к выводу, что для того чтобы способствовать развитию недоношенных младенцев по этапам незрелости, соблюдая при этом как можно большую безопасность, нужно дарить им человеческое прикосновение и движение. Как можно больше дотрагиваясь до различных частей тела, приглашая их к возможности движения, будь то водный матрац или укачивание на руках, мы поможем им легче перенести помехи в дыхании, гораздо быстрее набрать вес, выйти из состояния беспомощности и окрепнуть. Живое прикосновение и движение для них подобны возврату к ощущениям внутриутробного периода, где будущему младенцу обеспечено постоянное прикосновение к каждой части его тела в непрерывном укачивании. Обоим этим действиям, ободряющим жизнь, - движению и прикосновению – метод д-ра Фельденкрайса уделяет большое внимание.

Людям, которые с точки зрения развития родились недоношенными в той или иной степени, отводится здесь особое место. Они могут удовлетворить свою тоску по хорошему движению, когда в течение группового урока осознания через движение получают рекомендации к мягкому действию, открывающему новые истины, осуществляемому всегда в рамках приятного ощущения, в индивидуальном темпе и при этом имея под собой надежную опору в виде пола. Или когда люди могут получить частный урок улучшения функционирования посредством прикосновения рук учителя, позволяющего ощутить, что вновь вес их тела поддерживается кем-то как в младенчестве; его как бы не существует, когда они лежат на рабочем столе. Таким образом, они снова постигают основы обучения подобно тому, как это происходило в начале жизни. Эта книга посвящена той части метода д-ра Фельденкрайса, которая проливает свет на мир движения, где людям положено действовать самостоятельно.

Детская версия

Профессор Берсон, заведующий глазным отделением больницы «Шарей Цедек» в Иерусалиме, утверждает, что после операции глаза младенцу максимум через два – три дня необходимо снять повязку и оставить глаз открытым. Пришли к выводу, что если глаз остается закрытым в течение нескольких дней, он может навсегда остаться «ленивым», и ребенок, подрастая, не будет использовать его, чтобы видеть четко и раздельно.

Это поразительная информация об ограничениях естественного обучения. Несмотря на то, что человек самое эрудированное во Вселенной существо, видимо, возможность его обучения может быть перекрыта в этом случае из-за задержки, составляющей считанные дни. Понятно, что у этого промедления есть сила, обуславливающая причиняемый ущерб, который не поддается исправлению только потому, что наносится одновременно с определенным первоначальным этапом развития младенца. Исследование этого явления может привести также к пониманию мышления д-ра Фельденкрайса в методе улучшения функционирования.

Прекрасно иллюстрирует метод д-ра Фельденкрайса его глобальный подход к функционированию организма. Движение в живом теле не является отдельным и местным. Оно происходит в контексте последовательного согласования с остальными частями организма. Каждое движение – это часть сплетения взаимосвязей. Движение формируется в полноценное и умелое функционирование только после повторяющегося обоснования и изменения реакций, соответствующих каждой из частей системы, с помощью приведения в действие определенных частей тела и торможения остальных.

Обновленное воспитание движением использует естественный принцип взаимозависимости посредством проработки новых связей между частями тела. Возможность изменить программу распределения обязанностей, в соответствии с которой каждая часть тела участвует в выполнении движения и позволяет методу проникнуть в самый корень привычки, восстанавливает функционирование. Другими словами, выполнение упражнения этим «ленивым» глазом, может быть, и не приведет к существенному результату, однако отделение движения глаза от существующих его связей с позвоночником и конечностями и создание новых связей вместо них должно ввести в замешательство код привычки и привести к прогрессирующему улучшению в пределах возможностей зрения этим глазом. Вдохновение для улучшения привычки метод д-ра Фельденкрайса берет из внимательного изучения процесса ее возникновения на заре жизни. Того самого процесса, который использовала природа, когда привела беспомощного младенца к способности самостоятельно окрепнуть. Привычки поддаются изменению при условии осуществления принципов, которые привели к их созданию при первоначальном обучении. Что представляет собой процесс формирования моделей привычек?

В интенсивных переменах, происходящих в начале жизни, развитие очищает ей путь от случайностей. Это значит, что оно приводит все к определенному порядку, или от меньшей организованности - к большей, от одновременной мобилизации всех органов - к селективному действию дифференцированного движения. Чем более ранним является этап развития, тем в большей степени младенец противостоит свалившемуся на него изобилию новшеств. Процесс ориентации в этой путанице очищает его исключительную индивидуальность, потому что, пытаясь приобрести для себя собственный стиль действия, не обладая набором автоматических решений, он должен прийти к ним самостоятельно, накапливая опыт и подвергаясь опасностям. Он выбирает к выполнению действия, которые повторялись, доставили ему удовольствие и воплощение желаемого. Предпочтительный характер действия – это бутон приобретаемой привычки.

Недостаток метода самостоятельного выбора в том, что вместе с широким ассортиментом вариантов увеличивается также и количество ошибок и вместе с ними устойчивая опасность упорного возвращения к ним. Дело в том, что речь идет об операции глаза в младенческом возрасте, когда в мозгу проясняется система превращения увиденного в зрение. За время, в течение которого этот глаз оставался закрытым, второй глаз уже успел приобрести определенный опыт в искусности видения, и, самое главное, система приспособления зрения уже вошла во взаимодействие с согласованной деятельностью многих функций остальных частей тела, которые развились в то же время и стали более четкими.

Подобная взаимозависимость существует между направлением взгляда и позвоночником. Взгляд, направленный на предмет, находящийся справа, немедленно повлечет за собой определенный поворот таза вправо. Таз потянет за собой весь позвоночник и грудную клетку в спиральном движении таким образом, что голова легко сможет повернуться вправо, и все ощущения сосредоточатся на предмете. Действие получает выражение также при протягивании руки и, в соответствии с этим, при другом измененном повороте каждой из ног. Правая нога окажется «посаженной» на ось вращения, а левая будет более свободной, сможет перемещаться в пространстве и согласовывать местоположение на полу. Особое значение придается согласованию между действием руки и наблюдением глаза на протяжении всего действия, что требует эффективного ориентирования в пространстве и в оценке его размеров. Без этой связи мы не могли бы владеть рулем автомобиля.

Когда у того же младенца откроется второй глаз, слабый из-за операции и отстающий от новшеств развития, которые произошли во всем теле, появится странное ощущение диссонанса с мозгом. Если мозг будет вынужден принимать во внимание то, что видит оперированный глаз, и ему нужно будет заниматься расшифровкой и переводом этих образов, то он не только будет затрудняться в обеспечении взаимодействия между обоими глазами, в мозгу также возникнет путаница в том, что здоровый глаз уже научился воспринимать. И даже если мозг попытается восполнить недостаток симметрии между обоими глазами, то согласованность координации действий между здоровым глазом и совокупностью движений станет ему преградой. Он найдет теперь тело организованным, не готовым с легкостью отказаться от приобретенных навыков.

Организм, постоянно стремящийся к комфорту, ежеминутно обязан находиться в поисках наиболее эффективного пути. Достаточно вспомнить приведенный в начале книги рассказ о траншее жирафы. Иногда организм предпочитает частично отказаться от информации, предоставляемой отстающим глазом, и таким образом избавить себя от противостояния со странным различием. Так рождается компромисс. В сущности, это отказ от жизненно необходимого. И чем больше углубляется различие между глазами, тем больше увеличивается игнорирование отстающего глаза. Из этого следует, что если младенцу закроют оба глаза на длительное время, например, если оба глаза пострадали в один и тот же важный период, предназначенный для формирования зрения, то, хотя это и не повлечет развитие асимметрии между обоими глазами на тот период, зрение может быть нарушено уже тогда. Когда затем откроют оба глаза, они встретятся с организмом, который все это время развивался без их участия, и который научился функционировать, не согласовывая свою работу со зрением. Шелдон Фирс в своей книге «Необыкновенный ребенок» рассказывает о слепых от рождения, перенесших операцию в подростковом возрасте. Это позволило вернуть им зрение в естественном понимании, однако они не смогли использовать эту возможность и воспроизвести свет и точки, которые появились на сетчатой оболочке их глаза в цельные видения. Они отнеслись к этому как к помехе. Кто знает, сколько еще функций мы упустили на этом пути. Кто знает, сколько еще черт характера оставлены нами «ленивыми» навсегда, потому что они не получили поощрения и их не привлекли к участию во взаимодействии с остальными частями тела в критический период, когда организм чеканил первые формы поведения и собственные модели действий.

Существует ли у нас шанс любить и быть любимыми, если в те дни далекого детства у нас не было возможности опереться полностью всем весом тела на преданного родителя?

Есть ли у нас шанс знать, когда нужно прекратить есть, если в этот же период не воспринимался сигнал сытости, который мы посылали?

Есть ли у нас шанс получить полную и ясную картину наших индивидуальных данных, если в тот важный период нас не держали на руках и не гладили каждую часть нашего тела, прикасаясь к нам снова и снова?

Есть ли у нас шанс использовать в одинаковой мере обе ноги, плечи, колени, руки, глаза, одну сторону так же, как и другую, если нам не представилась возможность испытать и совершенствовать ползание на четвереньках, что могло бы очистить движение от преимущественного использования одной из сторон?

Есть ли у нас шанс двигаться с удовольствием и сохранять наш затылок свободным и спокойным, когда мы встаем с постели, если в начале жизни наши родители помогали нам перейти из положения лежа в положение сидя в сокращающем путь движении, потягивая нас за руки в направлении прямо – вперед, и мы очень быстро научились напрягать области шеи и живота?

Какая из наших функций осталась навсегда замороженной в ленивом компромиссе, и мы используем только часть ее потенциала, заложенного в нас? Какие из наших движений не совершенствовались из-за того, что мы сроднились со странной привычкой, считая, что для нас нет ничего лучше? Что еще можно встряхнуть и развить сегодня? Где, в сущности, проходит граница зрелого обучения? Способны ли мы вернуться назад, в настроение детства, на то место, где мы затормозили и остановились в замешательстве, и учиться заново, как учится младенец, старательно, без устали, с любопытством, с чувством и покорно, без слов? Возможно, что общество, которое продвинуло обучение путем интеллекта, не утратило навсегда способность продолжать скрытое обучение естественной эволюции опытным путем, несущим в себе код совершенствования.

Стиль движения - посредник изменения привычки

С помощью метода д-ра Фельденкрайса можно улучшить возможности и в зрелом возрасте. Основная цель метода - стремление к идеальному функционированию всего человеческого рода в соответствии с тем, как это было задумано природой. При этом большое внимание уделяется анализу индивидуальных особенностей и осознание их каждым человеком.

Этот метод - наглядное доказательство тому, что каждый человек может улучшить функционирование своего движения. «Не существует такого состояния, которое невозможно было бы хоть немного улучшить в плане организации движения», - говорил д-р Фельденкрайс. Под улучшением понимается не только исправление, но и восстановление методов обучения развивающегося человека. Подобно обучению в раннем детстве, процесс обучения в зрелом возрасте оформлен в виде последовательного обзора, имеющего своей целью открытие такого образа действия, который является наилучшим и приносит удовольствие.

Спасение человека, скованного привычками, использующего свой потенциал частично, в лучшем случае, или в тенденции к ухудшению, приближенной к атрофии, в плохом варианте, придет путем стремления к совершенствованию движения, характерному периоду взросления. Черепахи и ежи – очень древние создания, хранящие оригинальность. Они не развились и не изменились, остались такими же, как на заре эволюции, потому что их стратегия служила им. Они полагаются на сильный панцирь, защищающий их тело снаружи и скрывающий отсталое развитие внутри. Им удалось выжить таким образом, но они лишились стимула к совершенствованию уровня интеллигентности. Ежи продолжают гибнуть на дорогах, раздавленные машинами. Они не в состоянии изменить свою первобытную стратегию и сделать вывод о том, что в определенных случаях панцирь уже не помогает. «Могучие цивилизации выродились или были уничтожены потому, что продолжали упрямо придерживаться комбинаций, которые были успешными в прошлом, и прекратили развиваться. Нам следует сделать из этого вывод», - писал Кафра в своей книге «Точка отсчета».

Метод д-ра Фельденкрайса помогает тебе встряхнуться и пересмотреть свои достижения. Он будет сопровождать тебя в стремлении к совершенствованию до тех пор, пока ты не научишься восстанавливать свою находчивость и обнаруживать улучшение самостоятельно.

Единственное, что ты можешь изменить, говорил д-р Фельденкрайс, это способ, которым ты делаешь то, что делаешь. Ты не в силах изменить генетический код своего сложения. Ты не можешь не чувствовать того, что чувствуешь, и ощущать иначе, чем ты ощущаешь. Очень редко ты владеешь своими ощущениями о вере и мнении, которые ты приобрел о мире и о себе. Тебе сложно изменить тот способ, которым ты приводишь в действие свой мозг. Но в любом состоянии и на любом этапе жизни ты сможешь с относительной легкостью внести поправки в стиль своего движения. Ты обладаешь удобным подходом к деталям собственного движения. Всегда существует альтернатива в выборе формы координации, ритма, траектории в пространстве, разнообразия движений, а также в отношении к жизни, которую это движение создает.

Движение – суть твоей жизни. Невозможно понять мудрость жизни без представления о потоке движения, независимо от того, является ли оно движением в пространстве, или скрытым внутренним движением. Все основные жизненные функции осуществляются посредством движения. Происходит продолжение рода, активная борьба за выживание, за сохранение существования внутренних циклов. Абстрактное маневрирование мысли, путем которой человеческий мозг нашел способ быть созидающим, это тоже аспект движения. Нервная система использует ту же динамику между действием по отношению к окружающей среде и реакцией – повторной проверкой, и она выполняет все это при помощи движения.

Качество координации движения твоего тела свидетельствует не только об уровне его физической подготовки. Оно также дает представление о том, где нужно остановиться и где предел твоих возможностей, оно повествует о твоем характере, о том, какое место ты отводишь себе на общественной лестнице, и о той мере удовольствия, которую ты позволяешь доставить себе самому в жизни. Твое индивидуальное движение – это как графология всего тебя. Занимаясь своим движением, ты обладаешь чем-то очень эффективным, что находится под влиянием и, в свою очередь, влияет на все области твоей жизни.

У человеческого существа в особенности есть глубокая связь со своими привычками потому, что он создал их собственноручно. По существу, человеческие привычки как бы подменяют недостающие инстинкты, определяют варианты движения человека согласно личному опыту, они близки его сердцу. Человек опирается на костыли привычным для себя движением, как будто это был врожденный инстинкт, проверенный эволюцией всего вида, он буквально придает ему машинальность инстинкта.

Метод д-ра Фельденкрайса напоминает цивилизованному человеку, что точно так же, как он когда-то выбрал себе привычки в прошлом, он тот, кому дано вернуться и отобрать для себя привычки заново. Предназначение метода «Осознание через движение» в том, что он позволяет каждому человеку усомниться в эффективности коллекции своих индивидуальных привычек и постоянно проверять их. Метод сопровождает человека, изучающего его в приобретении нового опыта, который, возможно, откроет более совершенный, чем существующий на сегодняшний день путь. «Осознание через движение» показывает человеку, что нет смысла задерживаться долго даже на новом эффективном пути, что можно продолжать совершенствоваться дальше. В этом процессе человек не только учится определенному новому движению, его обучение происходит на более высоком уровне, он познает, каким образом подойти к прогрессу в движении вообще. Он учится прислушиваться к своему внутреннему миру и пробуждать свои ощущения, чтобы самостоятельно направлять характер своей деятельности с оптимальными эффективностью и безопасностью.

Величие д-ра Фельденкрайса в том, что он умел виртуозно наметить путь к самостоятельному развитию. С помощью его метода удается вернуть к процессу совершенствования даже тех людей, которые очень страдали и уже находились на грани отчаяния, потому что он следует оригинальным естественным процессам, посредством которых организм научился избегать ущерба. У евреев – хасидов есть мудрая поговорка: «Научившись испортить, можно научиться и исправить». Организм соглашается на процесс обучения и корректирует сам себя при условии, что уважают его основные законы, стараются следовать тому пути, которым он принимает решения, и понимают способ обучения движению на ранних этапах взросления.

Откуда процесс совершенствования по методу д-ра Фельденкрайса черпает эффективность естественного совершенствования? Что отличает его от других подходов к физическому развитию, ставящих перед собой определенные задачи, которых люди страстно желают достичь и добиваются путем тяжелых тренировок?

Что превращает уроки «Осознания через движение» в теплицу, в которой взращивается твое собственное решение, поднимающееся внутри тебя и удивляющее даже тебя самого, подобно открытиям развития начала жизни?

Что это за атмосфера, позволяющая зрелой нервной системе принимать точные решения, свободные от прописных истин?

Что это за условия, позволяющие тебе вернуться к прогрессивному настроению открытого обзора? Что убеждает тебя расстаться со старым, знакомым и надежным и окунуться в неизвестное?

Ответы на вопросы такого типа дано черпать из обзора тем же путем, который использовала природа в период расцвета. Все процессы осознания в движении копируют по-своему эту первоначальную модель обучения и применяют ее принципы.

Каковы же принципы естественного спонтанного обучения?

Восстанавливающее обучение путем предусмотренных ошибок

Д-р Фельденкрайс однажды сказал: « В твоей голове будут появляться хорошие идеи в том случае, если в ней будет много идей».

Реагировать на все, что происходит в жизни, определенным образом и всегда одним и тем же способом - это нервозное состояние, граничащее с принуждением. Прогрессом в этом смысле является способность, выполняя действие одним способом, также прекращать и не выполнять его вообще. Однако, это все еще примитивный уровень – все или ничего. На этом уровне еще не существует распределения по категориям и разнообразию, здесь не гарантируется наиболее эффективное решение проблемы. На таком уровне есть место для этапов начального действия только в том случае, когда человек продолжает действовать в черно-белом варианте, но и тогда шанс испытать подходящее для него удовлетворение ничтожен.

Чтобы ощутить свое преимущество в качестве представителя человеческого рода, говорил д-р Фельденкрайс, нужно уметь выполнять одно и то же действие хотя бы тремя различными способами. Три варианта – это минимум, который обещает тебе большую эффективность и дает ощущение, что ты свободен и можешь быть хозяином своей собственной жизни. Вместо убогой привычки, дающей возможность только выполнять действие или прекращать его, процесс осознания направляет тебя к естественной интеллигентности движения, где ты размышляешь не посредством слов, а с помощью комбинаций движения.

Подобно животному, которое периодически останавливается и принюхивается во всех направлениях, чтобы принять решение о продолжении неизвестного пути, так же и для твоих новых решений в процессе движения существует шанс быть меткими все время, пока организм готов угадывать и проверять большое количество вариантов. Процесс осознания через движение руководит тобой в обзоре движения, это похоже на интимное исследование самого себя, которое ты редактируешь самостоятельно. При этом целью является не выработка нового движения, но открытие в нем каких-то дополнительных аспектов. Этот подход позволяет тебе прекратить движение в каждой его точке, затем продолжить таким же образом, как и раньше, или изменить, согласно твоим понятиям, что-нибудь в составляющих его деталях. И, самое главное, чтобы все это время ты определял тонкие различия в характере выполнения этого движения и измененного.

Ошибки, побуждающие к самостоятельному обучению

Наблюдая естественные процессы, происходящие в природе, д-р Фельденкрайс научился нащупывать варианты и импровизировать на пути, ведущем к совершенствованию, или, если хочешь, идти путем познания через опыты и ошибки. Естественное обучение полностью базируется на разрешении совершать ошибки. Вполне возможно, что ты не помнишь многочисленных ошибок, которые ты совершал, когда учился вставать на ноги, ходить, подниматься по лестнице или прыгать. Вряд ли ты помнишь, каким образом учился действиям, которые связаны с правилами хорошего тона, как, например, пить из чашки, правильно держать нож и вилку, писать, чистить зубы и т. д. Но наверняка твоя память сохранила фрагменты обучения катанию на велосипеде и первые дни, когда ты только сел за руль автомобиля.

Чтобы ощутить настроение обучения в соответствии с тем, как оно происходит на первоначальных этапах, достаточно взять ручку или зубную щетку в другую руку. Ты сразу поймешь, что существующее у тебя понятие об обычном выполнении этих действий, даже если они автоматически стали твоим вторым естеством, недостаточно подходит для того же движения, выполняемого в условиях, отличающихся от обычных. Изменение условий действия отбрасывает тебя назад, и там ты должен ожидать до тех пор, пока не сможешь начать все сначала. И тогда, пробуя держать зубную щетку другой рукой, ты сможешь познать ощущения беззащитности и уязвимости, сопровождающие первоначальное обучение. Только отклик ощущений, появляющийся в результате твоих действий, показывает, как проверить заново систему суждений и намерений. С этим повторяющимся и изменяющимся откликом ты постепенно будешь учиться владеть своими движениями.

При таком обучении действует принцип приобретения собственного опыта через совершение ошибок. Ходьба с сознательным допущением разнообразных ошибок, повторяющихся и изменяющихся, дает тебе возможность отточить интеллигентность движения, чтобы с большей эффективностью справиться со стоящими перед тобой задачами и в конечном итоге сократить количество тех самых ошибок. После того, как ты замкнул круг, и тебе удалось задействовать функционирование таким образом, чтобы оно работало на удовлетворение твоих потребностей, ты можешь позволить себе попытаться справиться с кругом более полного функционирования. Вначале и оно будет цепью ошибок, которые тебе придется изучить, чтобы затем исключить их.

Наблюдая за младенцем длительное время, можно постепенно увидеть логику в тех его движениях, которые, на первый взгляд, выглядят беспорядочными. Вспомни, например, младенца в тот период, когда он учится взять в рот пустышку. Ты представляешь себе, какой длинный путь с препятствиями он проходит, пока обретает власть над своими движениями? Схватить пустышку и удержать ее в руке является довольно-таки серьезным достижением в его собственных глазах. Внутренняя организация органов и мышечной системы – это только часть его взаимосвязей по отношению к аспектам окружающей среды, которая в этом случае увертлива и неустойчива.

Ты, конечно, обратил внимание на то, что младенец пытается приблизить пустышку ко рту много раз, до тех пор, пока ему удается не промахнуться и схватить ее. В процессе он дотрагивается до уха, щек, лба, подбородка или поворачивает пустышку другим концом. Он может потерять пустышку по дороге, потому что излишнее возбуждение при обхвате приведет к возникновению рефлекса отталкивания, и тогда он разожмет пальчики и уронит ее. Даже если он приблизит пустышку ко рту и поднесет ее в правильном направлении, он может вдруг поторопиться и резким движением выхватить ее изо рта, а затем начать все сначала. И это основное действие не дается человеческому детенышу как нечто само собой разумеющееся. Он должен дойти до этого своим умом, путем непрерывного и индивидуального обучения на ошибках.

Как он учится достигать своей цели? Если вложить ему пустышку в рот и продемонстрировать, как это делается, можно на длительный период лишить младенца способности находить собственное решение самостоятельно. Ошибки жизненно необходимы для его развития. Природа снабдила его инстинктивным свойством тащить в рот все вещи, которые он хватает, и таким образом он тренируется владеть частями своего тела и предметами, окружающими его. Раз за разом он повторяет действие, ошибаясь, и каждая ошибка служит ему дополнительным уроком. Он ощущает возвратную реакцию прикосновения своей ручки к пустышке, чувствует, как рука сгибается и выпрямляется, ощущения, которые изменяются на различных этапах движения. Малыш чувствует, что все его тело поворачивается, сопровождая взгляд. Он увлечен занятием, которое проводит с ним инструктор, находящийся внутри него. Он строит систему собственных суждений, которая будет сопровождать ориентацию его движений в будущем, согласовывать все его действия в соответствии с его индивидуальным ритмом, с целью точного достижения целей.

Схватывание пустышки ртом важно не только само по себе, это позволяет младенцу познать способ действия, приносящий успех. Та же способность извлекать уроки из ошибок, тот же оптимизм и приверженность цели, сопровождающие процесс, как и сами по себе ошибки, - все эти составляющие и представляют собой контекст, побуждающий к обучению. Они жизненно необходимы для приобретения умения во всех циклах совершенствования в жизни.

В последующие за младенчеством годы детства умение владеть действием приобретается тем же способом – непосредственным обучением на опыте ошибок, количество которых со временем уменьшается. Постарайся вспомнить, как ты учился ездить на велосипеде, и, конечно же, в памяти всплывет впечатление от твоего первого «боевого крещения». Никакие советы и наставления не смогли помочь тебе тогда. Единственное, что смогло помочь тебе – это ощущения твоего тела, когда ты пытался каждый раз выровнять велосипед при его отклонении. Всем этим управлял ты, сохраняя при этом равновесие тела и велосипеда на дороге перед собой.

Управляемая импровизация или специально предпринятые ошибки

Процесс обучения методу д-ра Фельденкрайса, несмотря на то, что это не выглядит так с первого взгляда, основывается на тех же принципах самостоятельного обучения. Подобно импровизациям начала жизни, процесс помогает взрослому человеку справиться посредством метода с большим количеством направленных ошибок. Все рекомендации в осознании через движение – это серия вариаций различных аспектов на тему движения, которые на протяжении лет забыты людьми, находящимися в рамках обычных норм поведения. Эти вариации представляют собой выполнение одного и того же движения различными способами, они - как нарочно допущенные ошибки.

Рекомендации даются не для того, чтобы, применяя усилие, строго придерживаться их, а для того, чтобы ты с их помощью научился оттачивать свои ощущения. Только индивидуальные ощущения способны улучшить твою координацию и качество выполняемых действий. Приобретение опыта в различных вариантах определенной темы дает тебе возможность еще раз проверить новые решения и сравнить их с обычными. Любое поощрение нового способа действия обогащает запас решений, находящихся в твоем распоряжении. Способность справиться со специально предпринятыми ошибками является гарантией того, что в дальнейшем ты сможешь самостоятельно выбирать оптимальное решение на данный момент и развивать свою интеллигентность в поиске решений вообще.

Делать не хорошо, а иначе

Д-р Фельденкрайс говорил: «Не принимай решение раньше, чем ты взвесил его очевидность. Тебе не известно, чего ты не знаешь». Только позволив себе получить впечатление от не знакомого до сегодняшнего дня способа выполнения действия, ты сможешь почувствовать, что в твоем понимании обозначилось нечто новое.

Беседа с самим собой на языке различных альтернативных решений кажется тебе странной и выходящей за рамки общепринятых норм. Однако этот язык понятен твоей нервной системе и благодаря ему она может функционировать более эффективно. Ученые обнаружили нечто, что способно замедлить характерный процесс увядания людей – это обработка новой информации. Готовность справиться с неожиданными ситуациями делает людей моложе духовно. Мобилизация внутренних ресурсов в момент, когда необходимо найти баланс между опасностью и шансом, воодушевляет людей. Не пренебрегает ли большинство из нас воодушевленностью от приключений, предпочитая оставаться в надежной и безопасной для себя области?

Д-р Фельденкрайс уважал необходимость ощущать себя в безопасности и приверженность привычкам, которые дают ощущение этой безопасности, даже если они ограничивают тебя. Ему было известно, что причина, которая вынуждает тебя заботиться о существовании и мешает изучать новые пути, кроется в страхе перед неудачей. Он также знал, что страх мешает тебе преуспеть в своих действиях. «Тревога парализует твою интеллигентность», - говорил Моше. Пребывая в состоянии страха, ты ощущаешь, будто находишься в тупике, и тебе любой ценой нужно вырваться оттуда. Тебе грозит быть увлеченным потоком принудительной агрессивности, что нежелательно. Метод д-ра Фельденкрайса не предлагает тебе исключить чувство страха. Он также не указывает тебе способ, которым можно выйти из лабиринта. Зато он создает надежные для тебя условия, при которых можно заниматься и открывать, что существует более чем один путь выхода из лабиринта.

Если определенная привычка не является для тебя жизненно полезной, скорее всего, она установилась когда-то как наилучшая альтернатива, которую нервная система нашла правильной на то время. Хотя, возможно, варианты, которые были в твоем распоряжении в первоначальном периоде формирования привычки, являлись отклонением от нормы и были приняты в ограничивающих условиях. С тех пор твоя нервная система имеет довольно-таки серьезную тенденцию к компромиссу и упорному сохранению той же ограничивающей привычки (подобно «траншее жирафы»). Изменить это возможно только в том случае, если ты обратишься к ней вновь, на том же охраняемом ею языке принятия решений. Посредством обзора альтернативных вариантов ты приводишь свою нервную систему, и на этот раз сознательно, к первоначальному состоянию открытого поиска, предоставляя в ее распоряжение информацию, которую она не обнаружила до сих пор. Ты позволяешь системе вновь разбираться с исходным материалом и рассматривать его с различных точек зрения. При встрече с перспективой, обогащенной новыми вариантами, особенно если они предполагают более удобные и притягательные решения, происходит нечто необыкновенное: узкий проход уже не выглядит больше безысходным, и ты начинаешь видеть выход. Твой инстинкт самосохранения энергично освобождает место для более подходящей альтернативы. Твоя система самостоятельно отбрасывает устаревшие решения. Привычка утрачивает свое решающее значение, и устаревшие знания сохраняются в памяти как бы в стороне от нового решения, но не самостоятельно.

Не сам по себе процесс находит подходящий вариант, но твоя здоровая реакция на выбор возможности, реакция, появляющаяся у тебя спонтанно и самостоятельно, а также переход к наблюдению за сознанием.

Такое корректирование, вносящее разнообразие во внутренние открытия, у каждого человека индивидуально. Оно придает обучению естественный характер, дает ему силу противостоять «упрямым» привычкам. Когда собственный механизм «исправления» отточен, он продолжает совершенствовать качество твоего действия. Это достижение не материально, его ценность не относится только к тому, что ты приобрел, но ты принимаешь во внимание способности и способ, который привел тебя к этому благополучию. Ознакомление с этим методом учит тебя стремлению получать в жизни больше удовольствия и не отказываться от необходимого.

Разнообразие вариантов стимулирует тебя продолжать и оттачивать свое умение. Со временем внесение поправок происходит легче и быстрее. Развивая абсолютный слух, ты можешь вносить исправления в свое произведение в процессе игры на инструменте. Мотивация совершенствования становится внутренней потребностью, стимулом жизни.

Истинное благополучие - это биологический оптимизм

По мере того, как мозг делает твое тело более интеллигентным, ты достигаешь уровня функционирования, который выходит за границы минимального уровня существования. Ты начинаешь пробивать себе путь к тому, что стимулирует жить и действовать. На этом этапе совершенствования тебе удается познать, насколько можно расширить границы развития человеческого мозга.

Улучшение движения превращается во второстепенную награду по сравнению с истинным благополучием, которое представляет собой прогресс в качестве твоей жизни. Каждый новый день, каждый последующий год жизни ты сможешь выполнять более эффективные по производительности, более разумные по уровню осознания, более точные и экономные по затратам энергии движения; все это, конечно, при условии, что ты не отказываешься от стремления находиться в постоянном поиске этих качеств.

Беседуя однажды с пожилыми людьми, д-р Фельденкрайс заметил, что желание приобретать новые знания не зависит от возраста. Кроме того, добавил он, именно люди преклонного возраста могут добиться существенных результатов, занимаясь гимнастикой по его методу потому, что у них отсутствует агрессивность и склонность к расточительному использованию энергии, свойственные молодым людям, которые упускают по этой причине детали, превращающие движение в эффективное. У пожилых людей, в общем-то, и выбора не остается, кроме как искать удобный и правильный путь.

Одним из исключительных и положительных качеств метода осознания движения является то, что он подходит для любой аудитории. При этом вовсе не преследуется цель выращивать чемпионов, которые будут побеждать на соревнованиях, хотя и они могут почерпнуть из этого метода много полезного для собственного пути совершенствования. Метод осознания через движение направлен на улучшение уровня функционирования каждого человека в любом состоянии и в любом возрасте. Даже человек, тело которого со временем становится физически слабым, ограниченный в плане возможностей воображения, у которого уже нет достаточно сил для того, чтобы вносить элемент творчества в движение, также и он, встряхнувшись, отреагирует на эту инициативную импровизацию с надеждой, свойственной процессу взросления.

Можешь ли ты представить себе ощущение, когда обнаруживаешь, что представляешь собой живой и постоянно изменяющийся организм, способный самостоятельно «исправлять» себя и совершенствоваться постоянно до тех пор, пока ты жив. Оптимизм, сопровождающий процесс, и искренняя благодарность людей, когда они в изумлении обнаруживают результаты, превращают метод в источник приверженности и одобрения и учеников, и учителей как единого целого.

Циклы попеременного движения – подготовительная игра природы

Случалось ли тебе наблюдать за котом во время охоты с той минуты, как он обнаружил мышь, и до того, как он съел ее? Может быть, ты обратил внимание на его танец охотника, когда он время от времени прекращает преследование, всматривается и корректирует свою позицию заново. Кот вертит головой из стороны в сторону, улучшая и направляя свои ощущения. Он выгибает спину перед прыжком и вовлекает в пляс таз и бедра, пританцовывая с ноги на ногу до тех пор, пока не находит среднюю линию, сверенную с целью. Затем он прыгает и хватает мышь, иногда не убивая ее сразу, а только трясет и отпускает ее, позволяя убежать, и вновь возвращается ко всему циклу заново: засада, прицеливание и сам прыжок, в котором он хватает мышь. Это может продолжаться целый час. Что выигрывает кот в этом процессе? Возможно ли, что природа готова растрачивать силы просто на забаву?

Похоже, что кот действует в соответствии с основной моделью охоты, которая требует от него быть последовательным и не прекращать преследование жертвы, даже если охота не увенчалась немедленным успехом. Стремление быть настойчивым и возвращаться к тому же действию в процессе борьбы запечатлено в нем настолько глубоко, что оно срабатывает даже в том случае, когда ему удается поймать жертву с первого раза.

В этой агрессивной естественной борьбе не на жизнь, а на смерть больше терпения, расчета и подготовки, чем можно было бы предположить.

Известно ли тебе, каким образом волкам удается поймать оленя карибу? Этот северный олень бегает не менее быстро, чем волк, и обладает мощными рогами. Когда в окруженном стаде находится много оленей, они могут дать отпор любому волку, не позволяя ему даже приблизиться к ним. Как же все-таки волку удается поймать жертву? В книге «Никогда не плачь, волк» рассказывается о необходимом для этой операции согласовании групповых действий, в которых участвуют как минимум 4 – 5 волков. Этой небольшой группе удается маневрировать огромным стадом и отделить от него одного самого слабого оленя, который и станет жертвой для их трапезы. Вначале, когда волки только обнаруживают свое присутствие, все олени моментально сбегаются в скученное стадо, и ни один волк не возьмет на себя смелость попробовать прорваться и напасть на них. Волки и олени застывают в напряжении. Они внимательно прислушиваются друг к другу. Одни, подстерегая момент, чтобы схватить жертву, другие ждут признаков начала наступления; и те, и другие выжидают. Инициатива на стороне волков. Подобно сторожевым псам, они начинают носиться возле стада, пугая оленей громким лаем и этим вынуждая их бегать на небольшие расстояния. Вдруг волки останавливаются. Останавливается и стадо. Попробуем представить себе характер ощущений каждого оленя, то, как он пытается обуздать свои инстинктивные желания и вести себя подобно всему сплоченному стаду.

После дополнительной передышки, наполненной напряжением, волки снова начинают гонять оленей, но на этот раз в противоположном направлении. И вновь волки внезапно останавливаются. Каждый раз волки внезапно и по своей инициативе меняют направление действия. В таких непредсказуемых движениях в различных направлениях стаду оленей удается время от времени менять форму, продолжая сохранять сплоченность. Если во всех энергичных перебежках этой проверки на выживание в стаде обнаруживается менее бдительный и физически менее сильный, чем остальные, олень, у которого, возможно, имеется некое ограничение в определенной части тела, мешающее ему двигаться так же быстро, как его товарищи, то именно он станет трапезой волков. На определенном этапе отсеивающего перемещения ему не удастся остаться в стаде, которое изменило форму и местонахождение. В тот момент, когда он отделится от стада и отстанет от товарищей, борьба для него будет закончена. Может быть, он смог бы устоять в поединке с одним волком, но с волками, наступающими со всех сторон, сражение, конечно же, будет проиграно.

Проясняется последовательный принцип охоты кота и волков. Очевидно, в этих сложных взаимоотношениях, относящихся к борьбе за существование между животными, природа использует процесс подготовки, а не немедленное и прямое столкновение. Даже на самом пике экстремальной ситуации в борьбе не на жизнь, а на смерть природа уважает умение терпеливо пройти стадию подготовки, для которой характерно чередование действия и передышки в обновляющемся цикле. Эта модель, заложенная природой в животных, позволяет им не спешить достичь цели немедленно, оставляя место для оттачивания точности и развивая интеллигентность самого действия.

Видимо, дитя цивилизации утратило выдержку, которая была свойственна первобытным охотникам. Люди приступают к выполнению сложных задач, как будто они собираются доказать, что им с самого начала известно, как выполнить их в совершенстве. Современный человек забывает, что у него есть возможность продвигаться поэтапно, анализировать, собирать информацию, экономно регулировать прикладываемое усилие, находить точную траекторию и подходящий момент для действия. Люди утратили скромность, необходимую для того, чтобы приступить к выполнению действия с наивностью, подобно ученикам, осознающим, что они многого не знают и готовы проверять, пробовать, прислушиваться и задумываться над результатами. Они поднимаются утром с постели резким броском, несмотря на то, что неприятные ощущения в области затылка постоянно беспокоят их, или начинают заниматься любовью без всякой подготовки игрой, совершенно не понимая, почему после этого не остается глубокого впечатления.

Отсутствие терпения у цивилизованного человека – настоящая беда, особенно если это человек, перенесший травму. Он более, чем обычно, нуждается в помощи естественного разума, умеющего нащупывать различные варианты подготовки. Однако именно в этом случае он поддается искушению решить проблему немедленно и путем применения усилия.

Проверка на стойкость или путь накопления опыта?

Как ведет себя человек, которому болит плечо, и который, несмотря на это, вынужден ежедневно приводить его в действие, к примеру, причесываясь? Скорее всего, он попробует поднять руку прямо к голове, точно так же, как он делал это, когда рука была здорова. И тогда, столкнувшись с болью, он отнесется к ней как к помехе, которую невозможно преодолеть, и окончательно станет пренебрегать расчесыванием этой рукой, или попытается противостоять этой боли путем усилия. В любом случае, одно разочарование. Природа предлагает путь подбора вместо проверки на способность добиться достижений в движении, что равносильно противостоянию самому себе.

В процессе осознания через движение применение естественного подхода находит свое выражение в том, что ученик возлагает на себя поэтапное выполнение действий. В данном случае он станет выполнять небольшие движения плечом, как бы нащупывая различные направления, при этом всеми возможными способами подключаются также другие части тела, и все это приводится в действие очень медленно, что довольно-таки непривычно. Главное, что у человека есть возможность почувствовать, что происходит с его телом, и оценить влияние движения всякий раз, делая передышку между упражнениями. Постоянные исправления питают механизм корректирования, позволяют отсеивать лишнее и добиваться наиболее эффективного действия.

Повторение определенной части действия отдельными небольшими его частями показывает человеку, каким образом избежать столкновения с болью. Выполнение действия по этапам превращает возможное в полноценную действительность. Метод д-ра Фельденкрайса рекомендует работать в области возможного и задерживаться на подготовительном этапе. Процесс движения на уроке – источник подготовительной игры функционирования.

Нахождение пути наименьшего сопротивления

Процесс осознания через движение поможет человеку, у которого болит плечо, прежде всего, нащупать движение, которое могут выполнить лучезапястный сустав и предплечье (пока оно еще не болит). Если проделать все это в положении лежа, полностью отдавшись воздействию силы земного притяжения, можно значительно сократить излишнее напряжение, которое выражается в готовности плеча к самозащите при каждом движении. С уменьшением напряжения исчезает и основная помеха. Несколько раз человек повторяет ту часть движения, в пределах которой он ощущает себя уверенно. А это уже важный этап восстановления уверенности в себе.

Существует путь в обход самозащиты уязвленного плеча, например, направить руку ко рту. Это одно из основных жизненно необходимых и привычных для человеческого существования движений, поэтому есть вероятность, что оно получится. Ученик проверит возможность движения рукой в сторону рта в положении, когда плечо прижато к телу. Такой способ позволит избежать поднимания больным плечом собственного веса. Правда, для того, чтобы продолжить движение и проделать рукой путь ото рта до положения над головой, необходимо на определенном этапе оторвать плечо от того места, на которое оно опирается.

В таком случае процесс предложит проверить различные возможности кругового движения, призванного облегчить задачу. Ученик, возможно, обнаружит траекторию спирального движения, которое начинается от мизинца, открывает кулак и поворачивает внутреннюю часть ладони наружу, когда ладонь повернута к лицу. Между тем, рука продолжает движение вверх, в направлении потолка, при этом тянет за собой предплечье и плечо, не «разбудив» ожидаемую боль.

Другой комплекс упражнений пригласит ученика разобраться в различиях между действиями предплечья из исходного положения, в котором лопатка прижата к позвоночнику, и из исходного положения, в котором она отдалена от позвоночника. Это беглый взгляд на понимание полярных моделей движения: что более удобно и безопасно – направление к центру или противоположное? Ученик самостоятельно разберется в организации движения, в котором плечо принимает большее участие, и сделает свой собственный вывод.

Также заслуживает внимания урок, который научит человека выполнять спокойные и пассивные движения плечом, в то время как таз мобилизует всю свою массу и берет на себя инициативу в действии. Или каким образом может соответствующее движение ногой создать изгиб во всей верхней части спины, чтобы ощущение результата достигло плеча и дало ему возможность существенного передвижения, не нанося при этом ущерб. Наблюдение за взаимодействием между различными частями тела открывает целый мир определений и связей. Человек чувствует, что качество движения плеча изменяется, когда центральная грудная кость и ребра, одно за другим, проявляют большую готовность присоединиться к действию. Это особое определение затрагивает тему качества дыхания и дает понятие об уровне жизненности, которую человек определяет для самого себя примерно таким же образом, каким он привык приводить в движение свои ребра.

Другое исследование проливает свет на то, в какой мере движение лучезапястного сустава может оказывать влияние на движение протягивания предплечья. Отведение лучезапястного сустава назад подобно подготовке к отталкиванию. Это движение имеет под собой основу - опыт эволюции передвижения четвероногих. В конце урока, на котором используют предплечье в качестве ступающей ноги, отводя лучезапястный сустав назад, подобно голеностопному суставу, предплечью удается вытянуться в направлении головы гораздо легче, чем это было до урока. У некоторых людей после урока проблемное плечо поднимается гораздо легче, чем здоровое.

Подобным образом можно продолжить исследование и других аспектов функционирования предплечья. Вместо того чтобы настойчиво пытаться справиться с протягиванием руки в направлении головы, можно внимательно присмотреться к движению руки в одном из многочисленных видов ползания, или к движению, когда ты пытаешься обхватить себя руками, например, раскачиваясь в гамаке. Можно также лежа на спине и опираясь на лопатки, как бы переступать с одной лопатки на другую.

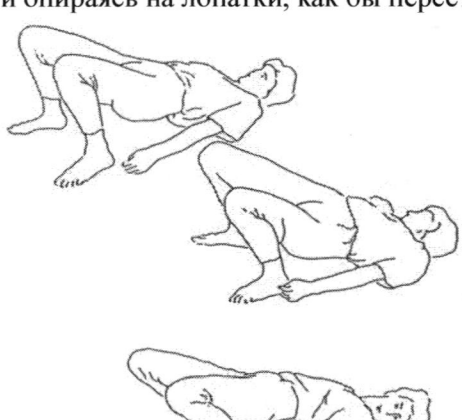

В сущности, нет предела нашим возможностям. Указания к выполнению движения ведут ученика к испытанию каждый раз другой возможности во всех ее аспектах примерно так, как это происходит в природе.

Подключить таз, чтобы оздоровить плечо

Движение таза работает на обновленную организацию лопаток. Эта жесткая область спины теперь как бы распластывается на полу. Результатом этого процесса станет более свободное движение предплечий.

Нервная система теперь проявляет меньше самостоятельности в изобретении направляющей и эффективной подготовительной игры, она обнаруживает согласие на процесс отдыха на уроке и пробуждается для поиска более совершенного решения. Если стремление к совершенствованию потеряно, можно попробовать восстановить его по тому же принципу чередования действия и остановки, в циклах входа в неожиданные и не слишком сложные ситуации и выхода из них. Такое чередование может дать положительный результат. Это обучение извне внутрь, некое воздействие на мозг. Если удастся изменить способ использования собственного мозга, то не только предплечье научится обходить боль; уже целый механизм жизненности встряхнется для поиска благодетельной умелости, которая вновь будет предоставлена в распоряжение организма с той же эффективностью, успешно сопровождавшей его в развитии из поколения в поколение. Обзор разнообразия возможностей, только не агрессивных, как при нападении волков, происходит на уроке по тому же принципу отсеивания бесполезного. Организм поочередно подвергает проверке способы организации, отсеивает лишнее и избавляется от неприемлемых способов поведения, от индивидуальных жестов, которые базируются на формах зависимости между частями тела и превращают действие в неуклюжее. После того, как мозг сделал обзор обычных форм и повторно рассмотрел их, он будет способен действовать с меньшим предубеждением, и движение, которое появится в результате, будет менее ограниченным.

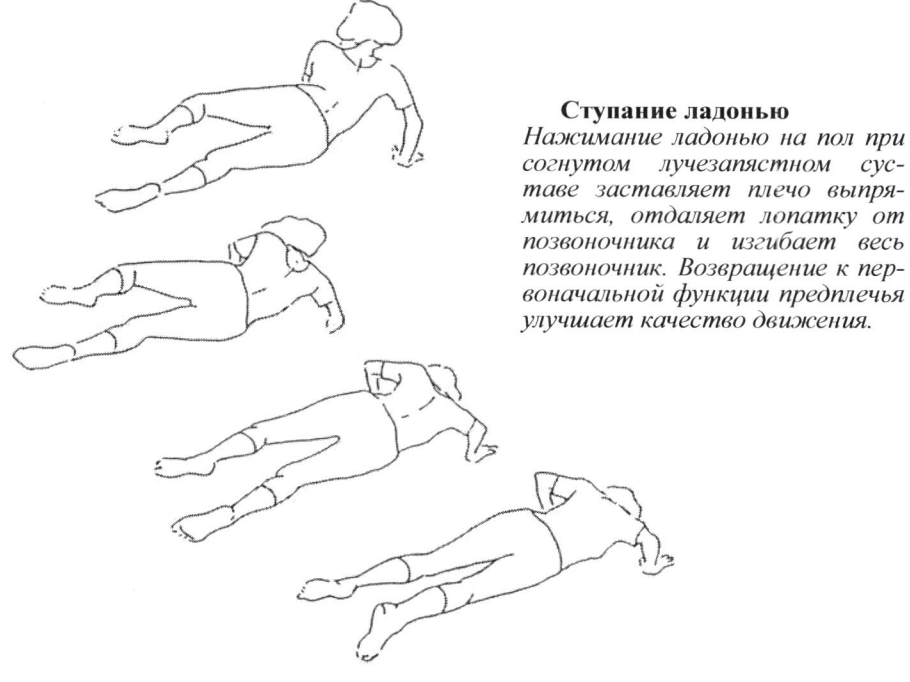

Ступание ладонью
Нажимание ладонью на пол при согнутом лучезапястном суставе заставляет плечо выпрямиться, отдаляет лопатку от позвоночника и изгибает весь позвоночник. Возвращение к первоначальной функции предплечья улучшает качество движения.

Любое функционирование в движении может стать предметом рассмотрения для осознания. В 1980г. в США Моше открыл курс для большого количества участников, который занимался исследованием функции сосания как темы для процесса обучения методом движения. Движение рта – это одно из самых энергичных движений во всем организме. Движение губ, пожалуй, первое и последнее в жизни. Оно является основным и характерным для каждого человека, и изменить его представляется возможным очень незначительно, например, изменить волевым желанием движение мышц рта.

Существует бесчисленное множество вариантов движения сосания. Далее приведены некоторые из них. Эти непривычные для нас движения призваны исключить машинальность действия.

Медленно и с комфортом выполнить несколько сосательных движений. Привести язык вперед, выпячивая при этом губы, которые каждый раз, продвигаясь вперед, ощущают себя мягкими и полными.

Теперь попробуй выполнить движение, обратное этому. Не применяя особого усилия, оттягивать язык назад, касаясь при этом верхней или нижней десны. Губы продолжают выполнять сосательное движение, как и ранее. Если ты не делал это движение в течение многих лет, то мозг может воспринимать это как нечто не известное ему. Определить, можно ли дышать по ходу этого «парадоксального» движения. Постараться расслабить плечи, губы, глаза, сняв с них излишнее напряжение. Возможно, появится желание зевнуть, и это будет подтверждением обновленной организации движения.

Комбинация, часто вмешивающаяся в основные модели, будет вести язык потихоньку и без применения силы к одной из сторон все время, пока губы продолжают двигаться вперед. Можно определить различие в готовности передвигать язык в каждую из сторон.

Можно разнообразить не только модель движения, но также и контекст положения по отношению к силе притяжения. Например, если выполнять все эти движения, лежа на боку, можно постичь некоторые дополнительные тонкости. Вполне возможно, что правая половина губ будет вести себя иначе, чем левая, в плане ощущения собственного веса. Различие, возможно, проявится несколько позже и выразится в совершенно ином ощущении в той половине лица, которая была расположена ближе к полу.

Постепенно отклонения от привычного будут происходить более плавно и повторяться без применения силы. Появится возможность избавиться от машинальности ритма. Можно будет дышать полной грудью, постепенно приспосабливаясь к новым элементам движения. Теперь вдруг обнаруживают, что непривычное движение способно влиять на выражение лица. Люди ощущают, что по лицу расплывается выражение или, может быть, правильнее сказать, отсутствие выражения, символизирующее безмятежность. Это выражение лица будет нейтральным и искренним.

Следующим предметом изучения может стать движение наклона в положении сидя на полу. Ноги выпрямлены, руки вытягивают вперед с целью дотянуться до стоп. Такое стремление принято у спортсменов. Люди, скорей всего, не осознают, что в попытках «дотянуться» они привыкли приводить в действие усилия-паразиты. Процесс нашего исследования отсеивает эти усилия последовательно и сдержанно. В серии вариантов к действию наклона получают, например, рекомендации нагибаться немного вперед, при этом колени не обязаны быть прямыми. Локоть, опускаясь, продвигается вперед на определенном расстоянии от тела. Можно более четко ощутить, как движение достигает ребер и привлекает их к наклону.

Напряжение мышц или организация действия – наклон над вытянутыми ногами
Теперь, когда тебе известно о взаимосвязи между спиной и ногами, нет необходимости утруждаться и растягивать строптивые мышцы ног. Зато можно привести в действие позвоночник и ребра непривычным движением, и тогда спина сможет растянуться на необходимую для наклона длину.

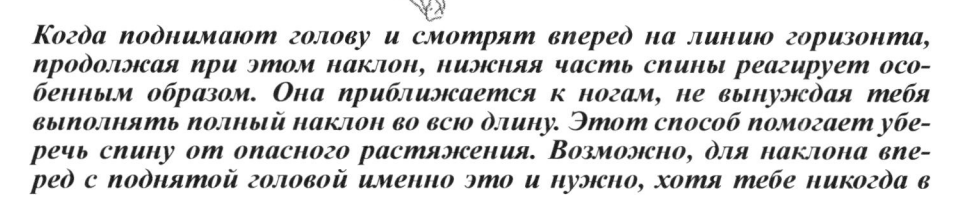

Когда поднимают голову и смотрят вперед на линию горизонта, продолжая при этом наклон, нижняя часть спины реагирует особенным образом. Она приближается к ногам, не вынуждая тебя выполнять полный наклон во всю длину. Этот способ помогает уберечь спину от опасного растяжения. Возможно, для наклона вперед с поднятой головой именно это и нужно, хотя тебе никогда в

жизни не приходило в голову выполнять наклон таким образом. На уроках не спорят о правильности той или иной теории. Твой индивидуальный результат после выполнения упражнения подскажет, что наиболее подходит именно тебе. Ты еще и еще раз убедишься в том, что достижение не определяется нахождением одного пути, даже если он является самым лучшим, оно определяется готовностью осмелиться и изменить привычное.

Можно продолжить и рассмотреть другой вариант этого движения, наклонившись вперед, когда голова опущена и немного отклоняется в сторону. Одно ухо обращено больше к полу, другое к потолку. Движение «выкручивания» затылка помогает избежать существенных трудностей при наклоне прямо вперед.

Оставить неподвижными один локоть и руку до локтя в том месте, где возможно положить их на пол или близко к полу, соответствующая нога согнута и устойчиво стоит. Вторая рука протянута к потолку и описывает круг, при этом вся верхняя часть спины участвует в движении. Движение головы сопровождают взглядом сначала по часовой стрелке, затем в обратном направлении. Круговое движение работает на открытие дифференцированного действия между позвонками в определенном отрезке на подъеме позвоночного столба, и это именно тот отрезок, который является наиболее жестким.

Люди приходят в изумление, когда наклон очень плавно становится более глубоким и легче выполняется. Их поражает также простой принцип этого достижения. Оказывается, если действовать разумно, то нет смысла воевать, напрягая мышцы и заставляя их вмешиваться в код модели, мышцы уже сами приспособятся к этому.

Разговаривать с мозгом, а не с мышцами

Если ты хочешь более убедительных доказательств того, что дело вовсе не в мышцах, а в наблюдательной позиции мозга, можно в течение двух минут проделать простой опыт.

В положении сидя поднять голову вверх и попробовать посмотреть на потолок. Оценить, каким образом работает это движение, где граница свободного движения и начинающегося напряжения, что происходит с дыханием.

Теперь обратить внимание на ноги. Снять обувь с одной ноги и вытянуть босую ногу вперед, до того места, где подошва еще полностью касается пола. Чуть-чуть согнуть пальцы ноги вниз и подтянуть их по полу как можно ближе к пятке. В этом положении оторвать немного краешек ступни от пола и, еще когда пальцы об-

ращены к полу, попытаться углубить угол наклона голеностопного сустава, при этом пятка до сих пор утыкается в пол. Это непривычная комбинация в действии стопы. Затем позволить краешку ступни вернуться в удобное положение на полу, и выполнить это движение еще несколько раз.

На следующем этапе каждый раз, когда ступня опускается на пол, выгнуть пальцы вверх. Пальцы находятся в воздухе, когда подушка стопы вплотную приближается к полу.

Несколько раз поочередно перейти из одного положения в другое: раз согнуть, раз выпрямить лодыжку, при этом пятка все время утыкается в пол. Пальцы повернуты к полу, когда краешек ступни поднимается в воздух. Пальцы поворачиваются к потолку, когда стопа отдыхает на полу. Определить, можно ли применить меньшее усилие при сгибании лодыжки и пальцев в этой совершенно новой модели. Обратить внимание, что для того, чтобы организоваться не известным ранее образом, мы должны включить подготовку, отличную от применения прямой физической силы. Осознать это свойство прислушивания к тому, что происходит внутри тебя. Именно оно определяет различие между просто выполнением упражнения и обучением.

Дать ноге отдохнуть, вернуться, поднять голову и снова посмотреть на потолок. Оказывается, теперь смотреть на потолок гораздо легче, чем было вначале. Возможно, что взгляд достигает более дальней точки, и, самое главное, можно смотреть вверх с большим удобством и больше времени.

Конечно, любопытно узнать, каким образом всего несколько движений стопы могут повлиять на состояние затылка до такой степени, что он поражает своими преобразившимися возможностями, как будто совершенно забыл все свои постоянные ограничения и препятствия. В любом случае понятно, что данный процесс не занимается мышцами затылка и действием, происходящим на краешке стопы, в месте, наиболее отдаленном от затылка. Как же это работает?

Видимо, все дело здесь в интеллигентности естественной системы, имеющей свою логику и свои традиционные внутренние соглашения. Возможно, поочередные движения голеностопного сустава и суставов пальцев ног пробуждают в памяти функционирования нервной системы древнюю модель охоты. В этой охоте сигнал согнутой ноги, когда она ступает на землю, глубоко связан с течением волны движения через весь позвоночник. Волна достигает затылка и поднимает голову на высоту, достаточную для обзора.

Также возможно, что непривычное движение сгибания пальцев в противовес движению краешка стопы приводит мозг в состояние некоторой дезориентации, но только для открытия чего-то нового. В свете такой обновленной ситуации мозг реагирует на действительность без промедления. Так или иначе, если разумно строить новые сочетания движения и преобразовывать их, тренируя новые возможности, то есть вероятность, что мозг без особых усилий сможет достичь многого с элегантностью, свойственной развитому человеку.

После того, как мы повторили эти непривычные комбинации действий краешка стопы по отношению к ее пальцам достаточное количество раз для того, чтобы овладеть этим движением, улучшение качества движения головы должно быть менее драматичным. Чтобы постичь эту науку, нервной системе необходимо истинное сопоставление со стремлением, которого она еще не испытывала. И тогда появится необходимость искать другие возможности изменения привычек. Метод осознания через движение стоит на этом принципе. Д-р Фельденкрайс создал сотни комбинаций движения, которые каждый раз заново ставят учеников перед новыми задачами, никогда ранее им не встречавшимися. Каждая комбинация сосредоточена на своей определенной теме и имеет порядок составляющих ее этапов. Трудно представить себе, что один человек в состоянии самостоятельно расшифровать изобилие путей обучения мозга. На протяжении многих лет, в процессе работы с людьми, он пристально присматривался, разбираясь во внутреннем смысле вещей, осматривал и пробовал, собирал и формулировал принципы приведения в действие, многократно применяя их на практике. Д-р Фельденкрайс мог преподавать, не повторяясь и годами не возвращаясь к одному и тому же способу движения.

Творческое мышление является, пожалуй, истинной целью, которая следует за расширением свободы движения. Размышлять, считал д-р Фельденкрайс, значит находить новые пути выполнения. По его мнению, мышление представляет собой ценность только в том случае, если оно может изменить что-то в практической жизни.

Последователи д-ра Фельденкрайса также подходят к преподаванию этого метода творчески. Руководствуясь теми же основными принципами, они постоянно вносят дополнения в методику, формулируют новые и новые комбинации движения, которые никто до сих пор еще не открыл. Такой творческий подход превращает метод в живое учение. Моше говорил: «Сила каждого в том, что он пишет то же, что и остальные, но своим собственным почерком». Ведь настоящий учитель – мастер воспитывает самостоятельных учителей – мастеров, а не только приверженцев. Когда ты становишься на путь осознания через движение, ты также получаешь это вдохновение обновления и право вносить новое в методику. От раза к разу ты совершенствуешься не только в движении, но и в смелости дерзать и вносить новое, и это именно то, что жизненно необходимо каждому.

Изменение движения посредством изменения обстоятельств

Беседа с компьютером мозга на языке его мышления выглядит как хитроумное сплетение бесчисленного количества комбинаций. Перечень стратегических решений, которые использует д-р Фельденкрайс для возбуждения нервной системы с целью прийти к более эффективному движению, длинный и разнообразный. Одна из центральных комбинаций обучения – замена контекста действия. Приходилось ли тебе однажды оказаться в абсолютно незнакомом месте, где тебе было оказано полное доверие, гораздо более великодушное, чем то, к которому ты привык? Для некоторых людей перемена обстановки становится источником развития и собственного перевоплощения, чего не происходит с ними даже в родной гавани. Со мной случались такие вещи, когда я преподавала метод д-ра Фельденкрайса в США.

Процесс движения предоставляет каждому человеку определенную атмосферу реальной обстановки, например, просто в позе лежа на полу. Уравновешенное положение уже само по себе освобождает мозг от постоянной занятости регулированием устойчивости в поле земного притяжения и высвобождает ресурсы для новшеств, которые обнаруживает процесс. Пассивное положение лежа способствует возникновению более подходящей обстановки для изучения деталей. Эта обстановка позволяет внимательно прислушаться к себе перед выполнением упражнения. Когда на некоторое время отказываются от действий в положении стоя, то готовы также пренебречь характерным этому положению настроением, в котором, как правило, требуется извлечь результаты, успеть и преуспеть.

Все принятые общественными нормами обдумывания в положении лежа утрачивают свою необходимость, ведь люди далеки от мысли о соревновании и от стремления отличиться. Там, в положении покоя, для каждого человека приемлемо быть более чем обычно, медлительным, позволено не знать заранее, что правильно, что нет. Можно прикрыть глаза, несмотря на то, что находишься среди людей, можно заглянуть внутрь самого себя и остаться наедине с собой. Личность в группе свободна от любого сравнения с остальными. Учитель не демонстрирует пример, который каждый занимающийся должен примерить на себя. В этой тишине каждый может проделывать внутреннюю работу спокойно, что дает возможность быть более чувствительным и подмечать те невидимые открытия, которые и составляют качество выполнения.

Проверка путем переменных

Когда анализируют определенное движение в различных вариантах исходных положений, обостряется способность к определению различий и появляется возможность более четко представить себе детали внутренней динамики, а также понять, кто отвечает за способ действия. Тогда можно лучшим образом выделить эти детали из общей совокупности и владеть ими в соответствии с нашим желанием.

Каким образом, например, метод д-ра Фельденкрайса подходит к теме улучшения такой важной функции, как ходьба? Ты всю жизнь ходишь характерным только для тебя одного способом и воспринимаешь это как нечто само собой разумеющееся. Тебе самому сложно увидеть, что именно можно изменить в твоей походке. Возможно, твой таз, который является «рукояткой кнута» всего позвоночника, возвращается к тому же способу ограниченного использования в соединении с позвоночником или тазобедренными суставами. Возможно также, что движение таза немного больше ограничено с одной из сторон, или, может быть, почти исчезли следы попеременного раскачивания в виде восьмерок из стороны в сторону, как это должно быть при естественной ходьбе. Возможно, ты придерживаешься мнения, что в обществе не принято слишком вертеть тазом, возможно и обратное. Что лишено смысла в твоем поведении при выполнении движения, так это скованность, которая в дополнение ко всем проблемам очень мешает тебе в зрелом возрасте.

Скорее всего, последствия старой травмы колена или голеностопного сустава превратили твою способность к самозащите в излишнюю осторожность при движении таза. Для того чтобы привести себя в движение и начать идти, ты компенсируешь недостаточную гибкость тазобедренных суставов или позвонков тем, что энергично ударяешь пятками по земле. Эти удары сотрясают все твое тело. Тебе удается амортизировать сотрясение с помощью более жесткого вытягивания грудной клетки. Все твои суставы привыкли приспосабливаться таким образом. Ты возвращаешься в точности к той же энергичной встрече пяток с землей, к тому же способу перемещения головы и плеч, дыхания ребрами и животом. Тебе кажется, что не существует никакого другого варианта, который сделал бы ходьбу менее утомляющей и более приятной. Это привычка. Ты перестал ощущать, как ты делаешь то, что делаешь, не осознаешь, что ограничен в действиях. Даже если у тебя появляется идея что-то изменить, то шанс изменить стиль ходьбы во время самой ходьбы гораздо менее реален, чем вероятность попробовать вмешаться в работу любого другого сложного механизма. Даже если ты сознательно изменишь какую-нибудь одну деталь, все равно этот стиль защищен во всех остальных частях тела, которые стремятся вернуть все в первоначальное положение.

В обновленных методиках изучения движения тренируются в динамике ходьбы во всевозможных других положениях, кроме самой ходьбы. Урок предоставляет различные исходные положения для исследования определенной детали в сложных взаимоотношениях между частями тела, принимающими участие в ходьбе. Иногда урок проводится в положении стоя на четвереньках. В положении равновесия можно лучше ощутить, каким образом бедро движется по отношению к тазу, если оно не должно полностью нести его вес. Наряду с этим можно проанализировать, какое участие принимают плечи в таком положении. Иногда нам предлагается устойчиво поставить одну стопу и как бы «воткнуть» ее в пол, колено при этом согнуто, и маневрировать тазом по отношению к ноге. Это порядочная путаница в распределении функций и мобильности по сравнению с тем, что происходит при обычной ходьбе. Настоящее понимание вопроса становится доступным, когда, участвуя в действиях согласно устоявшимся правилам, согласованно изменяют функции. Представь себе, насколько выиграли бы отношения между людьми, если бы хоть на один день (и не только в воображении!) семейные пары поменялись ролями. Эта освежающая перемена происходит, когда не нога утруждает себя, привычно приближаясь и отдаляясь от неподвижного таза, а наоборот, таз перемещается в пространстве вокруг неподвижной стопы.

На другом уроке можно, лежа на боку, ощущать движение ходьбы, при котором бедро приближается к тазу, и в этот раз ребра уверенно опираются о пол, а позвоночник свободен для того, чтобы отозваться на движение и среагировать при сгибании по ровной фронтальной линии. Все эти движения могут выполняться в различных вариантах, например, в спиральном движении, или в движении ротации, в котором колено поворачивается внутрь или наружу в последовательном согласовании с движением «выкручивания» позвоночника, или наоборот. Различные варианты напомнят спине об изобилии способов согласования с действием ноги и прояснят важность функции ходьбы. Понимание этого несколько проясняется, когда пробуют в положении сидя приподнять одну сторону таза и для этого опускают вторую сторону с сиденья стула. Это способствует улучшению пружинистой связи между ногой – тазом – спиной и головой.

Или еще урок, на котором принимают позу свечи. Голова при этом зафиксирована и освобождена от ответственности за поиски равновесия. В этом положении подключается действие силы земного притяжения, способствующее приближению ноги к телу, а не наоборот, как это происходит обычно.

Можно понять, как движение ноги влияет на поведение позвоночника, когда ползут на животе. Тогда становится понятным движение отодвигания поясницы назад, движение, которое продвинуло эволюцию к образу действия ноги при ходьбе, когда спина выпрямлена. Эта деталь «отступления» поясницы назад, которая сама по себе отмерла, когда человек встал на две ноги, возвращается и становится необходимой в положении лежа на животе. Когда начинают подтягивать колено, а жесткий ровный пол создает ограничение движению ноги, у человека нет другого выбора, кроме как сделать движение поясницы назад более гибким. Возращение к первобытному ползанию показывает телу, каково предназначение системы взаимосвязей между тазом и ногой. Это напоминает всему позвоночнику, как он должен был бы извиваться, чтобы использовать отталкивание стопы от пола для улучшения движения всего тела.

Позволить ноге восстановить спину
Поочередно размахивая коленом внутрь и наружу в положении лежа на спине, используют ногу в качестве рычага для того, чтобы маневрировать спиной. В повороте колена внутрь или наружу с вращением в направлении позвоночника, или наоборот, существует разнообразие возможностей согласования движения между ногой – тазом – спиной и головой. Результат ощущается позже в походке, которая приобретает легкость.

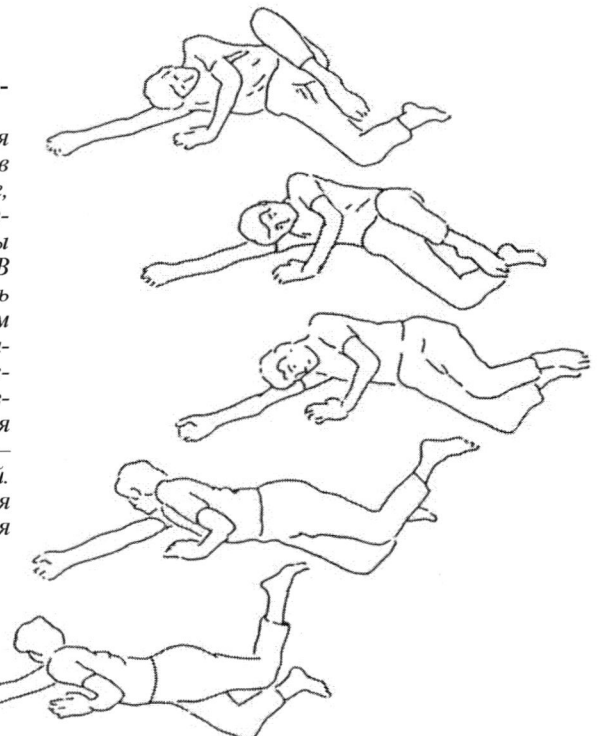

Можно понять это лучше, если в положении лежа на животе, выпрямив ноги, попробовать поднять одну ногу в воздух. Смысл в том, чтобы распознать порядок, направление и согласованность, которые позволят мягко оторвать ногу от пола, не снижая плавности изменения угла в колене и непрерывности переноса ступни в пространстве.

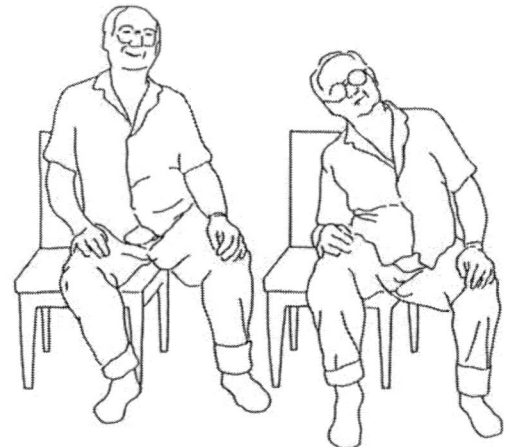

Внести разнообразие. Положение сидя, когда одна половина таза находится в воздухе
Органическое тело не создано для монотонности. Чтобы несколько сломать однообразие длительного пребывания в положении сидя, можно сместить половину таза наружу (при этом она окажется вне стула), или поддержать ее с помощью подушки, оберегая спину от излишнего изгиба. Изменение плоскости стороны создает обновление, освежающее форму всего тела.

В этих моделях функционирования есть материал для множества уроков. Каждое движение вначале будет выполняться только на одной стороне тела. Работа с одной стороной позволит накопить опыт в личном исследовании программы движения. Ведь цель не в том, чтобы добиться значительного изменения в движении мышц, а в том, чтобы создать различие, которое сможет в достаточной степени оказать влияние на нервную систему, и покажет, что она вполне может реагировать более эффективно. Нарушение симметрии, создаваемое в одной стороне тела, гораздо легче воспринимается мозгом, чем значительные изменения, происходящие одновременно в обеих сторонах тела.

Симметрия является одной из основных характеристик организма, и каждое нарушение ее может служить комбинацией для того, чтобы побудить мозг заметить происходящее. Иногда нервной системе не требуется такое напоминание, чтобы убедиться в преимуществе вновь предложенного действия. Ей даже удается сразу применить что-нибудь на практике. Вставая с пола, люди замечают, что одна сторона более «умелая», чем другая. Эта сторона представляет собой более оформленную модель для обновленной самоорганизации. Ощущение обновления убеждает потому, что осанка способна претерпевать изменения.

В конце упражнения, когда встают и начинают прохаживаться, никто не вмешивается и не направляет ходьбу, все приходит изнутри. После выполнения этого упражнения уверенно встают на ноги и, находясь в реальном поле земного притяжения, ощущают результат, взращенный на исследовании изменений, подготовленных в тепличных условиях в положении лежа на полу. В индивидуальной лаборатории осознания движения само исследование представляет собой спонтанное оздоровление.

Ползание на животе - прототип движения

Когда подтягивают одну ногу и сгибают ее в колене, пол представляет собой преграду, которая заставляет поясницу стремиться быть гибкой. Ползание на животе напоминает всему позвоночнику, каким образом извиваться, чтобы дать возможность ноге найти оптимальное положение в движении, и как создать дугу в направлении назад, чтобы позволить голове найти удобную позицию для наблюдения.

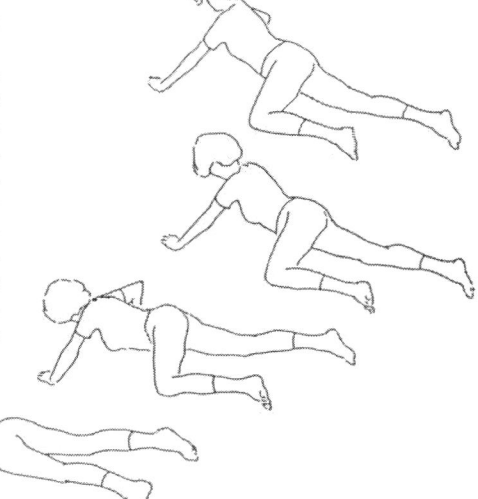

Комбинации сочетаний и исключений

Изменения контекста иногда можно добиться также посредством вмешательства во взаимоотношения между различными частями тела. Например, для того чтобы поднять голову к потолку в положении стоя, многие углубляют впадину нижней части спины. Вопрос в том, представляется ли вообще возможным посмотреть на потолок, не углубляя впадину в нижней части спины и не оказывая излишнее давление на позвонки? Дано ли нам изменить взаимоотношения между нижней частью спины и затылком?

Смысл вышесказанного: способны ли позвонки центральной части спины, находящиеся между лопатками и нижними ребрами, удлиниться в дуге назад и таким образом создать нужный угол в позвоночнике, для того чтобы можно было поднять голову и посмотреть на потолок? Или, может быть, верхняя часть спины ленится делать это и вынуждает травмированные и легко уязвимые позвонки поясничного отдела и затылка работать вместо себя?

Стоя на четвереньках, можно улучшать взаимоотношения также и между другими частями тела. Вначале посмотри на горизонт, при этом спина погружается, как гамак. Несколько раз спокойно повтори это упражнение.
Отдыхая, внимательно прислушаться к себе, затем продолжать «выравнивать» глаза на горизонт, но на этот раз выгнуть спину и округлить ее, подобно потягивающемуся коту.
Можно вернуться к этой комбинации движения и противоположной ей с большей точностью, выполняя это в плавно текущем движении, отрывая колено от пола или скрещивая колени, положив одно на другое, или только присаживаясь между пятками после каждого шага ползания.

Связь между головой и тазом

При переходе из положения стоя на коленях в положение сидя, когда голова поднимается к горизонту, нижняя часть спины опускается, как бы погружаясь.

В то время, когда голова опущена, спина выгибается.

Взаимосвязь между головой и тазом, осуществляемая необычным путем, позволяет волне движения течь с большей плавностью, и переход из одного положения в другое происходит гладко и непрерывно. Скрещивание одного колена перед другим подчеркивает биодинамическую необходимость немного округлить на мгновение нижнюю часть спины при переходе из одного положения в другое.

Можно использовать в качестве поддержки валик, расположив его под телом на ширину лопаток в положении лежа на спине. Колени при этом согнуты, а стопы устойчиво стоят на полу. В этом положении у отрезка позвонков нижней части спины не будет другого выхода, кроме как попробовать начать выравниваться назад, в то же время затылок и поясница освободятся от привычной и характерной для них впадины. Разнообразие подробных указаний к этому можно найти далее, в третьем разделе этой книги, в комплексе упражнений с «волшебным» рулоном. Это один из самых эффективных комплексов для изменения организации тела.

После того, как мы разобрались во всех деталях этого комплекса, возвращаясь и рассматривая потолок, мы убеждаемся, что переносить взгляд вверх можно и другим способом. Теперь можно переместить взгляд значительно дальше, и, что особенно важно, можно поднять голову, не углубляя впадину. Таз остается нейтральным, движение спины непрерывно. Можно ощутить, что «сонные» позвонки пробудились и готовы присоединиться к выполнению задачи перемещения головы вверх.

Резкое изменение привычного

Каждая комбинация обучения образована сознательно путем мышления. Определенной логикой мозга установлено, что путь повторения всегда намного легче, чем другие пути. Д-р Фельденкрайс многократно использовал эту логику. Например, мы хотим облегчить поворот головы из стороны в сторону. Если при этом стараться раз за разом прорваться от середины в сторону, до границы поворота, можно лишь утвердиться в том, что мы ограничены в этом движении.

Вместо этого можно совсем немного повернуть голову в ту сторону, которая чувствует себя более уверенно, и оставить ее там на некоторое время в состоянии покоя. Затем очень осторожным движением, не нарушающим ощущения комфорта, переместить ее на несколько градусов ближе к середине, не задерживаясь там долго, вернуть ее в исходное положение, а уж там позволить ей более длительный отдых.

Аналогичное движение можно выполнять между серединой и стороной. В этом случае меняется только субъективное отношение. Таким образом, мозг привыкает к мысли, что место в стороне – настоящее место головы. И в самом деле, через некоторое время мозг дает затылку ощущение облегчения, которое сохраняется и во время возвращения в исходное положение. Можно попробовать еще раз проверить количество движения поворота головы в сторону. Это физическое достижение тела, к которому приходят без применения силы, но посредством разумного подхода.

Приблизить гору к Магомету

В том, насколько собственное воображение несет ответственность за факты, которые выглядят объективными, не являясь такими, можно убедиться на принципе извлечения того же действия с противоположной стороны.

Например, боль в плече возникает каждый раз, когда пытаются приближать предплечье к телу. В этом случае можно попробовать оставить предплечье неподвижным и, опираясь локтем о стол, двигаться всем телом к плечу. В суставе, который соединяет тело с плечом, происходит то же взаимодействие, только разделение работы иное. Когда двигаются необычным образом, приближая тело к плечу, центральная часть тела со всем его массивным весом соглашается двигаться в сторону предплечья, находящегося на периферии. Преимущество нового способа в том, что в этой новой модели мозг еще не научился организовывать неприятие боли. Ты испытываешь аналогичное взаимодействие между предплечьем и телом, но теперь оно свободно от прежних привычек. Теперь мозгу передается информация о том, что движение приобрело уверенность. Из этого можно сделать вывод, что если рассматривать движение в таком контексте, в котором оно не воспринимается как проблема, то после этого также движение, которое мы привыкли считать проблемным, утратит ее остроту. Оставляя неподвижным предплечье, мы облокачиваемся о стол локтем и нижней частью руки и приближаем тело к плечу.

Если мы хотим воспользоваться этим способом, чтобы оздоровить напряженный затылок, можно перекатывать голову в положении стоя на коленях. Затылок, от которого всегда требуется решить, где местоположение головы в пространстве, находит себя в иммобилизованном состоянии. Когда мы стоим на коленях, и голова имеет тесную связь с полом, то тело – это то, что на голове, а не наоборот. Давление на позвонки также имеет обратное направление.

Соблюдая осторожность и выполняя движение в половину оборота, которое переходит очень медленно с трех на девять (имеется в виду движение по или против часовой стрелки) через двенадцать или шесть, можно обнаружить, что голова передвигается в более плавном движении и уравновешена с линией позвоночника. Восстановление непрерывности движения способствует оздоровлению затылка.

Вспомогательные движения

Очевидную воспитательную ценность можно найти в комбинациях обучения вспомогательным движениям. В случае если движение представляется сложным к выполнению, можно помочь, прибегая к различным компромиссам, как, например, выполнение только определенной части движения, всевозможные валики и прочие поддержки, изменение темпа, движение в противоположном направлении или поддержка другой части тела. Позволено делать абсолютно все, что спасет движение от разочарования им и запишет его в нашем сознании как выполнимое. Через некоторое время можно будет выполнять то же движение без применения усилия и без использования этих вспомогательных средств.

Вспомогательное движение можно сравнить с начальным этапом, на котором к велосипеду ребенка добавляют два маленьких колеса с двух сторон, и так он ездит до тех пор, пока не научится и перестанет нуждаться в них. Или, к примеру, встать со стула прямо вперед – это движение, которое не всегда бывает простым и легким для людей. Анализ упражнения, приведенного ниже, показывает, что движение по спирали всегда легче для выполнения. Можно воспользоваться идеей ротации, чтобы встать со стула с меньшим усилием.

Действие, выполняемое во вращательном движении – это основная модель продольного движения. Движение поясницы назад приводит в действие позвоночник в диагональном повороте, что в конечном итоге продвигает противоположное плечо вперед. Есть ощущение, что вся верхняя часть спины как бы перекручена в этом движении.

Допустим, ты собираешься встать со стула, применив положительный опыт вращательного движения. Если ты решил разворачиваться вправо, то сначала следует устойчиво поставить правую ногу поближе к стулу (она в данном случае играет роль оси вращения), затем начать перемещать правую часть поясницы назад, при этом левая ее часть движется вперед. Движение, происходящее позади, гораздо лучше воспринимается, когда поднимающая тебя волна проходит по всему позвоночнику.

Вставая в легком круговом движении, обнаруживают, что спине теперь легче участвовать в движении перехода из положения сидя в положение стоя. Движение в ротации всегда обещает больше плавности, чем фронтальное движение вперед в одном измерении.

Благополучно пройдя этапы постепенного отрыва тела от спинки стула, можно вернуться к повороту вперед. Отклонение между поворотом в сторону и поворотом вперед представляет собой минимальное движение, подобное интимной волне, которую почти невозможно рассмотреть со стороны. Но только благодаря этому движению мы можем определить разницу между понятиями «тяжело» и «легко».

Повторив несколько раз движение поворотов вправо и влево, люди удивляются, убеждаясь, что теперь даже если не использовать легкого движения вращения, переход из положения сидя в положение стоя представляется более простым. Похоже, достаточно напомнить интеллигентному мозгу, что в его распоряжении находится эффективная организация, и он немедленно изменит свое отношение и приободрится.

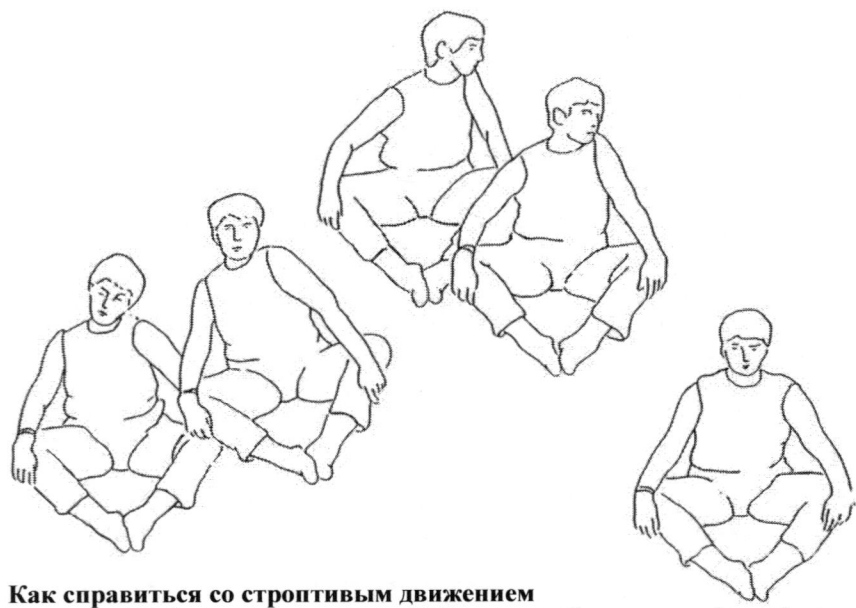

Как справиться со строптивым движением
Если сложно приблизить голову к плечу, можно приблизить их одно к другому и легко привести плечо к голове. Когда перемещают голову и плечо прижатыми друг к другу как единое целое, все тело организуется, приспосабливаясь к такому их положению, и то, что представляло собой сложность, исчезает. После этого голова будет двигаться свободно и без помощи плеча.

Пользуясь тем же принципом, можно помочь началу движения перехода в положение стоя или в положение сидя, если опускать глаза в направлении пола каждый раз при переходе из одного состояния в другое. Мягкость движения глаз влечет за собой мягкость движения головы, что помогает спине гибко округлиться таким образом, что вся волна подъема будет более цельной и плавной. После нескольких таких опусканий головы можно встать так же, когда взгляд направлен прямо вперед, не утрачивая возможности обзора горизонта. Спина уже умеет самостоятельно воспроизвести нужную волну движения.
Теперь и затылок с помощью того же принципа вспомогательного движения сможет улучшить свои возможности. Он повернет голову в сторону с меньшим усилием, если предварительно прижать плечо или предплечье к щеке и перемещать их как бы прилипшими друг к другу в обоих направлениях очень маленькими и осторожными движениями. Возбужденная мышца затылка не работает при этом, и именно в случае, когда она нейтрализована, система готова согласиться с тем, что голова передвигается из стороны в сторону без излишнего напряжения, не используя эту мышцу. В результате движение регистрируется в системе как уверенное.

Таким образом, вырисовывается достижение в собственном воображении. После определенного количества таких поворотов, когда плечо или предплечье прижаты к щеке, люди удивлены тем, что затылок, даже когда он удаляется от предплечья, откликается на движение и двигается с большей легкостью к месту более отдаленному, чем он достигал раньше, до использования вспомогательного движения. Познать собственное тело – значит понять, как можно научить его не мешать самому себе.

Творческий подход, или делать вещи плохо

Существуют движения, которые невозможно выполнять медленно или поэтапно. Например, перекатывания и раскачивания, прыжки и движения размахивания. Отдельной темой для урока о движении, которое не разбивается на этапы, может быть вращение по кругу на ягодицах. Сидя на полу и немного приподняв согнутые ноги, стараться создать размах для вращения вокруг тела. Можно перед этим пройти подробные этапы подготовки поднимания каждой руки и ноги по отношению к позвоночнику, или привести в соответствие движение глаз и ось вращения.

Можно также сознательно вмешаться в плавность вращения и время от времени останавливаться, как бы замирая на месте в любой точке, находящейся на пути. Кроме приобретения преимущества осознания естественного толчка, прерывание движения мышц может пролить свет на все детали организации, которые могли бы утратить возможность совершенствования, скрываясь под покровом непрерывности быстрого движения.

Но полное круговое вращательное движение невозможно выполнить медленно. К примеру, волчок существует только благодаря быстрой частоте своего движения. Как можно совершенствовать совокупность движения размаха? Д-р Фельденкрайс предложил для обработки полного оборота нечто иное. Побуждение, которым он руководствовался, характерно для его образа мыслей. Он предлагает тебе выполнять вращение плохо, быть изобретательным в плане придумывания ошибок и неточностей движения.

Трудно представить себе, что происходит с людьми за несколько минут выполнения движения с преднамеренными ошибками. Когда они возвращаются к первоначальному и обычному движению вращения, нет человека в группе, который не обнаружил бы, что круг вращения увеличился на несколько градусов, и в выполнении его присутствуют больше равновесия и радости. Эффективность результата, получаемого от этой парадоксальности, поражает, и здесь нельзя не сделать выводов о методах воспитания вообще.

Как пробудить естественную интеллигентность движения

Каким образом можно улучшить качество движения, которое невозможно выполнить медленно и поэтапно? Д-р Фельденкрайс предлагает тебе делать это плохо. Когда нервной системе поставляют необработанный материал ошибок, вариантов и отклонений, она пробуждается, чтобы самостоятельно выявить оптимальное движение. Весь организм просыпается, чтобы найти удачное решение, обостряется его находчивость, и он удивляет тебя гораздо более плавным поворотом.

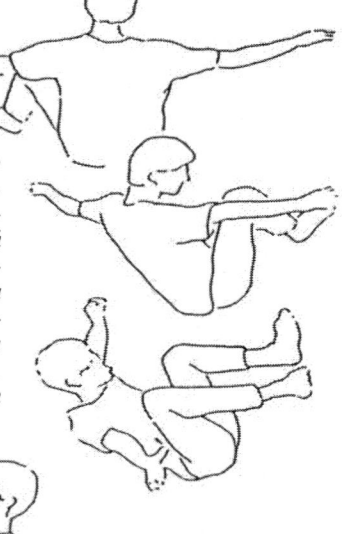

Случалось ли тебе хоть раз на длинном пути получения образования встретить кого-нибудь, кто предложил бы тебе прекратить стремиться к достижениям и в то же время ободрил бы тебя на изобретение ошибок?

Оттачивание однородного движения ради однородности ритма группы

Иногда спонтанный ритм размаха может служить мастерской для оттачивания качества движения. Д-р Фельденкрайс мог подготовить группу к нахождению биодинамической частоты движения размаха, к примеру, из исходного положения лежа на животе. Для этого он предлагал, опираясь руками о пол, переместить согнутые назад одна на другой ноги в сторону и винтообразным движением переместить тело в положение сидя. В конце процесса медленной и поэтапной подготовки, которая оставляет каждого ученика наедине с самим собой, вся группа достигает согласованности в выполнении и двигается в едином ритме. Этот коллективный ритм увлекает каждого, и движение выполняется всей группой одновременно. В согласованности с единым ритмом группы отшлифовывается и становится более точным движение каждого. Это прекрасное зрелище – наблюдать, как постепенно вся группа приходит к единому ритму. Люди раскачиваются из стороны в сторону как единое целое, но при этом никто не руководит движением.

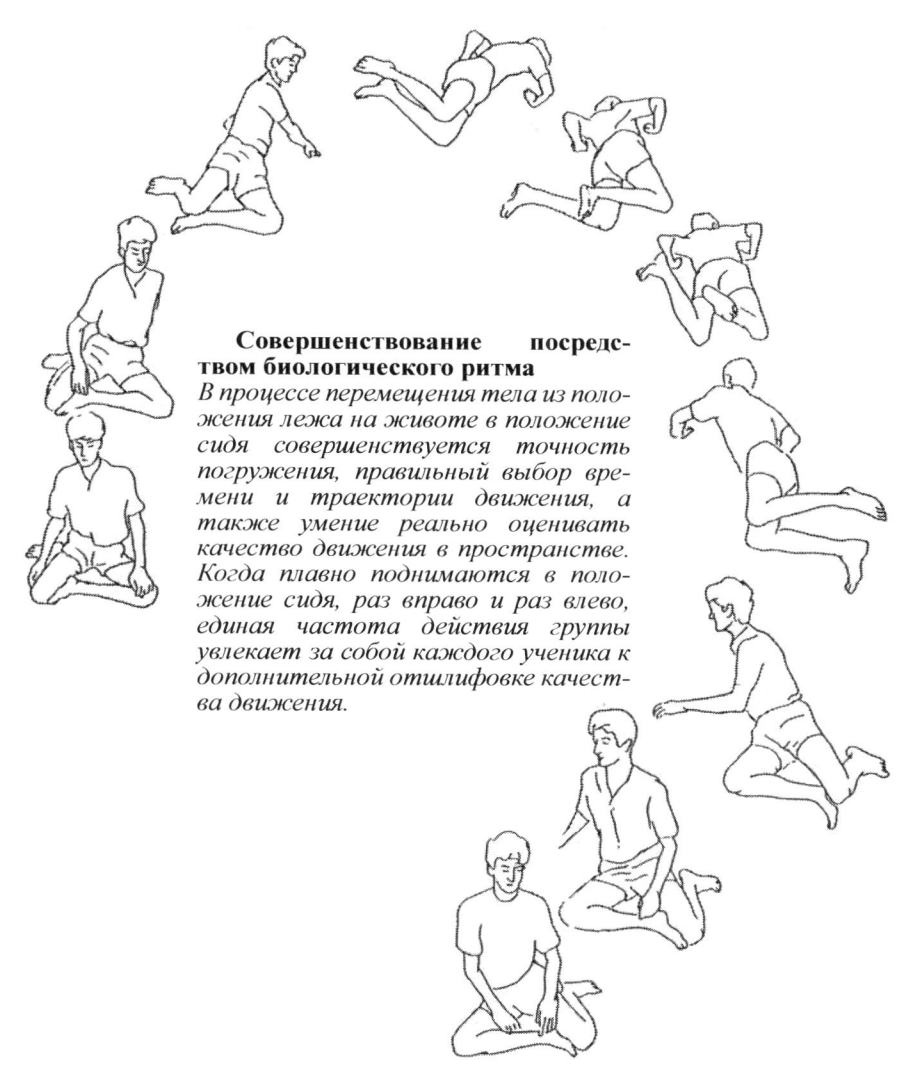

Совершенствование посредством биологического ритма

В процессе перемещения тела из положения лежа на животе в положение сидя совершенствуется точность погружения, правильный выбор времени и траектории движения, а также умение реально оценивать качество движения в пространстве. Когда плавно поднимаются в положение сидя, раз вправо и раз влево, единая частота действия группы увлекает за собой каждого ученика к дополнительной отшлифовке качества движения.

Легкость выполнения

Особенно четко различие между методом д-ра Фельденкрайса и другими методами, занимающимися физическим развитием тела, выражается в легкости движения. Качество более легкого движения, появляющееся на уроках осознания через движение, представляет собой закон обучения этому методу.

Эта легкость – впечатление недостатка ощущения – больше, чем настоящее ощущение. Когда легко двигаться, ты осознаешь все составляющие, которые в данный момент отсутствуют в движении. Исчезают трудности в выполнении, всевозможные преграды, путаница в темпе, нет опасения и сопротивления, нет стремления к достижениям и нет границ. В твоем пространстве, которое теперь освободилось от всего, что представляло собой трудности, осталось только спокойствие, объединяющее все в тебе для того, чтобы двигаться свободно в любом направлении и любым способом. Однажды, на одной из олимпиад, кто-то сказал: движение идеально тогда, когда каждая из частей тела имеет свою степень важности.

Когда можно сказать, что наступило улучшение? Это происходит, когда невозможное становится возможным, а возможное - более удобным, простым, плавным и легким. Когда гладко выполняемое движение становится элегантным и доставляет тебе эстетическое удовольствие. Как добиться этого? Вопрос в том, станешь ли ты пытаться превратить невозможное в возможное. Процесс осознания через движение вполне можно начать с противоположного конца поэтапного продвижения совершенствования, от конца – к началу. Ты начинаешь улучшать движение, когда ищешь в нем эстетическое удовольствие согласно твоему индивидуальному вкусу. Это абсолютно субъективный компонент, затрудняющий исследование движения, даже если это понятно и доступно каждому. Превращение невозможного в возможное - это процесс, продвигающийся по пути наименьшего сопротивления. Смысл здесь в том, чтобы облегчить легкое, улучшить качество движения и превратить его в буквальном понимании в легко выполнимое.

Ты пробуешь выполнить одно движение и локализуешь радиус действия, в котором оно легко выполнимо. Даже если тебе заранее известно о сложности движения, постарайся внимательно разобраться в нем, и ты обнаружишь в самом начале его развития небольшой радиус действия, которого легко достичь раньше, чем качество движения изменится, а выполнение его потребует усилия. Д-р Фельденкрайс предлагает тебе оставаться в области легко выполняемой части движения и повторять только эту начальную часть очень медленно, раз за разом, не жалея времени. Этот процесс позволяет тебе получить удовольствие от той части движения, которое можно выполнять в твоем индивидуальном стиле, при участии всего тела и без усилия. Таким образом, ты сможешь избежать самокритики, поскольку отсутствует необходимость думать о количестве. Неожиданно придет способность ощущать удовлетворение от выполнения упражнений.

Можно проверить эту идею сейчас, в положении сидя, без специальной подготовки, обычным движением поворота головы в сторону. Начать поворачивать голову вправо, внимательно прислушиваясь, когда «зажжется красный свет» начинающегося дискомфорта. Затем медленно повернуть голову влево, чтобы определить, какая из сторон легче в повороте (до того места, где начинается напряжение).

Остановись на минуту и представь себе, что ты начинаешь перемещать голову в ту сторону, в которую легче поворачиваться. Представить только первые миллиметры движения. Прислушаться к мысли о начале действия. Остаться там, в той стороне, где движение кажется более легким, и теперь на самом деле продолжить поворачивать голову, но только самую малость поворота, раз за разом. Только тогда, когда представляется возможным легко двигаться, обнаруживается, что теперь можно расслабить плечи, позволить им опуститься, дышать легко, дать лицу отдохнуть и представить себе, как позвонки затылка поворачиваются в спиральном движении и насколько, в самом деле, грудная клетка изменяет поворот.

Когда движение становится более простым и легким, а все тело более спокойным, повторить его, но теперь повернуть голову в сторону, которая сложнее в повороте, и убедиться, куда доходит движение теперь. Увеличился ли отрезок поворота, который можно пройти свободно? Появилось ли ощущение, будто нечто сложное и невозможное «распоролось» само собой и превратилось в простое и выполнимое. Это и есть суть урока о силе деликатного обращения с организмом. Ведь только таким путем можно убедить организм функционировать более эффективно. Обретение одной стороной ощущения легкости позволяет мозгу понять, как расширить область возможного также и в «неудобной» стороне.

Право на удовольствие – это атмосфера, поддерживающая обучение

С таким подходом не очень-то легко соглашаются цивилизованные люди, воспитанные на идеалах усилия и принесения себя в жертву. Научиться идти легким путем представляется сложным при изучении метода д-ра Фельденкрайса. Многим людям тяжело пренебречь подходом, который зиждется на максимуме напряжения и противостоянии трудностям. Они убеждены, что чем больше будут напрягаться, тем быстрее добьются успеха в достижении своей цели. Этот подход заложен настолько глубоко, что их кредо – обязанность выкладываться полностью.

Процесс обучения на уроках осознания через движение, прежде всего, предполагает воздержание от излишнего и бессмысленного напряжения. Речь вовсе не о том, что усилие излишне во всех отношениях, и деятельность человека вообще не нуждается в создании этапов усилия. Метод д-ра Фельденкрайса не возражает против усилия в принципе. Смысл в том, что для продвижения обучения нужно, по возможности, уменьшить угнетающее усилие, одновременно увеличивая значимость ощущения удовольствия. Есть люди, которые настолько отдалились от права ощущать удовольствие своим собственным телом, что указания преподавателя двигаться медленно и осторожно во время урока только приводят их в замешательство.

Некоторые считают осторожность в движении излишними и неприемлемыми нежностями. Они уверены, что взрослый человек обязан извлекать достижения из реальности только через трудности. Однажды один ученик сказал мне после урока: «Я здесь получил столько удовольствия, сколько не разрешаю себе в течение целого года». Нам кажется, что мы стремимся к удовольствию, но действительно ли мы готовы ощутить его? Видимо, многим необходимо, прежде всего, терпеливо пройти процесс воспитания заново, он научит их предоставлять себе право на удовольствие.

В группе лекторов Тель-Авивского университета, с которой я когда-то занималась, был один профессор, приходивший на занятия честно и верно, зимой и летом, в дождь и хамсин, даже если урок был организован рано утром. Один урок проводился в положении лежа на спине, когда колени согнуты, а стопы устойчиво стоят на полу. Было предложено поочередно наклонить колени в одну сторону, затем в другую. Он делал это настолько быстро, что его движения выглядели как удары в гневе. И каждый раз, когда он резко хлестал коленями из стороны в сторону, все его тело сотрясалось и становилось напряженным и жестким. Я видела, что, с его точки зрения, он делает это хорошо, и что он решил делать это как можно лучше любой ценой. Если бы я показала ему, как следует наклонять колени из стороны в сторону, проявляя осторожность и уважение к своему телу, скорее всего, он принял бы это как критику, смущающую и разочаровывающую его. И в самом деле, каким образом можно предложить человеку изменить что-то в стиле выполнения им движений, не смущая его при этом?

Прежде всего, «подкармливая» его сознание настоящими задачами. Я предложила всей группе наклонять колени из стороны в сторону и при этом обращать внимание на расстояние, на котором находится каждое колено от пола. После этого я попросила людей оставить колено, которое находится снаружи, на месте и привести только верхнее колено на середину. Повторить это с одним коленом несколько раз. Они должны были ощутить, насколько представляется возможным развернуть одно колено, одновременно оставляя второе колено на месте и не позволяя ему тащиться за первым. Другими словами, проверить, насколько свободен тазобедренный сустав при движении ноги, если таз не участвует в движении.

На этом этапе я предложила определить время, когда полезно разрешить также колену, которое находится стабильно на своем месте, принять участие в движении. Затем проследить за поворотом таза, который время от времени возвращается в свое исходное положение, постепенно увеличивая площадь соприкосновения с полом. При этом было предложено обратить внимание на то, как реагирует позвоночник на поворот таза в различных уровнях, как перекатывается голова, дополняя движение. Я попросила задержаться совсем немного и ощутить мгновение, когда пришло в движение второе колено, прислушаться к равномерности дыхания, проверить, не прекратило ли первое колено движение по своей траектории в момент присоединения к движению второго колена. Обратить внимание на то, что в одном направлении движения одно колено активно, а второе только пассивно тянется за ним, и обнаружить, что они меняются ролями, когда движение возвращается в обратном направлении. Каждая из таких рекомендаций является информацией к размышлению, которая затем проверяется в процессе выполнения. Были такие вопросы, ответы на которые каждый должен был найти у себя внутри.

Я наблюдала за профессором. Стиль его выполнения стал намного мягче. Было заметно, что он прислушивается к качеству своих движений. Решительное действие, направленное только на внешний эффект, уступило место наблюдению за внутренней динамикой. Он прекратил приводить в действие весь свой силовой потенциал и начал использовать ощущения.

Через несколько минут наклон коленей из стороны в сторону стал экономным и гармоничным. В завершение было предложено сравнить это движение с первоначальным, в котором оба колена одновременно отрывались от пола и вместе опускались на противоположную сторону. Профессор смог определить постфактум, что его быстрый и резкий стиль выполнения в начале урока являлся угрозой для состояния спины; он также смог самостоятельно прийти к выводу о том, какой стиль движения оптимально поддерживает хорошее качество его жизни. Вместо исправления путем критики ему предоставили возможность свободного выбора. Фильтрация аспектов движения позволила ему быть вежливым и деликатным с самим собой.

Ощущение удовольствия от движения рождает в человеке основательную перемену, которая включает и отношение к окружающей среде. Этот профессор слыл очень строгим и педантичным преподавателем. Спустя некоторое время мне рассказали, что на товарищеской встрече его друзья отметили положительные изменения в характере профессора. Интересно, что причиной этих перемен сочли гимнастику, которой он занимается два раза в неделю. Приятель, который рассказал мне об этом, преподнес это как шутку. Он не присоединился к группе, его не посетила мысль о том, что работа с телом может изменить общественное поведение человека, находящегося в коллективе. Но я знала, что человек, который учится наклонять колени из стороны в сторону, ощущая то, что он делает, внимательно прислушиваясь, перестает быть бесчувственным также и в других областях своей жизни.

Достижение движения, которое выполняется деликатно и с чувством, в том, что оно дает людям ощущение удовлетворения. Испорченность отношений между взрослым человеком и его движением, характерная для нашей культуры, постепенно стирается. Для многих людей право быть вежливым с самим собой - самое впечатляющее и притягивающее в этом методе.

Однажды расчувствовавшаяся ученица сказала мне: «Первый раз после операции, которую я перенесла два года назад, я ощущаю себя в мире со своим телом».

Другой ученик сформулировал это так: «Ощущая, насколько движение легкое и плавное, я чувствую любовь в самом себе. Мне кажется, что эта любовь находилась там все время, но только я привык ощущать жесткость, которая преграждала мне путь к ней».

Удовольствие, получаемое от движения - это не только желанная и положительная ценность, это также жизненно необходимое для обучения качество. Нервная система выбирает для себя новые пути и принимает их в соответствии с тем, что приносит ей ощущение уверенности и удовольствия. Для того чтобы новое в движении обрело шанс быть воспринятым и зарегистрированным как возможное для выполнения, оно должно быть приятным. Действие, связанное с применением силы, болью и принесением себя в жертву, сможет продержаться, подобно дрессировщику, столько, сколько применяется сила. При первой же возможности, когда человек сможет быть свободным и вести себя в соответствии со своими желаниями, он не станет продолжать делать то, чего достиг по принуждению.

Формула легкости
Такой подход, когда верят, что движение должно быть легким и приносить удовольствие, нуждается в языке, отличающемся от принятого. Я никогда не слышала, чтобы д-р Фельденкрайс использовал, например, такую рекомендацию, как «напрячь мышцы». Он обычно говорил: «…разрешить телу распороть свою длину». В этом случае указания к растягиванию представляют собой препятствие потому, что организм может выразить действие только посредством сжатия. Указание «напрячь мышцы» сразу же сработает на сжатие.

В дополнение к этому, тон указания ускорит действие, борьба между напряжением и растягиванием, которые как бы противостоят друг другу, будет также молниеносной и болезненной. Каждая попытка вытянуть спину в прямую осанку волевым движением будет напоминать об этой внутренней войне. Те, кто занимается постоянно, знают, что если они прикладывают слишком большое усилие при растяжении, то затрудняются делать даже то, что могли свободно делать еще вчера. Но, тем не менее, они верят, что постоянное сражение с мышцами неизбежно. Миф о растяжении, в сущности, укрепляет в них жесткость и тренирует их сжиматься вновь и вновь с большей эффективностью.

Наряду с этим, если в указании, которое получит ученик, будет говориться о сокращении мышцы, что ближе к естественному языку природы, и ученик отнесет это к тем частям тела, которые действительно сокращаются, то есть шанс, что длина других частей тела «распорется» без помех. Можно растянуться без труда, пассивным образом. Даже если попробовать выровнять спину в положении стоя, можно обнаружить, где происходит сокращение, и представить себе, например, как расстояние между головой и небом уменьшается, и также уменьшается расстояние между стопами и центром Земли.

В процессе обучения, воспроизводимом в период взросления, значение, которое каждый человек придает словам, утверждает его категоричное отношение к движению. Нужно быть чувствительным к тонкостям, чтобы разобраться, какими терминами ты беседуешь сам с собой: даешь ли ты себе команды или задаешь вопросы. Команда отдаляет тебя от возможности мыслить. Задавая вопрос, ты прислушиваешься к своей реакции, в которой на самом деле можешь разобраться только самостоятельно. Задавая вопрос, ты оказываешь уважение самому себе. Так или иначе, то, что ты извлечешь из движения, зависит не от самого движения, которое ты выполнил, а от того, в какой мере ты освоился в том, что делал.

Описание траектории движения также должно быть точным и осторожным. Часто люди преждевременно считают, что указание понятно им. Например, такое указание, как: «…позволить коленям опуститься в сторону к полу из исходного положения лежа на спине, стопы стоят, колени согнуты..». Это указание может быть понято так, будто целью является коснуться коленями пола. Безусловно, такой эксперимент может подчеркнуть жесткость движения в позвоночнике или в тазобедренном суставе и привести к разочарованию. Указание «к полу» дается только для того, чтобы отметить направление движения в пространстве. И в самом деле, требуется длительный период тренировок, чтобы научиться прислушиваться и определять, что комфорт не в осознании количественного результата, а в способности ориентироваться в пространстве.

В методе осознания через движение не применяется демонстрация и подражание, поэтому очень важно, чтобы формулировка была осторожной и подробной. Формулировка, которая способна благополучно руководить вышеупомянутым движением коленями, должна быть примерно такой: «…медленно, в индивидуальном темпе, несколько раз наклонить колени в направлении пола и почувствовать предел, где начинается дискомфорт. Не стоит стараться достичь коленями пола. Проверить, что можно сделать в области таза, чтобы помочь движению; что происходит со ступнями, стоящими на полу; каким образом голова принимает участие в движении; согласованы ли движения остальных частей тела с перемещением коленей в сторону; каково ощущение в паху и в полости горла; существуют ли определенные ограничения в движении; где начинают задерживать дыхание…». Все эти различные аспекты, которые предоставляются тебе по ходу действия, нужны, чтобы развить в себе умение ощущать различия. Необходимо почувствовать это, чтобы снова распознать детали в организации движения, которое постепенно станет более гармоничным. Тебе известно, что, к примеру, в музыке гармония не зависит от силы звука. Подобно этому, когда ты сумеешь пренебречь желанием принуждать себя, можно будет говорить об изменении стиля.

Дыхание полной грудью – биологическая тренировка

Существует четкий биологический сигнал, безошибочно указывающий на то, что ты нашел оптимальную область движения, область, в которой твое тело согласно на это движение и принимает его. В этой области может произойти обучение, а сигнал ты получишь от системы дыхания.

Когда ты уравновешен в движении, происходит изменение и в дыхании. Оно становится более упорядоченным, спокойным, мягким и продолжительным. Иногда это более полный вдох, как при свободном спонтанном дыхании. Это дыхание человека, который знает, что он всегда может вернуться на исходную позицию. Полноценное дыхание появляется само собой, оно свидетельствует о переходе от неестественного упражнения к подвластному тебе движению.

Невозможно заставить себя дышать свободно, но можно управлять чувствительностью движения, пока твое тело не придет к ритму дыхания, который не утомляет сам по себе. Как и в любом другом естественном действии, не стоит заранее настраиваться на правильное и точное движение. Можно попробовать «угадать» поворот руки и, согласно внутреннему восприятию, распознать, когда приближаются к ней. Можно выполнить любое движение и послать руку, куда мы хотим, не наблюдая за ней, затем остановиться и немного подождать. Вернуться к этому движению несколько раз, время от времени наклоняться разными способами, в разных радиусах и направлениях до тех пор, пока движение и организация тела, стремящаяся к свободному дыханию, придут к полной согласованности. Интересно обнаружить, насколько, в сущности, мало нужно отступить от желанного радиуса действия для того, чтобы получить разрешение системы дыхания. В самом деле, требуется лишь самая минимальная уступка, которая и «делает» изменение.

Мы воспитаны на идеалах стремления к успеху. Мы не можем пренебречь постоянным желанием достигнуть чего-то. Стоит попробовать вместо того, чтобы понимать достижение как количественный термин радиуса и силы, оценить его как показатель качества, который определяет чувствительность и сбалансированность. Стремление двигаться лучше остается, но не в смысле дальше и быстрее, много и применяя максимум усилий. Лучше – это когда твое дыхание находится в гармонии с движением, и ты ощущаешь спокойствие; когда твоя сообразительность находит элегантные решения, и ты получаешь удовлетворение от стиля своих движений. В сущности, это твой выбор – воздержаться и нейтрализовать импульс агрессивности.

Когда говорят, что современный человек использует, в лучшем случае, десять процентов потенциала своего мозга, как будто сетуют на то, что, дескать, не мы творим суд. Можно посмотреть на это иначе: когда десять процентов мозга работают, остальные девяносто процентов нужны для того, чтобы держать незадействованные части организма в состоянии воздержания от действия. Эффективное и точное движение обязательно должно включать в себя сдерживание остальных частей, склонных присоединяться к нему, когда это совершенно не имеет смысла. Пассивность – важная составляющая в организации действия.

Например, когда играют ноту одним пальцем, остальные девять должны уметь не реагировать импульсивно, согласно своей природе, быть пассивными. Пассивность здесь является действием дифференцирования не менее сложным, чем активность. Процесс, совершенствующий игру на инструменте, будет совершенствовать также и качество движения всего тела. На подготовительном этапе требуется та же повторяющаяся тренировка, та же сосредоточенность мысли, диагностика, проверка самого себя, регулировка чувствительности выполнения в условиях поиска даже после самого лучшего, какой только может быть, результата. Твои действия постепенно приобретут направленность, точность и станут доставлять тебе удовольствие по мере того, как ты научишься задерживать паразитическое нагромождение окружающей среды, или, другими словами, когда ты научишься владеть различными уровнями пассивности.

С этой точки зрения, когда ты правильно рассуждаешь и исследуешь, каким образом можно уменьшить количество движения, преградить путь импульсивности, отсеять лишнее, твоя личность приобретает серьезную поддержку. Посвящая всего себя сдержанности, ты прислушиваешься к действию тех самых девяноста процентов.

Осознание – это путь к обучению взрослого человека

В чем отличие осознанного движения от упражнения, которое выполняют не задумываясь? Внимание представляет собой алхимию, интеллект качества действия. Осознание того, каким образом ты делаешь то, что делаешь, это напоминание, в котором твой организм нуждается, чтобы восстановить поиск того положительного, что заложено в нем. Осознание всегда полезно для жизни: когда ты осведомлен о том, что существует нечто отрицательное, у тебя есть возможность предотвратить это, не доводя до необходимости исправления. Если тебе известно о ходе чего-то положительного, осознание превращает этот переход в нечто ценное, доступное для использования.

Движение, выполняемое без внимательного прислушивания к особому пути его выполнения, является машинальным. Оно похоже на полет, выполняемый автопилотом. Наши повседневные привычки точно так же незаметно обслуживают нас, возвращаются и служат нам тем же образом. Машинальное движение, направленное на достижение определенного конечного результата, не всегда может приспособиться к изменяющимся условиям внешней среды или к внутреннему состоянию организма. Проблема такого движения в его тенденции компенсировать это посредством увеличения скорости и применения дополнительного усилия. Старательность выражается в усилении и резкости. Расточительное напряжение является здесь разрушающим и излишним. Кроме того, оно скрывает от движения элегантный и экономный путь возвращения. Ведь используют путь применения силы, а не чувствительности подбора. Д-р Фельденкрайс назвал его паразитическим усилием.

Планируя осознанное движение подобно пилотируемому полету, ты учишься считывать счетчики восприятия твоих ощущений и знакомиться с откликами, которые действительность передает тебе о состоянии каждой твоей частички и о взаимосвязи между частями твоего тела. Всякий раз, определяя маршрут движения, ты обладаешь необходимой чувствительностью для того, чтобы внести в него исправления, не воспринимая это как критику. Ты прислушиваешься к реакции, чтобы взвесить продолжительность действия. Ты чередуешь действия и проверку в процессе выполнения. Когда ты учишься осознавать свои действия, ты также постигаешь умение находиться в диалоге с жизнью.

Такое осознание порождает терпение чередовать выполнение с внимательным прислушиванием и собирать много информации о небольшом действии. Осознание как бы расширяет границы времени и превращает его в свободное время, обогащая ощущениями и сигналами. Оно успокаивает в тебе машинальную поспешность реагировать немедленно, таким образом, как ты привык, и претендовать на то, чтобы заранее знать, как делать правильно. Осознание дарит тебе право ждать и внимательно всматриваться до тех пор, пока вещи не станут понятными тебе.

Иногда такой внимательный анализ это единственный вклад, который ты можешь внести в происходящее. Если ты на некоторое время согласен сойти с проторенной дорожки и, осматриваясь, сделать небольшой шаг в сторону, то сможешь увидеть все происходящее с обзорной площадки, с которой, возможно, все представляется иначе. В общем-то, успех уже в том, что ты способен оторваться от машинальности в действии. Мгновение, которое дарит тебе пауза осознания, позволяет участвовать в осуществлении другого оригинального пути, который, возможно, в большей степени подходит для сегодняшнего дня. Кто-то однажды сказал, что осознание является своеобразной педалью сцепления для достижения человеческой свободы. Осуществление в осознании сопровождается отсеиванием всего, что связано с принуждением, с образом мыслей, сдавленным напряжением, с хроническим ощущением требовательности, с горечью разочарования или с безрезультатным и расточительным усилием. Все это становится ненужным и отпадает в тот момент, когда ты начинаешь обращать внимание на то, каким образом выполняешь движения. Осознание – это ключ к селективности, оно избавляет тебя от сорняков и оставляет только очищенное. Действительно, остается только то, что поддерживает тебя, и ты имеешь полное право получать удовольствие, которое оно доставляет.

Это и есть магия внимания. Как в книге Файна «Боже! Это я, Анна!» маленькая девочка рассказывает, что она обращает внимание на людей, всем сердцем желая, чтобы они говорили только самые красивые слова.

Если тебя интересует, осознанно ли ты выполнял действие, обрати внимание на свои ощущения после выполнения. Усталость и опустошенность по окончании упражнений, скорее всего, свидетельствуют о машинальном выполнении в стиле усилия, т.е. когда ты считаешь себя обязанным добиться результата, что не оставляет места удовлетворению. Если работа была для тебя утомительной, ты смотрел на вещи поверхностно, не придавая значения качеству. Но если ты обращаешь внимание на качество движения, то закончишь упражнение бодрым и удовлетворенным. Воюя со строптивыми мышцами и напрягая их, выполняя все очень серьезно, как будто это твоя обязанность перед обществом, ты только взращиваешь в себе чувство разочарования. И наоборот, двигаясь осознанно, ты получаешь удовлетворение от движения и строишь в своем мозгу модель успеха. Тебе нравится повторять такое движение и двигаться с обновленным любопытством так же и впоследствии.

Ты используешь свое движение для того, чтобы установить связь с самыми высокими своими уровнями. Только с помощью мозга ты сможешь убедить родной акцент привычек движения перейти на новый, более богатый и точный язык. Безусловно, ты не можешь восстановить то, что должен был приобрести ребенком в процессе развития посредством чувствительности, любознательности и бесчисленных опытов. Но ты можешь использовать способы, которыми он изучал вещи. Ты можешь сознательно напомнить себе о праве набираться опыта, при этом пробуя различные способы выполнения, отличающиеся от банальных, и дать себе время оценить новое. То, что приходит к ребенку спонтанно, тебе придется постигать путем осознания. Осознание – это основной инструмент, помогающий тебе учиться в период взросления, это изучение учебника, заложенного в тебе самом.

Изучая секреты движения в лаборатории твоего сознания поэтапно, деталь за деталью, ты начинаешь понимать различие между шестьюдесятью шестью оттенками серого, ты постепенно начинаешь понимать, что же, в самом деле, ты делаешь. Возможно, ты обнаружишь, что функционирование, которое ты считаешь симметричным, происходит преимущественно с одной стороны. К примеру, ты всю жизнь плаваешь и, по-видимому, полагаешь, что обе твои ноги действуют равноценно. В процессе движения на полу, разбирая определенное действие каждой ноги в отдельности, ты начинаешь обнаруживать различия, преобладание и несхожесть в способе, которым каждая из ног выполняет свою функцию. Вполне возможно, что одно колено готово больше развернуться в сторону, чем другое, один голеностопный сустав сгибается с большей легкостью, чем второй, одна нога более проворна и хорошо двигается изолированно, в то время как вторая будто находится в замешательстве вместо того, чтобы быть самостоятельной. Ты никогда не обратил бы на это внимание, если бы процесс метода не предоставил тебе возможность проверить и оценить действительное физическое состояние каждой из сторон в отдельности. Между прочим, с этой проверки, в сущности, и начинается процесс уменьшения различий между двумя сторонами.

Ты можешь прийти к выводу, что то, что ты привык вкладывать в движение, в большинстве случаев не требуется. Например, поднимая голову с помощью рук из исходного положения лежа на спине, ты, согласно своей привычке, втягиваешь живот, напрягаешь затылок, подтягиваешь челюсть, задерживаешь дыхание и ужесточаешь взгляд. Путем осознания через движение, рассматривающего его возможности, на основании своего собственного опыта, ты сможешь убедиться, что это действие можно выполнить также и без особых усилий. И тогда ты представишь себе, что существует возможность опереться тяжестью головы на мышцы рук, а не на мышцы затылка. Ты научишься поднимать голову с помощью отталкивания спины от пола, при этом дыхание «расширяет» живот, что позволяет затылку оставаться спокойным, а взгляду - мягким. Таким образом, ты убедишься, что постоянная реакция немедленной мобилизации затылка и мышц живота, с которой ты живешь, будучи убежденным, что иначе и быть не может, совсем не обязательна. Оказывается, существует другая возможность организации движения, при которой отпадают необходимость принуждения и опасность нанесения ущерба организму. Даже ритм, который воспринимался тобой как единственно возможный для данного движения, готов претерпеть замедление или ускорение.

Когда ты готов к мысли, что есть возможность выполнения движения другими путями, начинает совершенствоваться качество твоего собственного действия. Но самое главное в том, что твои ощущения обостряются, формируя индивидуальный стиль твоего движения вообще. Когда ты повторяешь движения, выверяя свою собственную систему суждений, в твоих руках уже находится инструмент, настроенный более совершенно играть твою мелодию в жизни.

Поиск этой индивидуальной мелодии, возможно, и есть самая серьезная цель каждого из нас. Д-р Фельденкрайс всегда заострял внимание на взаимосвязи между его методом и твоим исключительным предназначением в жизни. Он любил повторять: «Когда ты знаешь, что делаешь, ты можешь делать то, что хочешь».

Осознание не представляет собой готовый план в обучении идеальному движению. Идеальное движение ты должен найти самостоятельно, совершив как бы экскурсию внутри своего тела, в котором осознание – это своеобразный компас. Определение пути, подпитывающее интеллигентность движения, дает тебе вдохновение, порождающее сообразительность. Совершенствование – это урок, который твоя органическая система извлекает самостоятельно, ты только предоставляешь ей информацию.

Осознание человека представляет собой встречу между жизненно необходимым импульсом подсознания и мозгом. Такие взаимоотношения исключительны для представителей человеческого рода. Сотрудничество между сознанием и подсознанием позволяет тебе превратить выполнение движения в обучение совершенствованию, исходящему изнутри. Ты можешь продвигаться вперед, оставив все страхи и сомнения.

Превратив осознание в образ жизни, ты выигрываешь переход к упорядочению проблем, что является минимальным требованием твоего существования. Тебе начинает нравиться процесс поиска решений, и ты готов получать удовольствие от игры в увеличение возможностей развития.

Движение - зеркало

Возможно, сам по себе переход ко всему положительному уже представляет осознание ценности. Потребность человека в отражении самого себя через реакцию окружающей среды – это присущее сознанию глубокое и постоянное желание. Каждому человеку хочется знать и всякий раз получать подтверждение тому, что он представляет собой на самом деле, как он выглядит в глазах окружающих и каков предел его возможностей. Человек нуждается в этом «зеркале» до тех пор, пока не научится самостоятельно формулировать свою самооценку.

На уроках осознания через движение ты получаешь изобилие идей, неисчерпаемую потребность познать самого себя. Тебе также будет приятно узнать, что эта самооценка открыта для развития и изменения. Выполняя упражнения на полу, ты раз за разом повторяешь свои движения. Ты повторяешь свое занятие, чтобы еще лучше всмотреться в самого себя и улучшить качество выполнения. Выполнение действия формирует твое представление о самом себе.

Отдыхая после упражнения, ты учишься использовать пол в качестве зеркала. Пол отражает твою топографию. Ощущение давления различных частей тела на пол дает тебе представление о том, что выделяется и что погружено, на что ты можешь опереться, а что находится в напряжении. Ты читаешь карту давления частей тела на пол, догадываясь, какие изменения происходят в ходе урока. Постепенно ты убеждаешься, что твой организм действительно четко реагирует на то, каким образом его приводят в действие. Тебя поражает не только физический результат, но также и твоя способность распознать его. Наблюдение становится до такой степени чувствительным, что ты уже в состоянии распознать тонкости и различия, о существовании которых никогда в жизни не догадывался и не думал, что можешь узнать так много о самом себе.

Дыхание тоже может быть зеркалом, которое рассказывает тебе о твоем состоянии, о том, сколько усилия требуется для выполнения движения, в какой степени ты позволяешь себе вдыхать жизнь полной грудью. Ты учишься выполнять все движения в нескольких измерениях, что отражает индивидуальность твоего организма, твой стиль, отношение к самому себе, веру в себя, мотивы твоих действий и тебя всего в целом.

Это зеркало осознания является одним из факторов, привлекающих людей к методу. Они сразу же чувствуют, что здесь находится источник живой воды, откликающийся на глубокие желания жаждущих, о существовании которого известно немногим. Переход к улучшению движения, процесс внимательного рассматривания произошедших метаморфоз занимает целый час. Обнаружить, кто ты на самом деле – это право принять себя полностью, испытывая любовь к самому себе.

Возвращаясь с урока, ты несешь с собой в жизнь обогащенное представление о собственной личности. Теперь убеждения выстраиваются из суммы мгновений осознания, которые посвящены образу твоих действий.

Прикосновение ради прикосновения - информация для осознания

Одним из путей обучения движению является язык прикосновения, который надежен во всех проявлениях. Одного прикосновения достаточно, чтобы получить информацию о другом человеке. Прикосновением ты можешь дать понять человеку то, что сложно высказать словами, и при этом быть уверенным, что он поймет тебя. Момент, когда ты дотрагиваешься до человека, чтобы почувствовать его, это мгновение, когда и он ощущает самого себя. Тогда он начинает понимать, как устроен и что происходит у него внутри, информация опережает путь мысли. Это отражение чувствительного прикосновения, которое не только говорит, но и прислушивается. Это прикосновение, которое не собирается маневрировать, а только беседует и терпеливо ждет ответа. Прикосновение, целью которого не является только дать и взять, приходит, чтобы быть вместе и учиться вместе. Это прикосновение, которого нам, видимо, всегда не хватало, его всегда недостает цивилизованному человеку. Случается, мы настолько обделены прикосновением, что оно вводит нас в заблуждение и заставляет поверить в то, что мы испытывали потребность именно в нем. Эта надежда не всегда сбывается.

У животных, например, когда рождается щенок, мать первым делом облизывает его абсолютно со всех сторон. Прикосновение языком дает мозгу щенка первоначальное представление о его теле. Кроме того, если есть несколько близнецов, то они все время трутся друг о друга, постоянно импровизируя в своих играх-тренировках. Каждая часть их тела впитывает осознание себя и собственных возможностей, укрепляет в воображении оценку собственной значимости.

Но если понаблюдать за младенцем, родившимся в единственном числе и положенным в свою отдаленную от всех кроватку, защищенным преградой памперсов, которые позволяют очень скудную игру прикосновения, начинаешь понимать, почему человеку тяжело осмелиться быть полностью самим собой и ощущать внутренний комфорт. Когда младенец плачет, моля о помощи, и жаждет прикосновения, которое вернет его «в свою тарелку» из отчужденного мира, мы опасаемся, что он может привыкнуть злоупотреблять этим и разбалуется. Сколько младенцев получают прикосновение ради прикосновения, а не такое целеустремленное и «между прочим», как при замене пеленок или кормлении?

Необходимость, не являющаяся желанной, принуждает нас уныло следовать за ней до тех пор, пока не стираются и теряются подходящие нам инструменты восприятия. Мы соглашаемся с запретами, которые культура накладывает на прикосновение, более того, мы даже воздерживаемся от прикосновения.

Прикосновение, дарящее осознание, немедленно дает поддержку. Сообщение об этом передается настолько четко, что невозможно ошибиться в этом сигнале, и любой человек отреагирует на него. Метод д-ра Фельденкрайса включает также методику, которая называется «Совершенствование возможностей» и преподается в виде индивидуальных уроков при особых проблемах. Прикасаясь своими чувствительными руками к ученику, учитель помогает ему осознать проблему, заглянуть к себе внутрь и расширить пределы своих возможностей. Это огромный мир, расширяющийся сам по себе, искусство образа мышления. В течение многих лет он является предметом изучения и исследования. Но это совершенно другая тема, и здесь я не имела в виду затрагивать ее.

Люди, не получившие индивидуальных уроков по методу совершенствования возможностей путем прикосновения, могут получить представление об этом в ходе групповых занятий по осознанию через движение. В сущности, программы групповых занятий и индивидуальных уроков почти идентичны. В более определенных рамках группового урока занимающийся учится рассматривать возможности функционирования так же, как на индивидуальном уроке, на котором он приводит в действие ту же интеллигентность осознания, ту же тенденцию к совершенствованию, тот же стиль пассивного воображения и то же внимательное наблюдение за взаимосвязями между различными частями тела. Это выглядит так, как будто ученик руководит сам собой, в той же атмосфере и внимательно прислушиваясь. Основная цель для всех, в том числе и для тех, кто вынужден на определенный период прибегнуть к индивидуальной помощи, - добиться возможности выполнять движение самостоятельно.

Обучение в присутствии «свидетеля»

Моше любил повторять: «Я не учитель. Люди могут учиться, но невозможно научить их». Можно ли, в самом деле, обойтись без учителя?

Однажды мне довелось присутствовать на уроке Моше, который он давал для маленькой девочки, родившейся с травмой мозга. Девочку привозили к нему один раз в год, и она получала эти уроки каждый год в течение месяца. После какого-то количества этапов развития ползания, ходьбы и даже прыжков, она, повзрослев, встала перед проблемой чтения. Д-р Фельденкрайс сидел рядом с девочкой и проводил с ней урок чтения в соответствии с принципами своего метода. Это происходило следующим образом: она читала несколько слов, которые знала, и в тот момент, когда она останавливалась на определенном слове, он спешил прочесть это слово вместо нее. После этого он позволял ей продолжать читать то, что она знала сама. Таким образом прочитывалась вся страница. Учитель не допускал того, чтобы девочка почувствовала разочарование, он спешил спасти ее от самой себя раньше, чем она успевала сформулировать для себя мнение о неспособности читать. Вместе с тем он воздерживался от вмешательства в ту часть, где она могла справиться сама. Здесь очень важно отметить, что и в той части, где учитель не вмешивается, он все-таки находится там и поддерживает процесс обучения своим присутствием. Первое в жизни человека обучение происходит в присутствии его родителей. Как правило, в присутствии «свидетеля» оно гораздо успешнее. Конечно, имеется в виду небезразличный и терпеливо наблюдающий «свидетель», который готов помочь в нужную минуту. Человеку, перенесшему травму, равно как и совершенно безграмотному, очень сложно начать учиться самостоятельно. Для того чтобы он осмелился согласиться на эксперимент, он должен почувствовать себя уверенно, он должен знать, что существует кто-то, кто заботится о нем, в чьих силах при необходимости благополучно вернуть все на свои места.

Этот «свидетель» не собирается давать советов. Самой важной и характерной его чертой является сдержанность. Он не показывает, как делать правильно. Самое лучшее, что он может сделать для ученика – это не вмешиваться. Он видит ошибки, которые делает ученик, и позволяет ему совершать их до тех пор, пока они не причиняют ему вреда. Он знает, что ученику необходимо совершать ошибки, чтобы накопить опыт и укрепиться в себе. «Свидетель» может наметить область осуществления опытов и с сочувствием помогать продвижению эксперимента. Кроме того, время от времени он может подсказать, не теряя при этом чувства меры, выбирая время и тон, как бы помогая преодолеть препятствие.

Мне кажется, что терпение дать другому время внутренне созреть – это качество, которое при получении высшего образования в нашем обществе упускается. Высокая чувствительность к мере готовности другого человека не всегда возможна, но она биологически необходима при обучении на первоначальных этапах. Она имеет смысл уже потому, что в будущем человек получит самостоятельность. Японцы, например, очень дисциплинированны и рациональны, они преданы семье и беспрекословно подчиняются на работе. Однако первые годы жизни малыша проходят совершенно в другой атмосфере. В детские годы к ребенку в Японии относятся с потрясающей вседозволенностью. Рассказывают, что до трех лет вообще не принято говорить ребенку «нет». Я видела малышку, которая хлестала мать игрушкой по лицу. Мать не запретила ей делать это, не стала ей выговаривать и не забрала у нее игрушку. Она только все время повторяла ребенку: «Осторожно, осторожно». Меня восхитила сообразительность формулировать указание таким положительным образом. Интересно, что качество движений девочки сразу же изменилось.

Каким образом все это отражается в твоей взрослой жизни, насколько ты способен формулировать заново привычки движения в положительных терминах? Когда ты пытаешься овладеть процессом осознания через движение, твой «свидетель» – это ты сам. В этом преимущество осознания. Действуя сознательно, ты одновременно и выполняешь упражнения, и наблюдаешь за собой со стороны. Ты как будто преумножаешь все лучшее, что есть в тебе, а «свидетель» может только заметить, что тебе не мешает потренироваться. И наоборот, когда твое сознание не сообщает тебе о твоих действиях, ты ощущаешь себя одиноким, лишенным внутреннего отклика, ты ощущаешь себя зависимым от оценки окружающих.

Даже находясь на групповом занятии с учителем, ты все еще являешься основным свидетелем того, что делаешь. Учитель на уроке по методу осознания через движение не занимается исправлением индивидуальных ошибок учеников. Если он видит, что ты растерялся, не понял указаний или перешел границу безопасного выполнения движения, он не станет называть тебя по имени перед всей группой и не обратится к тебе лично, чтобы исправить. Вместо этого он повторит указания для всей группы, поясняя еще и еще раз детали до тех пор, пока ты не поймешь сам и не внесешь исправления в то, что делаешь, пока твои действия станут соответствовать твоим намерениям. Не принижая твоей веры в самого себя, учитель позволяет тебе продвинуться на более высокий уровень, чем это произошло бы при непосредственном исправлении выполняемого тобой движения.

Есть нечто положительное в том, что учитель не занимается тобой индивидуально. Указание даже в самом ласковом тоне способно выдернуть тебя из атмосферы исследования и вернуть в «синдром школы». Возможно, что там ты чувствовал разочарование каждый раз, когда тебя поправляли, или считал, что тебе следует оправдать немедленно ожидания учителя, даже если вопрос не был понятен. Хороший «свидетель» воспитания не станет ради минутного решения мешать процессу создания у человека системы собственных суждений. Он также не предъявит тебе претензию, что на этом уроке ты не достиг совершенства. Он уважает твое стремление к определенным достижениям и знает, что если он позволит тебе самостоятельно искать, ты найдешь оптимально возможное на сегодняшний день решение.

Для нормального здорового человека характерно оказывать сопротивление, когда в самом разгаре процесса обучения кто-то активно пытается помочь ему. Ты отказываешься от помощи примерно как трехлетний ребенок, который говорит тому, кто хочет рисовать вместо него: «Я сам!». Конечно же, это до того, как его принудили вести себя соответствующим образом и поместили в шаблонные рамки, которые, может быть, навсегда упрятали в плен радость, сопутствующую процессу самостоятельного обучения.

Если ты не получил великодушной поддержки этого «свидетеля», если он вмешался, чтобы ускорить процесс твоего обучения, и сразу же стал вносить исправления в то, что ты делаешь, то, возможно, ты до сих пор задержался на этапе, на котором не доверяешь самому себе и затрудняешься расшифровать процесс самостоятельно. До сих пор тебе необходимо разрешение окружающих. В методе осознания через движение у тебя есть возможность «оторваться от груди матери» или, другими словами, избавиться от необходимости искать чью-то поддержку. Вместо того, чтобы относиться к своему движению, как к отрезку, который нужно выучить наизусть, как к декламации, которая должна снискать симпатию в глазах окружающих, тебе следует развивать в себе склонность внимательно прислушиваться к тому, что происходит внутри тебя.

Когда ты ищешь путь к облегчению движения, тебе становится понятным, что найти его можно только в соответствии со своими индивидуальными ощущениями. Вместе с твоей обновленной связью с внутренним экскурсоводом ты получаешь поддержку в том, чтобы побороть смущение невежества, которое характерно для процесса обучения. Ведь ты находишься в незнакомой стране, на новой, неизведанной территории. Даже движение, о котором ты думал, что умеешь выполнять его, заново открывается для исследования и воспринимается как незнакомое. Самое трудное – это научиться чему-то, что, по-твоему, тебе хорошо известно. Процесс осознания через движение предоставляет тебе комфортную атмосферу обучения, в которой нет места неприятным опасениям считаться неуспевающим в глазах других. У тебя появляется возможность учиться самостоятельно, когда с тобой только твое осознание.

И учителю нужно учиться

Проверить самого себя - нелегкая задача. Далеко не многие способны сделать это искренне. Для учителей особенно опасно прекратить стремиться к совершенствованию. Они рискуют обречь себя на топтание на месте. Когда учитель обучает других людей и убеждается, что знания, которые он передает им, правильные и полезные, то, на первый взгляд, у него нет больше необходимости продолжать изучать материал и исследовать его заново. Он склонен «подшить» документы по этой законченной теме и затем передавать их другим такими, как они есть, снова и снова. Это остановка в развитии, которая может отрицательно сказаться на учителях, достигших определенных успехов в преподавании. Важно помнить, что не знания учителя помогают ему совершенствоваться в жизни, а умение последовательно применять их на практике, обнаружение все большего и большего количества путей использования этих знаний. Эта последовательность пульсирует в нас в начале жизни, когда она соткана в присутствии «свидетеля», который терпеливо наблюдает и поддерживает. Необходима определенная скромность, чтобы согласиться, что на каждом этапе продвижения вперед мы все еще нуждаемся в «свидетеле», наблюдающем за нами. В жизни очень важно, чтобы рядом находился подходящий «свидетель».

Динамика улучшения

Что, в сущности, считается улучшением движения и каким образом этого достичь? Ниже приводится пример упражнения, с помощью которого можно улучшить качество движения. Это один из классических примеров д-ра Фельденкрайса.

Сесть на переднюю часть стула, не опираясь на спинку. Можно выполнять это упражнение также сидя на полу и опустив оба колена вправо таким образом, чтобы левая стопа была рядом с правым коленом.

Привести правое предплечье вперед, локоть при этом согнут, а ладонь и пальцы опущены вниз. Положить левую руку на сиденье стула (или на пол) в сторону. Очень осторожно начать перемещать правое предплечье влево вокруг тела. Вернуться к этому движению несколько раз.

Динамика улучшения

Поворот спины вокруг своей оси характерен для человеческого вида. Он используется для того, чтобы продемонстрировать способность научиться совершенствовать привычки движения.

Что определяет предел возможностей: мышцы, сложение или планирование действия в собственном воображении? Только тогда, когда приводят в движение каждую часть тела в отдельности, обнаруживают увеличение потенциала движения.

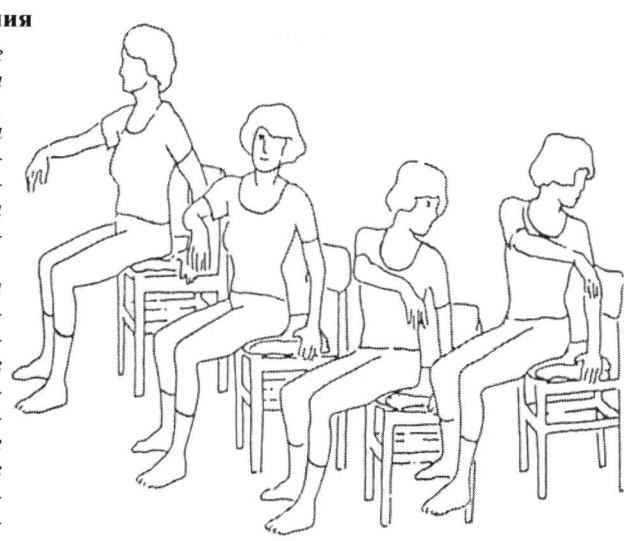

Обратить внимание на точку на стене, на которую направлен нос, когда доходят до предела поворота, не стараясь при этом увеличить движение с помощью усилия. Отметить эту точку как начальную возможность в повороте тела вокруг своей оси. Опустить руку и немного отдохнуть.

Каким образом можно улучшить это движение? Считается ли улучшением только лишь увеличение количества движения при повороте? При рассмотрении этого вопроса с точки зрения функционирования принимают во внимание также и отношения, сопровождающие действие. Является ли движение просто напряжением мышц, или это естественное выражение еще чего-то? Чем измеряется легкость и гармония между всеми частями тела, принимающими участие в действии? Все это качества, которые можно оценить только субъективным путем. Их нельзя улучшить путем машинального повторения, в котором присутствует элемент применения усилия при стремлении продвинуться на большее расстояние.

Снова привести правое предплечье в такое положение, чтобы оно оказалось перед грудью, при этом рука согнута в локте, предплечье находится в состоянии равновесия, а ладонь опущена вниз. Прикрыв глаза, представить себе, что предплечье лежит на столе в состоянии покоя немного ниже уровня плеча. Позволить плечу устроиться таким образом.

Открыть глаза и на этот раз привести правое плечо чуть-чуть вправо и опять вернуть его на середину. Несколько раз повторить это

движение, сопровождая его взглядом. Внимательно следить за тем, что происходит со спиной. Ощутить, как правая лопатка попеременно то отдаляется от позвоночника, то приближается к нему. Выполнив несколько раз движение, опустить руку и отдохнуть.

Это, в сущности, один из вариантов оригинального движения, подобно преднамеренной ошибке. Вместо того чтобы стараться улучшить движение, повторяя повороты влево, мы выполняем движение в противоположном направлении.

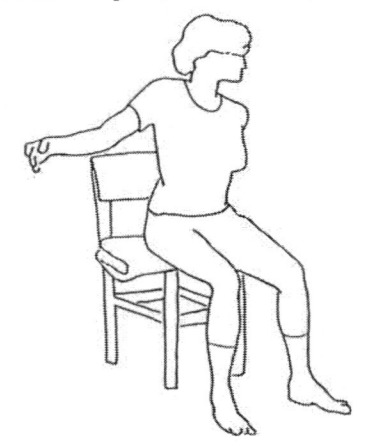

Помеха обусловленным связям
Перемещение руки и глаз в противоположных направлениях нарушает не только обусловленную связь между ними, но также приводит мозг к «прозрению». После того, как мы убеждаемся, что рука и глаза могут действовать независимо друг от друга, причем не только в тепличных условиях урока, движение освобождается от привычных штампов.

Снова привести правое предплечье в положение перед грудью и отвести его вправо, как и раньше, но на этот раз повернуть голову и глаза влево. Плечо двигается вправо, голова влево. Проанализировать свои ощущения. Возможно, что движение частей тела в противоположном направлении приводит тебя в замешательство. Можешь ли ты воспринять это замешательство терпеливо и подождать необходимое время, чтобы понять, что происходит? Не задерживаешь ли ты дыхание, находясь в этом состоянии? Повторить это упражнение несколько раз, затем отдохнуть.

Опять поднять правое плечо и привести его, как и прежде, вокруг тела влево. На этот раз повернуть голову и глаза вправо. Обратить внимание на то, что происходит с центральной грудной костью и пригласить ее взять на себя часть поворота. Куда она собирается повернуться? Поворачивается ли она вместе с рукой влево, или существует возможность повернуть грудную клетку вместе с поворотом головы самую малость, всего лишь намеком на жест, вправо? Отдыхая, опереться на спинку стула.

Каков результат всех этих «маневров»? Чтобы разобраться в том, что было непонятно ранее, еще раз сесть на передний краешек стула и выполнить снова первоначальное движение перемещения пра-

вой руки влево вокруг тела. Обратить внимание на точку на стене, на которую сейчас направлен нос. Увеличился ли радиус движения? Сколько градусов добавилось к повороту? Особенно важно обратить внимание на отношения, сопровождающие движение сейчас. Присутствует ли теперь в движении больше естественности и желания выполнять его?

Тебе, конечно, хотелось бы узнать, как это работает, каким образом за считанные минуты удалось улучшить качество выполнения действия и сделать его более приятным. Речь идет не только о том, чтобы просто преуспеть и совершенствовать возможность достичь результата за короткое время. Оказывается, совсем не обязательно применять усилие, растягивая мышцы, напрягать силу воли и излишне стараться, то есть делать те вещи, которые люди считают обязательными для совершенствования. Тебе удалось добавить больше жизненности в движение потому, что ты сделал нечто, к чему твоя нервная система была готова. Как и при естественном обучении, посредством накопления опыта и сопутствующих ошибок, нервная система методично обеспечивается материалом для выбора альтернативных движений, отличающихся от первоначальных и подобных специально предпринятым ошибкам. Теперь она может отобрать то, что наиболее подходит ей. В таком внутреннем процессе работы с «сырым» материалом твоя система включает свою интеллигентность. Так рождается возможность улучшения движения.

Например, когда ты намереваешься повернуть руку в одну сторону, а голову в другую, то это уже разрушает глубоко запечатленную в твоем представлении модель действия. В повседневной жизни глаза привыкли сопровождать движение руки до тех пор, пока связь между рукой и глазом не превратится в обусловленную связь. Глаз и рука не осмеливаются действовать друг без друга. Возможно, что в этом процессе, в котором ты был пешкой в течение многих лет, твоя система восприняла четкое разделение функций между рукой и глазом. Именно потому, что это происходит приятно, при терпеливом прислушивании к индивидуальному ритму и без всякого стремления к соревнованию, этой дифференциации удается записаться в мозгу в качестве возможности. Сразу же после этого, когда рука снова перемещается вокруг твоего туловища, голова и рука уже могут стряхнуть с себя зависимость, которая ограничивает отношения между ними. Теперь каждая из них действует свободно и в полную силу своих возможностей. Ты ощущаешь, как уменьшается сопротивление движению и увеличивается его размах.

Ты обнаруживаешь дополнительные варианты, при которых вовлечение в движение грудной клетки происходит нетрадиционным способом. Такое необычное сочетание указывает на способность грудной клетки двигаться самостоятельно. Все это – ключевые позиции, создающие условия для изменения модели приведения мозга в действие и улучшения качества движения. Суть в том, что при таком естественном обучении рассматриваются различные возможности, и совершенствование, приходящее как бы изнутри, может быть неожиданным.

Попробуем выполнить еще одно упражнение. Сесть на краешек стула. Повернуть плечевой пояс влево, но на этот раз опереться обеими руками на сиденье стула слева. Остаться в таком закрученном в спираль положении и оценить расстояние между правой ягодицей и сиденьем стула. Поочередно отдалять правую ягодицу от стула и приближать ее к нему очень маленькими движениями. Голову и плечи оставить развернутыми влево в том же положении и в том же направлении в пространстве. Стараться выполнять одинаковые движения.

Выполнив движение несколько раз, снять руки с сиденья стула. Проверить, что изменилось в движении правого плеча, повернув его для этого влево. Наблюдается ли больше легкости в движении?

Как и раньше, опираясь обеими руками на сиденье стула слева, легким движением повернуть верхнюю часть спины влево. Остаться в таком положении, только плечи немного повернуть к центру. Правое плечо немного отступает назад, а левое продвигается вперед. Делать осторожные и небольшие движения.

Выполнив упражнение несколько раз, вернуть плечевой пояс в исходное положение на середину. Теперь проверить, каков результат раздельного движения в этом упражнении. Можно убедиться в этом еще раз, перемещая правую руку влево и сравнивая это движение с возможностью его выполнения вначале. Особое внимание обратить на улучшение качества движения. Появилось ли ощущение, что движение теперь выполняется с большим желанием и легкостью? Приобрело ли движение большую плавность и простоту в выполнении?

Наиболее впечатляющего результата можно достичь при разделении самых небольших движений. Еще раз положить ладони на сиденье стула слева и, не напрягаясь, повернуть плечевой пояс влево. На этот раз вернуть на середину только голову. В сущности, это самый привычный способ, которым люди используют затылок. Движение плечевого пояса как бы задерживается, и поворот выполняется только с помощью шеи.

Продолжать поворачивать голову вперед и возвращать ее влево. Сделать движение настолько медленным, чтобы можно было уменьшить излишнее напряжение остальных частей тела. Каждый раз, когда голова оказывается на середине, глаза продолжают смотреть влево. Взгляд стремится прижаться к левому углу всего глаза, между тем нос продолжает движение вправо. Подождать немного, чтобы дать возможность произойти этому разделению. Движение очень небольшое, всего лишь перемещение глаза по кругу в глазной впадине, но ведь значимость не измеряется в соответствии с величиной в пространстве, важно обновление, которое оно приносит. Обратить внимание, не задерживается ли дыхание, когда осваиваются в новом положении.

Остановить движение, отдохнуть и прислушаться к тому, что происходит внутри черепа в результате использования глаз непривычным образом. Можно расшифровать это как сигнал, свидетельство пробуждения от рутины.

Чтобы убедиться, насколько изменилось движение первоначального поворота, еще раз привести правое предплечье вокруг туловища влево. На этом этапе, когда точка, отмеченная в начале упражнения на стене, остается далеко позади, многие люди не скрывают своего изумления. Восхищение вызывает не только такое быстрое достижение добавочных градусов поворота, но и возможность совершенствоваться беспредельно.

Открытие новой истины поощряет скрытую внутри готовность к совершенствованию движения противоположной стороны. Начать с подготовки перемещения левого предплечья перед грудью вокруг туловища вправо. Обратить внимание на точку на стене, на которую указывает нос. Обычно на уроке большинство людей из группы согласны, что первоначальная точка с противоположной стороны тела более четко заметна, чем начальная точка в предыдущем упражнении. Это указывает на то, что определенный уровень информации передается с одной стороны тела на другую через позицию наблюдения мозга даже в том случае, если мышцы с другой стороны до сих пор не ощутили движение.

Д-р Фельденкрайс предлагает работать с другой стороной тела только в воображении. Привести правое предплечье вперед, на высоту, которая не требует напряжения, и только в воображении удлинить повторное движение руки вправо. И когда представление о теле в повороте проясняется, попробовать увидеть голову, повернутую влево. Люди могут быть удивлены, насколько точно их представление о том, что происходит между лопатками и тазом, в каком месте позвоночника находится «упрямый» позвонок и что связано с поворотом грудной клетки, когда она двигается в одном направлении с головой или в направлении руки. Все это станет им известно из области представления об их действиях.

Если длительное время не используют эту естественную возможность прокручивания действия в воображении, то требуется терпение, чтобы развить способность воображения поэтапно. Можно занять исходное положение каждого из этапов и таким образом выполнить действие только в воображении. Прислушиваясь к тому, что происходит внутри, можно быть осведомленным о деталях движения.

В заключение вернуться к первоначальному опыту и переместить левое предплечье вправо. Обратить внимание на изменения, которые произошли всего за несколько минут работы с воображением. Можно убедиться, что таким образом достигаются результаты, которые характеризуются большей изящностью и элегантностью, а также требуют меньших затрат времени. Это преимущество органического мозга в материальном мире. Для того чтобы починить два колеса машины в материальном мире, нужно заниматься каждым из них в отдельности. Если нервная система занимается одной стороной, то вторая уже позаимствует информацию из архива функционирования мозга.

- Я поднялась по всем ступенькам, не задыхаясь.
- С тех пор, как умер мой муж, это был единственный час в течение всего года, когда я забыла о своем горе.
- Каждый раз, садясь в машину после урока, я вынужден заново поправлять зеркало, так как мне кажется, что оно находится ниже, чем нужно.
- Я преподаватель физкультуры. Для меня было приятным сюрпризом обнаружить в себе различные места, о существовании которых я не подозревал, и познакомиться с движениями, которые являются для меня совершенно новыми.
- Все годы учебы в старших классах я стыдилась своего тела. Я ненавидела уроки физкультуры. Теперь мне стало ясно, что я могу двигаться и комфортно чувствовать себя среди людей.
- Я с трудом пришла на урок, была ужасно усталой и раздраженной. Теперь я ощущаю себя очень бодрой.

При виде людей, которые приятно удивлены результатами урока, всегда ощущаешь радостное волнение. Ты можешь оценить изменения, которые произошли в тебе, когда поднимаешься с пола в конце урока и находишься в привычном для себя состоянии – в положении стоя в поле земного притяжения. Это момент, когда процесс, который «созревает» в течение целого часа, заканчивается получением новой информации. Когда ты стоишь и терпеливо ждешь, вдруг начинаешь ощущать, как внутри у тебя появляется стремление к внутреннему поиску – части тела одна за другой находят свое новое оптимальное место. Урок – это как начало процесса успокоения, затем ты можешь воспринимать изменения, которые произошли в тебе.

Возможно, ты ощущаешь себя более легким, как будто парящим и невесомым, при этом твой вес присутствует полностью, а ноги уверенно и устойчиво стоят на полу. Возможно, у тебя появилось четкое ощущение отсутствия напряжения. Все части твоего тела соединены непрерывной и единой траекторией без болевых точек в областях, где обычно обитают проблемы. Возможно, ты ощущаешь, что вдруг стал выше ростом, хотя совсем не стараешься выпрямить спину. Тебя удивляет потрясающая стройность и способность изменяться. В тебе расцветает новое уважение к самому себе, и ты знаешь, что причастен к начальной линии, откуда начинается улучшение. Ты стоишь настолько устойчиво, что даже не представляешь себе, что когда-нибудь тебе захочется сдвинуться с места, и в то же время ты ощущаешь бодрость.

Вместе с этим, иногда случается, что в конце урока ты встаешь на ноги, и тебе кажется, будто ты падаешь назад. Возможно, именно так ты ощущаешь вновь приобретенную стройность. Иногда тебе кажется, что одно плечо ниже другого, или ты ощущаешь колени настолько расслабленными, будто кто-то смазал их внутри маслом. Даже трудно представить себе, как в таком состоянии можно сделать шаг вперед. Ты также можешь найти себя несколько расслабленным и открытым настолько, что даже ощутишь себя легко уязвимым и беззащитным, потерявшим всякую уверенность в себе. Тебе, возможно, даже кажется, что ты сейчас горбишься больше обычного.

Общее для всех этих состояний то, что в них нет никаких вынуждающих обстоятельств и противостояния. В конце урока по всему телу разливается ощущение полной гармонии с этим новым состоянием. Организм представляет тебе свое неожиданное заключение и дает краткий обзор того, что наиболее рационально и правильно. Нервная система опережает сознание и самостоятельно принимает решение о своем новом выборе. Хотя сознание может быть смущено новой странной позицией, в которой не всегда просто увидеть перспективу эффективности и благополучия.

Любое изменение вначале воспринимается как диссонанс, и очень часто мы склонны забраковывать его, отвергая «с порога». Есть люди, которые нетерпеливо встряхивают плечами и делают резкие движения шеей или спешат вертеть головой путем применения усилия. Безусловно, таким образом они возвращаются к сложностям в разделении труда между частями тела, словно застывшей спине и чрезмерно возбужденному затылку. Другие раскачиваются из стороны в сторону, пытаясь правильно распределить вес в соответствии с той устаревшей моделью, которая запечатлена в их сознании.

Некоторые ощущают проблему с ориентацией, например, затрудняются выписать чек после урока. Движение руки вдруг как будто сбивается со своего обычного ритма. Характерный почерк уступает место «детскому» и неразборчивому. Это действительно вызывает замешательство. Каждый человек хочет измениться к лучшему, но готов ли он при этом отбросить постоянную машинальность рутины? Возможно ли прийти к изменению, которое не будет связано с потерей индивидуальности? Именно потому, что процесс осознания через движение так эффективен, опасность потери сугубо личного обязывает нас к осторожной и поэтапной работе. Д-р Фельденкрайс неоднократно напоминал о необходимости отмежевания от стремления добиваться драматических изменений. Он возвращался к этому и акцентировал внимание на необходимости доверять чувству меры: не изменять слишком много и сразу, продвигаться осторожно, с такой чувствительностью, чтобы странные различия не породили новую проблему, которая сведет на нет улучшение.

В конце урока ты встаешь на ноги и не узнаешь человека, который находится внутри тебя. Теперь от тебя потребуется много скромности, чтобы перенести диссонанс, не торопясь немедленно исправить его, ничего не предпринимая, только прислушиваясь и ощущая, что происходит. Это «урожай» урока, а ты только наблюдающий жнец. Внимательно прислушиваясь к самому себе в тишине ничегонеделания, ты постепенно начинаешь воспринимать картину своего состояния. Это тот момент благодеяния, когда приходит озарение и проявляется обновление. Внутри тебя существует другая модель организации тела, и ты можешь ознакомиться с ней.

Ты обращаешь внимание на изменения, которые приходят в твое сознание и производят на тебя впечатление. Ты наблюдаешь за новым оформлением линий твоего тела в положении стоя, за направлениями, углами и расстояниями. Ты стараешься разобраться в ощущении комфорта, хотя оно несколько странное. Ты стараешься расшифровать настроение, присущее новой позиции. Наблюдение осуществляется в медленном темпе. Тебе необходимо время, чтобы осознанно вспомнить все детали, которые твоя нервная система выбрала раньше тебя. Тебе нужно время, чтобы отметить, оценить, распознать, принять и переварить изменения.

Тебе любопытно увидеть, как эта подготовка устоит перед проверкой в движении. Самое простое, что теперь можно сделать – это начать ходить. Не торопись вернуться к привычному для тебя образу ходьбы. Подожди немного и позволь движению как бы вытекать изнутри. Изменения, произошедшие в ходьбе, также являются критерием оценки настоящего результата, полученного тобой от урока.

Не стараясь быть похожим...

Во время занятий происходит нечто удивительное. В каждой группе люди существенно отличаются друг от друга не только индивидуальным телосложением, но также и способностью к движению во всех аспектах. Например, есть гибкие от природы люди, которым каждое движение будет даваться легко. И, наоборот, для тех, кто страдает ограничениями в движениях, любое действие будет похоже на стремление справиться с самим собой. Есть импульсивные люди, которые спешат выполнить движение «быстро, сильно и далеко», а есть такие, которые осторожно пробуют каждое движение. Часть из них в начале урока стоит с развернутыми плечами, руки как бы повернуты вперед, локти давят на тело. У других при обычном положении стоя предплечья настолько опущены, что руки касаются тела, но в то же время локти отдалены от туловища. У некоторых колени выпрямлены до такой степени, что подколенная ямка как бы натянута дугой, или же колени встречаются одно с другим, а стопы обращены внутрь одна по направлению к другой, или наружу и т. д.

Интересно, что в конце урока все начинают ходить более или менее похожим образом. Ходьба выполняется в одинаковом стиле, в одной и той же обстановке, примерно в том же ритме, позволяющем дыханию быть спокойным. В этой ходьбе стопы встречаются с полом более мягко и плавно, стирается привычная резкость. У большинства людей руки как бы свободно подвешены по сторонам и касаются туловища. Спереди можно видеть тыльную сторону ладоней. Плечи не делают лишних движений. Отпадает необходимость в поочередном размахивании руками при быстрой ходьбе. В медленной ходьбе оба плеча как бы одновременно получают отклик друг от друга при пассивном покачивании в ритме шага. В линии позвоночника есть меньше углов, в ней меньше отрезков, которые «не мирятся друг с другом». Спина излучает ощущение гармонии.

В этой ходьбе люди выглядят умиротворенными. Что-то превращает жесткое тело в расслабленное и наполняет его жизнью. Ослабевает повседневная заостренная нервозность. Движения, позабывшие вкус удовольствия, сейчас излучают привлекательность и комфорт. Лица выражают переживаемые впечатления. Они озарены тонким и скрытым изумлением. Это выражение лица, которое можно видеть у детей. В нем присутствует любопытство, беззаботность и удовлетворение.

Чем объясняется то, что группа людей, резко отличающихся друг от друга, реагирует идентичным образом? Это явление особенно удивительно потому, что во время урока не было никакой демонстрации для подражания, не приводился никакой стандарт, не было места для сравнения между учениками. Каждый при выполнении упражнений оставался наедине с самим собой, иногда даже прикрыв глаза. Каким же образом все приблизились к общему состоянию?

Видимо, люди стали вести себя похожим образом не потому, что старались достичь определенного результата. Скорее всего, они стали одинаково ходить в результате искреннего отношения, которое сопровождало поиск индивидуальных условий комфорта, поиск, который допускает каждого из них к процессу осознания через движение. По мере того, как люди направляют себя на действие в соответствии с естественной логикой, их индивидуальные отклонения постепенно стираются, а сами действия выглядят более похожими. Такому естественному и искреннему отношению к движению невозможно научиться при прямом подражании идеалу. Оно также является мотивом к индивидуальному поиску. В результате этого поиска человек в конце урока стоит и двигается таким способом, который наиболее приемлем не только для него лично, но и для всей группы.

Восприятие изменения

Что остается от этого ощущения идеальности впоследствии? В каждой группе найдется кто-нибудь, кто спросит: «Что делать, чтобы улучшение, которого человек достиг, осталось навсегда?». Есть изменения, которые сами по себе сразу же находят применение и закрепляются в жизни, например, езда на велосипеде. Если ты однажды научился ездить на велосипеде, тебе не придется еще раз учиться этому. Это принадлежит тебе на всю жизнь. Также и после урока осознания через движение, когда новая возможность принимается нервной системой как эффективная, тебе не нужно будет «заучивать правила». Они найдут свое отражение в твоей деятельности в той же естественной спонтанности, опережающей сознание, путем которой ты пришел к изменению.

Одна из учениц, всю свою жизнь ходившая таким образом, что стопы ее ног были обращены кнаружи, встала после урока и пошла вперед так, что пальцы ее ног перестали расходовать время и силы на отклонение в сторону. Теперь ее стопы при ходьбе были направлены вперед. Тенденция к выпрямлению траектории ходьбы продолжалась и в последующие дни. Полученные в процессе уроков знания дали ей возможность разобраться в природе своей привычки. Ей вдруг стало понятно, что она может выбирать сама, каким образом ставить стопу.

В тепличных условиях, лежа навзничь на полу с согнутыми коленями и спиной в состоянии покоя, она раз за разом повторяла упражнения и наблюдала за различными способами отрыва стопы от пола. Указания к уроку помогли ей поднять стопу таким образом, чтобы ее наружная сторона в последнюю очередь оторвалась от пола и первой коснулась его. Она также испробовала обратную возможность и смогла сделать вывод о том, какую из моделей привыкла использовать. Она исследовала направление стопы по отношению к плоскости икры, бедра и позвоночника. Все это время женщина определяла, каким образом ее пятка смещается с линии, параллельной позвоночнику, и исследовала момент, когда она отрывается от пола и становится свободной в пространстве. Ее интересовало, как это отклонение находит свое отражение в организации плеч, затылка и всего плечевого пояса. В момент отрыва от пола стопа может распознать склонность голеностопного сустава отклоняться внутрь, в направлении второй ноги, склонность, которая, безусловно, влияет на разворот пальцев наружу. Локализация ощущения в решающий момент возвращает системе власть над действием, которое до сих пор было автоматическим. Умение системы функционирования приспособиться - это как озарение понимания. С тех пор женщина уже не разворачивала стопы наружу потому, что могла разобраться в своем поведении в тот момент, когда это происходило.

Еще один пример – рассказ молодого человека, который страдал от болей в локтях в самый разгар военных учений. На уроке осознания через движение он понял, что при каждом движении локтем он как бы сдерживает лопатку той же стороны, которая в свою очередь оказывает давление на позвоночник в порядке самозащиты. Исследование других возможностей, проведенное во время урока, позволило ему нейтрализовать реакцию сдерживания лопатки и даже отдалить ее от позвоночника. Молодой человек на своем собственном опыте убедился, что когда лопатка остается отдаленной от позвоночника, он может сгибать локоть без всяких проблем. Его органическая система сразу же самостоятельно определила принцип отдаления лопатки от позвоночника, чтобы защитить локоть. Он мог теперь участвовать в военных учениях, не страдая и не причиняя себе ущерб.

Вместе с тем, во многих случаях свежая модель урока стирается в памяти, и через некоторое время забывается ощущение, которое приходит вслед за ним и исчезает. Зато в следующий раз будет достаточно намного более короткого напоминания для того, чтобы восстановить достигнутое. В этом случае есть вероятность, что достигнутое останется в памяти гораздо больше времени. В отступлении на шаг и перепрыгивании через два, в повторении поэтапно обозначается кривая продвижения изменения.

За двумя зайцами

Максимальной эффективности можно достичь в том случае, если добавлять к изменению, произошедшему на естественном уровне, в скрытых слоях нервной системы, необходимое понимание на уровне осознания. Осознание, которое сопровождало движение и перенесло внутреннюю динамику приобретения изменения, также должно научиться приспособиться к улучшению.

Ты должен использовать сознание, чтобы быть терпеливым и не растрачивать попусту достигнутое. Тебе решать, сможешь ли ты устоять перед соблазном немедленно поставить новое достижение перед слишком сложной проверкой. Иногда люди очень взволнованы вновь обретенной свободой и чересчур торопятся проделать то, что не могли выполнять длительное время. Напрягаясь таким образом, они рискуют быть отброшенными назад.

Девочка подросткового возраста была в восторге от первого дня занятий семинара-практикума конца недели. Она избавилась от болей в затылке, от которых страдала на протяжении многих месяцев. На следующий день она пришла на занятия огорченная, вся сжатая и разочарованная. Из ее рассказа было понятно, что она праздновала свою новую свободу в затылке на дискотеке и танцевала от всей души до рассвета. Этот случай имеет бесконечное количество вариантов.

Следует принять во внимание, что процесс вводит тебя в новое состояние, и ты до сих пор не знаешь, как его назвать. Ты до сих пор не знаком с его «светофорами», и система твоих суждений еще не соответствует ему. Использовать серьезное изменение, прежде чем произошел процесс приспособления к нему, это примерно как предстать обнаженным в ослепляющем свете. Если ты в этом состоянии задаешься целью немедленно чего-то достичь, не предоставляя себе времени на то, чтобы организоваться заново, ты особенно уязвим.

Один спортсмен после урока с удовлетворением отметил, что ощущает значительное облегчение в колене, которое годами мучило его. Выздоровление своего колена он немедленно отпраздновал игрой в теннис. Наказание, которое последовало, было менее суровым, чем для девочки, протанцевавшей всю ночь на дискотеке. Он рассказал, что колено на самом деле не болело, но партию в теннис он проиграл. У него было такое ощущение, что он вдруг забыл, как нужно играть. Это трудно уловить, потому что улучшение значительно, несмотря на то, что оно ощущается вначале как неуклюжесть. Именно эта неуклюжесть свидетельствует об освобождении от власти старой привычки. Появляется странное ощущение, будто это счастливый случай, чтобы построить с самого начала более правильную организацию движения. Безусловно, подготовка согласованности нового движения имеет воспитательную цель и должна осуществляться терпеливо, поэтапно, без давления, с организацией повторений, в соответствии с тем, как этого требует воспитательный процесс.

Некоторые рассказывали, что после окончания урока предпочли вернуться домой пешком. Они почувствовали себя хорошо, перед ними вдруг открылось множество перспектив, и они пренебрегли автобусом. Несмотря на всю эту радость в начале ходьбы, которая, на первый взгляд, является очевидным естественным действием, необходимость пройти определенное расстояние через некоторое время привела их в состояние напряжения. Это пример того, как внешние признаки достигнутого становятся более важными, чем тонкие сигналы изнутри. Когда ты в напряжении, нервная система обязана «прийти в себя», положившись на старые модели, к которым она привыкла на протяжении многих лет. Ведь то, что достигнуто в результате урока, является очень хрупким. Когда эти люди пришли домой, у них не осталось и следа легкой радости, которая расцвела сразу после урока.

Из этого не следует делать вывод о том, что ходьба после урока приносит вред. Здесь, как всегда, важно «каким образом». Одна женщина рассказала, что, выйдя после урока, продолжала идти домой тем же стилем ходьбы, которым завершился урок. Весь путь она прошла не спеша, не напрягаясь, как будто продолжая воспринимать новые движения, несколько отличные от привычных, и прислушиваться к ним. Она сказала, что это было незабываемое впечатление от урока. Эта женщина уже длительное время занималась по методу «осознание через движение», и культура прислушивания к себе стала ее частью.

Урок не заканчивается вместе с окончанием процесса обучения на полу. Возможность применить его в жизни появляется лишь после окончания урока. Это и есть время для того, чтобы использовать новое состояние и очистить движение от сорняков – паразитов напряжения. Это благословенное время полной открытости, с которой ты можешь начать формировать стиль своих движений заново. Замешательство от потери координации – это тоже шанс заново выбрать образ действия, который принесет тебе больше удовольствия при условии, что ты готов не спешить и не ожидать значительных результатов.

Для того чтобы момент благодеяния не оказался всего лишь проходящим эпизодом, чтобы ты смог извлечь из него что-то положительное на длительный период, нужно вложить в это что-то свое, чего никто, кроме тебя, не может сделать. Стоит вложить в это свое осознанное наблюдение. Если ты готов осознавать детали изменения, ты сможешь использовать полученные знания, чтобы сделать свой почерк более изящным, сгладить ухабы при ходьбе, найти свой особенный индивидуальный ритм, выпрямиться, настроить распределение работы между частями тела таким образом, чтобы позволить уязвимым местам прийти в себя. Главное, ты сможешь быть естественным и искренним, быть самим собой в соответствии с тем, каким ты всегда хотел быть.

Чтобы приблизить интеграцию изменения, можно предпринять чередование потери достижения и приобретения его заново. Небольшими движениями ты переходишь из нового состояния в старое, затем возвращаешься снова и снова до тех пор, пока тебе не станет понятно, что представляет собой твой индивидуальный ключ к улучшению. Например, в конце урока ты спокойно стоишь, дышишь полной грудью, голова сидит высоко, и у тебя есть ощущение, что ты достоин самого лучшего. Твой вес дает тебе ощущение силы, и ты нравишься себе таким. И вот тогда постарайся вспомнить, как ты стоишь обычно, в повседневной жизни. Постарайся представить себя у телефона, ведущим машину или шагающим по улице, когда ты спешишь успеть выполнить все, что ты обязан. И тогда в своем воображении ты сможешь определить размер штрафов, выражающихся в дискомфорте собственного тела, которые ты платишь за то, чтобы вписаться в цивилизованное общество.

Обрати внимание, что начинает изменяться в тебе, где ты теряешь то, что достигнуто на уроке в смысле положения тела и настроения. Всплесни руками по поводу потери и вернись снова ко всем частям тела тем способом организации, который определился в конце урока. Проделай это в минимальных движениях, в радиусе, который почти незаметен глазу, очень медленно, умея ждать. Начни колебаться между твоими новым и старым состояниями, научись возвращаться наилучшим образом из различных состояний.

Заметный контраст между идеальной моделью, которую ты приобрел на уроке, и твоим повседневным поведением также может привести к осознанию того, что происходит с тобой, когда ты находишься среди людей. Например, ты пришел на кухню после урока, и вдруг в твоем сознании всплывает состояние конфронтации с определенным человеком в жизни. Возможно, именно теперь, впервые, ты поймешь, что происходит с тобой в его присутствии? Расслабляешься ли ты и дышишь полной грудью, или напрягаешь горло, челюсть, лицо, плечи, живот, ноги или все вместе взятое? Попытайся вообразить, что ты находишься в обществе другого человека и, возможно, обнаружишь, что твое поведение в корне меняется. Подожди немного, чтобы можно было возвращаться каждый раз и быть организованным в соответствии с положительной моделью по окончании урока. Ты можешь представить себе различные безопасные расстояния и определить, в каком радиусе этот человек должен находиться, чтобы не беспокоить тебя. Ты можешь позволить этому человеку приблизиться и отдалиться от тебя поэтапно и таким образом тренироваться эффективно организовывать тело в период напряжения.

Это упражнение Рона Курца, создателя метода «Hakomi». Он с уважением ознакомился и оценил метод д-ра Фельденкрайса и научился использовать конец урока как исходную точку для обработки языка тела, что поддерживает душевную свободу.

РАЗДЕЛ ТРЕТИЙ

Семейное занятие для общины позвонков

Селективный подход к пониманию гибкости

Представь себе, что ты должен подписать документ ручкой, рукоятка которой состоит из отдельных частей. Некоторые из них жестко прикреплены друг к другу, другие не имеют жесткого крепления и как бы распадаются. Можно ли владеть такой ручкой при письме? Какой получилась бы подпись? Что произошло бы с самой ручкой в мягких и распадающихся отрезках, если бы они сдавливались и сгибались в одном и том же месте?

Если рассматривать различия в гибкости позвоночника на разных уровнях, можно разобраться в характере проблем спины. Обращал ли ты когда-нибудь внимание на жесткость, с которой переносишь голову и поднимаешь плечевой пояс над цепочкой не в одинаковой мере гибких позвонков?

Ощущаешь ли ты, в каком состоянии находятся жестко скрепленные отрезки позвоночника при переносе центра тяжести тела и как угнетающе влияет вес на отрезки, в которых суставы позвонков наибольшим образом определяют изменение осанки? Ведь каковы последствия этого повторяющегося искривления линии позвоночника, возникающего шаг за шагом в одной и той же модели сгибания? Имеет ли изгиб в выемке спины всегда одно и то же направление в сторону, или он всегда направлен внутрь тела? Представляется ли возможным привести позвонки к выравниванию по оптимально вертикальной траектории, обещающей меньшую впадину в нижней части спины и большую симметричность между двумя сторонами? Сможешь ли ты двигаться плавно и легко, не опасаясь нанести себе ущерб, если определенный отрезок спины будет вести себя как иммобилизованная глыба, и только отдельные части возьмут на себя задачу быть гибкими, хотя и они склонны предпочитать определенное направление, в которое возвращаются, постоянно искривляясь?

Имеешь ли ты представление о том особенном способе, которым ты используешь свою спину? Во всей Вселенной нет ни одного лица, выражение которого в точности похоже на твое, и точно так же каждая спина имеет свое индивидуальное строение и ведет себя присущим только ей образом. И лишь научившись прислушиваться к своей индивидуальной и исключительной организации, ты сможешь начать совершенствовать свои привычки. Возможно, ты ожидаешь, что избавление придет к тебе в виде готовых и проверенных формул. Но ведь ни одна формула не может подойти к тысяче и одному из сложных сочетаний, которые приводят в движение твою спину. Только твоя исключительная жизнь находит этот особенный способ движения.

Часто считают, что развитие гибкости является лекарством от всех болей и неприятных ощущений в спине. Это не совсем так.

Иммобилизованные позвонки между лопатками

Кого можно назвать гибким? Может быть, это человек, которому удается, нагибаясь вперед на прямых коленях, достать пол руками? Оставим в стороне вынуждающие обстоятельства этой «проверки» и рассмотрим качество самого наклона. Напрашивается вопрос: является ли сгибание вперед в области паха и линии пояса гарантией тому, что по всей длине позвоночника и в области лопаток произойдет образование промежутков и разгрузка между всеми позвонками? Имеют ли ограничения костей и тканей только физическое происхождение? Записана ли в программе, заложенной в человеческом мозгу, возможность двигать каждым позвонком в отдельности, даже если не сам человек выбирает, какой именно позвонок использовать? Или же такая возможность не существует в принципе?

Свидетельствует ли о действительной гибкости способность выполнить наклон назад на «мостик»? Является ли глубокая впадина в нижней части спины гарантией тому, что также и в верхней части спины происходит увеличение промежутков между позвонками?

Принято восхищаться умением выполнять наклон назад в виде «мостика». Нас впечатляет острый угол, который создается в нижней части спины, но мы не замечаем, что отрезок позвоночника в области лопаток тащится через пространство как сжатая глыба.

Понятно, что излишняя гибкость одной области тела вовсе не свидетельствует о гибкости остальных его частей. Наоборот, гибкость в определенном месте свидетельствует о том, что тело использует тот же сустав для всех необходимых наклонов и поворотов. Поскольку сустав готов расслабиться и двигаться с характерной для него легкостью, тело может воздержаться от приведения в действие областей, которые не являются гибкими и сопротивляются изменению. Когда нарушается баланс в распределении нагрузки между функциями, естественная логика находит наиболее легкий канал «запуска», а разрыв только увеличивает этот дисбаланс.

Следует ли сделать из всего вышесказанного вывод, что излишняя гибкость в определенных местах наносит нам вред, или, может быть, стоит прежде посмотреть с другой стороны на разрыв в распределении функций и исследовать вопрос о жесткости области лопаток?

Изгиб ребер в сторону в воде

Является ли выпуклость верхней части спины в области лопаток негибкой в результате строения? Всегда ли так было?

Рассматривая функционирование человеческого тела с точки зрения эволюции, можно понять, что произошло со спиной. Позволь своему воображению возвратить тебя на несколько миллионов лет назад в период зари цивилизации на этой планете до того, как человек начал изобретать для себя особенные системы действий, которые, возможно, не имелись в виду при его создании. Вероятно, самым прогрессивным открытием в древности для человека было то, что он был способен стоять только на задних ногах и таким образом мог освободить предплечья для бесконечного количества действий путем нового функционирования. Это новшество не только принесло ему власть силы в условиях жизни, но также развило способность к творческому подходу в его мозгу.

Но что представляло собой движение в области лопаток в начале развития, в соответствии с первоначальной программой, в пучине океана? Можно позволить воображению вернуться в период первобытной жизни и пригласить тело предположить ощущение плавания с помощью плавников, когда живот повернут к центру земли. Попробуй представить себе плавное и ритмичное движение, в котором все тело извивалось из стороны в сторону. При таком извилистом движении в сторону ребра попеременно то отдалялись друг от друга, то сжимались, как веера. Раскачивание из стороны в сторону тянуло за собой весь позвоночник в попеременных петлеобразных движениях.

Такие змееобразные движения позвонки выполняли в горизонтальной боковой плоскости. Когда правая сторона еще выпрямлялась и расширялась, левая подтягивалась и сжималась. Этому движению нет применения в положении стоя на двух ногах. Также и ребра, строение которых позволяло им двигаться попеременно и каждый раз открывать «веер» с другой стороны, не используют сегодня полностью свой потенциал, так как в человеческом теле обе стороны грудной клетки работают одновременно. Движение плеча, которое при плавании в воде то приближалось к голове, то отдалялось от нее, в нашей жизни почти не имеет применения.

Поочередное давление на землю

На следующем этапе, когда жизнь перешла из воды на твердую землю, спина была подвешена как гамак, а четыре пружинистые ноги, ступая на землю, колыхали ее из стороны в сторону. На всех уровнях сгибания вперед и назад добавился еще и аспект фронтальной волны. Позвонки спины, находящейся в состоянии равновесия, до сих пор занимались движением и не были в напряжении под тяжестью веса тела. Они также были освобождены от уравновешивания осанки на вертикальной линии.

Что происходит в области лопаток уравновешенной спины у перемещающихся на четвереньках? Попытайся представить себе движение верхней части спины, когда плечи используются как передние ноги. В динамике ползания каждый шаг правой ногой с легкой задержкой приводит в действие протягивание левой руки, и, в свою очередь, шаг левой ногой поднимает правую руку для последующего движения. Возможно, тогда тебе удастся ощутить ритм базисной модели этой ходьбы, ритм раскачивания лопаток и представить то бесконечное количество раз, которое лопатки скользили над ребрами и прижимались к позвоночнику в своем попеременном танце. Можешь ли ты представить себе ощущение в позвонках верхней части спины, которые постоянно, при каждом шаге, получали массаж?

Попытайся также представить себе ощущение давления передней ладони-ноги на твердую землю. Это давление извлекает из земли возвратный толчок, который заставляет локоть выпрямиться, и проходит через предплечье к центру верхней части спины. Обрати внимание, как давление лопатки на позвонки спины помогает в изгибе продвижения и в то же время пробуждает и приводит в действие весь позвоночник. Ни одно волевое движение, выполняемое в пространстве, не сможет воспроизвести согласованность до такой степени плавного движения.

Такое давление лопаток на середину верхней части спины производит возбуждающий эффект на находящиеся в этой области позвонки, и они как бы отступают определенным образом назад. Давление передается через позвоночник к противоположной задней ноге, которая принимает давление и накапливает его для размаха, с помощью которого тело будет стартовать вперед. Таким образом, шаг за шагом продвигалось развитие четвероногого существа.

Пинг-понг перекрестного ползания

Мягкое отталкивание вперед от ноги к противоположному предплечью и шаг назад аналогичным образом от предплечья к ноге той же стороны происходят плавно через скелет и приводят в действие механизм попеременной ходьбы. Ритмичный массаж, который позвоночник получает от лопатки вследствие повторяющегося толчка от давления руки на твердую землю, должен с каждым шагом «освежать» верхнюю часть спины.

Накопление невыраженных чувств

Прижимание лопатки к позвоночнику, передача повторяющегося давления от земли через передние ноги к задним и обратно - всю эту «игру в пинг-понг» мы утратили очень давно. Мы вынуждены использовать для ходьбы тело, которое уже не имеет устойчивого и надежного основания из четырех опор, и того, что мягко вернет его обратно. Тело самостоятельно должно изыскивать возможность делать рывок вперед, ведь экономная волна в обоих направлениях, как это было при ходьбе на четырех конечностях, отсутствует.

Лопатки, которые, согласно программе эволюции, принимали участие в такой ходьбе при полном раскачивании, готовы и сегодня участвовать в движении. Когда человек встал на ноги, предплечья как бы повисли в воздухе, и осталось только жалкое воспоминание о том, что происходило при встрече конечностей с землей. Поэтому лопаткам, у которых отобрали их изначальную функцию, осталось только накапливать холостое напряжение в состоянии мобилизации. Застывшие, они хранят в себе не нашедшие выхода чувства. Они уже забыли, как справляться с различными ситуациями, стараются всегда «быть начеку». Они стали местом хранения стратегий индивидуальной борьбы.

Инстинктивная реакция на опасность

Спина изначально устроена таким образом, чтобы она смогла мобилизоваться в момент опасности, свернуться шарообразно, подобно ежу, в целях самозащиты. Округляясь, спина поворачивается к бронированному, сильному панцирю позвонков, который способен абсорбировать удар. Он закрывает собой мягкие и уязвимые части шеи и живота, в которых происходят жизненно важные процессы. Любое живое существо инстинктивно свернется клубочком в глубокий панцирь пассивной защиты от страха быть раненным в голову при падении, от ужаса быть растерзанным, для того, чтобы свести к минимуму увечья.

Склонность к сворачиванию клубочком в момент опасности заложена природой также и в человеке. Любая боль и опасность быть травмированным заставляет человека бессознательно округлиться, сконцентрироваться от периметра к центру.

У четвероногих интимная часть тела скрыта от окружающего мира, спина может легко округляться и принимать позу защиты. Спина четвероногих чуткая и многое умеет. После того, как опасность миновала, она легко возвращается в исходное положение, а ходьба «стряхивает» с нее остатки страха.

Искаженная самозащита

Каким образом защищается спина человека от опасности в положении стоя? Где происходит округление? Когда нижняя часть спины, имеющая форму естественной впадины, получает сигнал к действию в критической ситуации, она еще больше углубляет эту впадину. Она тянет плечи назад и открывает грудную клетку спереди. Таким образом, результатом самозащиты спины является углубление впадины в нижней ее части. Спина предстает перед окружающим миром беззащитной и легко уязвимой.

Спина человека, управляемая механизмом поведения в критической ситуации, отреагирует таким же образом и на меньшую опасность, чем физическая угроза существованию. Впадина в нижней части спины будет готова углубиться также и при необходимости устоять перед ежедневным стремлением к действиям, к которым приглашает человека современное цивилизованное общество. Цивилизация сама по себе не является постоянной угрозой для жизни, подстерегающей человека со всех сторон. Большинство действий человек выполняет впереди себя. Передняя часть тела становится в его понимании настолько доминантной, что грудная клетка иногда берет на себя роль защиты выпуклой спины. Понятно, что это полная противоположность защитного инстинкта сворачивания в клубочек. В результате грудная клетка становится еще более жесткой, выпячивается вперед, как будто демонстрируя свою способность выстоять перед опасностями, встречающимися на человеческом пути. По сравнению с ней, нижняя часть спины, отстраненная от своей изначальной функции, постепенно слабеет. Позвонки в нижней части спины сдавлены, ее двигательная память со временем стирается как в действии, так и в воображении.

Выпуклость, защищающую тело сзади, в положении стоя могут оформлять только позвонки в области лопаток. Они имеют тенденцию округляться и принимать выпуклую форму горба при любой ситуации беспомощности и удрученности человека. Только полноценное движение ползания сможет встряхнуть их и заставить вернуться в беззаботное нейтральное положение. Иначе они так и останутся сжатыми в округленном положении, как бы молящем о защите.

В случае острой необходимости в защите, особенно в период роста и развития, эта округленность может стать более плотной и «заморозить» рост костей. Понятно, что впечатление от неприятных ощущений в жизни заслоняет ощущения удовольствия и комфорта. Тяжелое впечатление оставит свой глубокий отпечаток на теле и исказит формирование скелета. Таким образом, современный человек имеет предрасположенность к искривлению спины, верхняя часть которой «заморожена» в выпуклости самозащиты, а нижняя также напряжена в стремлении защититься.

Спина постоянно занимается самозащитой, поэтому ей недосуг заботиться о защите всего тела. Постоянно работающие мышцы становятся твердыми до боли. Систематически сжимаясь и растягиваясь, они уже не способны находиться в расслабленном состоянии, в результате чего их работа постепенно становится менее эффективной. Вся беда в том, что спина находится в плену пропорций своей конфигурации. Обмен одной формы на другую не будет способствовать восстановлению способности быть готовым к защите или прекратить ее, когда в ней нет необходимости. Стоит заняться восстановлением интеллигентности движения спины, необходимой организму, которая будет равноценна тому, что ползание на четырех конечностях дает животным, или тому, что движение в естественных условиях делает для примитивных особей цивилизации. Для того чтобы быть спасенной от постоянного нахождения под бременем напряжения, спине нужен путь, который напомнит ей, как привести в действие в полном объеме свои возможности, включая умение возвращаться каждый раз из любого положения к комфортному ощущению устойчивости в нейтральном положении.

Жертвы «ленивой» выпуклости

Помеха полноценному движению не всегда находится в той области, где ощущается боль. Самые жесткие позвонки, отказывающиеся двигаться так или иначе, это обычно позвонки верхней части спины, находящиеся между лопатками. Так как позвонки в этом отрезке большие и сильные, соединены с ребрами и защищены связками и сухожилиями, прочно переплетающими их, они могут отдыхать в зафиксированной выпуклости без всяких сотрясений, без того, чтобы человек ощущал там какую-то боль.

За это заплатят те отрезки, в которых позвонки готовы двигаться. Готовность быть гибкими – это то, что делает их уязвимыми при увеличении движения или при одностороннем преимуществе. Цепочки позвонков в выемке нижней части спины и затылка, движение которых не ограничено ребрами, уязвимы и являются жертвами «ленивой» выпуклости, находящейся между ними. Нижняя часть спины и затылок старательно выполняют работу по переходу к ходьбе с выпрямленной спиной. Подобно волчку «джейро», который всегда возвращается и останавливается в первоначальном положении, позвонки будут стараться постоянно поддерживать равновесие тела и приспособятся под изменяющиеся в каждом движении обстоятельства. Нижняя часть спины и затылок выполнят эту работу и в том случае, если ее середина не присоединится, но им придется напрягаться значительно больше.

Они зафиксируют внутри себя сотрясение от неуклюжего движения, будучи при этом отрезанными в жесткой области; они сделают это, разрываясь под тяжестью ноши между головой и телом.

Быстрые лошади и эластичные вожжи
Если посвятить немного времени оценке трудностей, возникающих при функционировании спины, имеющей различные нормы поведения, можно заметить, что от определенной части позвонков постоянно требуется выполнять излишнюю работу под тяжестью веса тела. В результате они оказываются в постоянном состоянии хронической самозащиты. Как и другие позвонки, которые группируются в неподвижную глыбу, они принимают зафиксированное положение полной иммобилизации. Все функции, выполняемые жестко соединенными между собой позвонками, подобны движению монолита до такой степени, что сложно себе представить раздельное движение между ними. Понимание причин «склеивания» спины при неравномерном группировании может послужить ключом к устранению дискомфорта. Маневрировать в жизни разнообразными и эффективными движениями спины, имеющей два противоположных качества действия, не накапливая при этом напряжение и не рискуя травмировать ее, и есть задача высшей чувствительности. Такую чувствительность мудрые китайцы определили выражением «управлять сильными лошадьми с помощью эластичных вожжей».

Представляешь ли ты, в какой степени твоя собственная спина соответствует этой модели? Известно ли тебе, где позвонки мобилизуются сразу же при напряжении, когда человек наклоняется, встает или поднимает что-нибудь? Всегда ли ходьба «барабанит» по одной и той же области спины? Всегда ли напряжение возникает в одном и том же месте затылка при перемещении головы во время вождения? Известно ли тебе, какие области твоей спины наиболее уязвимы? Осознаешь ли ты, что у тебя есть позвонки, которые ты не приводишь в действие? Обладаешь ли ты способностью распознать, какие области спины двигаются, а какие являются жесткими? Знаком ли тебе ленивый муж или жена, партнер того, кто готов работать дополнительное время? Можешь ли ты знать, чего ты не делаешь?

Между головой и тазом

Если ты готов понаблюдать за своим организмом изнутри, увидеть отдельные части спины в перспективе всего тела, - устройся удобно в положении сидя и позволь системе дыхания привести твое тело в состояние покоя. Начни «экскурсию» с внимательного рассматривания головы. Постарайся проявить любознательность и со всех сторон осмотреть свой собственный череп как хорошо закрытую коробку, в которой хранится самая хитроумная ткань естественной жизни, сам мозг. Представь себе область расположения мозга.

Затем перенеси внимание на область таза. Представь себе огромную тазовую кость как большую миску, внутри которой находятся органы, непрерывно приводящие в действие жизненно важные процессы обмена веществ и мочеполовой системы. Попытайся найти ощущения, которые будут свидетельствовать о том, что это действительно происходит внутри.

Теперь понаблюдай, каким образом эти две шарообразные области - голова и таз – связаны между собой позвоночником, который представляет собой соединение суставов. Позвоночник передает сообщения из одного конца в другой. Мозг, находящийся в голове, обладает способностью воспринимать информацию об обстановке, регистрировать ее, запоминать, взвешивать и принимать решения. Таз приводит их в действие, он обладает силой. Когда человек находится в положении стоя, тазу удается легко привести в действие одну часть тела за другой соответственно командам мозга.

Гибкий позвоночник в своем многоцелевом функционировании между двумя концами обслуживает направленные и ненаправленные движения тела. Он перемещает скелет во всех его движениях и беспокоится о том, чтобы вернуть тело из любого положения в вертикальное. Таким образом, позвоночник служит средством сообщения между головой и тазом, от команды к выполнению и обратно, от отзыва к новому решению в непрекращающемся диалоге в условиях изменяющейся действительности.

Теперь направь внимание на весь позвоночник в целом. Можешь ли ты выделить в нем различные качества гибкости или различные уровни готовности к движению? Где находятся наиболее иммобилизованные позвонки? Если внимательно присмотреться к задней части таза, можно локализовать наименее подвижные позвонки, как бы намертво прилипшие к тазовой кости. Это часть «кнута», надежно прикованная к «рукоятке».

Есть ли какое-нибудь представление о характере копчика, о его размере и направлении? Можно ли представить себе его длинным, выполняющим роль пропеллера? Попробуй предположить, насколько легко было бы всему позвоночнику извиваться и двигаться вперед, если бы хвост дирижировал позади движением в танце восьмерок и усиливал это движение с помощью своего веса и длины.

Эти части позвоночника (позади таза и в хвосте) эволюция уже давным-давно зачеркнула в своем каталоге. То, что осталось для функционирования – это отрезок позвоночника между двумя шарообразными областями – головой и тазом.

Позвонки, соединенные с ребрами

Удели несколько минут внимательному прислушиванию к тому, что происходит внутри, попробуй с интересом рассмотреть позвонки в работе. Представь себе один за другим позвонки поясничного отдела, грудной клетки и шеи. Обрати внимание, в каких областях позвоночника можно увидеть картину, а где она ускользает от сознания. Есть ли связь между невозможностью представить себе определенные позвонки и их физической способностью двигаться?

Для того чтобы облегчить выявление позвонков, которые являются малоподвижными, можно обозначить третью область в строении тела – область грудной клетки. Она как бы подвешена посреди позвоночника, подобно большой бусине, отдаленной и от головы, и от таза. Это шарообразная область, не закрытая и не твердая, как череп или таз, но и она имеет вид коробки из костей, хранящей внутри себя жизненно важные системы дыхания и сердца.

Попытайся распознать отрезок позвоночника, продетый через грудную клетку. Можно ли ощутить позвонки, относящиеся к срединной области, которые соединяются там с ребрами? Определить верхнюю и нижнюю границы грудной клетки.

Можно почувствовать, что позвонки, соединенные с ребрами, более, чем другие, ограничены в движении. Этот отрезок позвонков ведет себя как цельная глыба, которая перестала использовать суставные соединения между позвонками. Она также забыла, как согласовывать свои действия с дыханием, и пребывает в таком состоянии постоянно. Иногда кажется, что и сам человек становится таким же жестким, как этот ком.

Гибкие позвонки также уязвимы

В завершение присмотрись к позвонкам, которые не прикреплены ни к каким костям. Это позвонки, способные маневрировать движением сгибания. Задержись на цепочке позвонков нижней части спины, от тазовой кости до грудной клетки. Какова траектория этой цепочки? Каковы возможности движения этих позвонков? Какие ожидания и опасения связаны с этой частью тела?

Мысленно пройдись по второй цепочке позвонков между верхней частью грудной клетки и головой, попытайся ощутить позвонки затылка. Какова траектория их движения? Где ощущается их «потертый» стержень сгибания? Попробуй одновременно увидеть обе цепочки позвонков – нижней части спины и затылка. Ощути их готовность к движению. Можно ли согласиться с тем, что только отдельные позвонки во всей спине способны сгибаться с легкостью? Такое прилежание свидетельствует об их большей уязвимости, о склонности к преувеличению в движении и к преждевременному износу.

Так как средняя часть позвоночника по всей длине грудной клетки не является гибкой, встает задача приведения тела в действие с помощью отдельных позвонков, которые до сих пор способны двигаться. Эти позвонки расположены под грудной клеткой – позвонки нижней части спины, и над грудной клеткой – позвонки затылка.

И ты решаешь двигаться как можно меньше

Наверное, немало людей приняли такое решение. Это отступление. Люди остерегаются лишнего движения и стараются насколько можно меньше приводить в действие поясницу и затылок. Вся их спина ведет себя как единый монолит. Опускаясь, чтобы поднять вещь с пола, они сгибают колени, держа при этом спину прямо. А для того, чтобы обратить взгляд в сторону, они поворачивают весь плечевой пояс, не позволяя затылку активно присоединиться к движению. Такая осторожность и в самом деле необходима, если человек не в состоянии выполнить гармоничное движение. Условия современной цивилизованной жизни позволяют людям выстоять и в том случае, когда они приводят в действие только мизерную часть своих возможностей в движении. Так продолжается до тех пор, пока однажды не потребуется сделать нечто дополнительное к обыденному. И тогда, особенно в случае, если действие сопровождается отрицательными эмоциями, нетренированное тело получает удар во много раз серьезнее. Отчаявшись, человек желает только одного – чтобы боль оставила его. Мало кто при этом размышляет о том, что решение проблемы в обновленном воспитании привычек движения.

Интеграционный подход или изменение в разделении труда

Чтобы оздоровить утомленную нижнюю части спины и облегчить работу огорченному затылку, нужно, прежде всего, рассмотреть их связь с общим функционированием всей спины и затем спросить себя, что можно сделать для изменения в разделении труда между позвонками. Направление действия обозначится в процессе наблюдения: положиться на возбужденную поясницу и страдающий затылок, либо искать способ изменить состояние иммобилизации грудной клетки. Снижение нагрузки на позвонки придет само по себе, когда жесткие позвонки, находящиеся в середине, станут «мягче» и смогут присоединиться к движению.

Такой интеграционный подход рассматривает совокупность в целом и напоминает семейное занятие, имеющее целью убедить несговорчивых членов семьи смягчиться, чтобы легко уязвимые и страдающие члены той же семьи не стали жертвами их жесткости и смогли без помех делать то, что заложено в них самой природой для обеспечения нормального функционирования.

Каким образом можно прийти к осознанию того, что позвонки являются жесткими, и ощутить, насколько они жесткие? Как «убедить» их в том, что существует возможность организоваться другим образом, как «уговорить» их оставить броню застывшего панциря и начать принимать участие в движении, и даже делать это с удовольствием?

Разделение функций между позвонками, или реверс

Примером проблемы в разделении функций между позвонками может служить действие реверса. Попробуй воспроизвести в памяти движение твоей спины, когда ты должен увидеть через плечо то, что происходит позади.

Не то ли это действие, которое люди выполняют в основном с помощью шеи таким образом, что для этого требуется сильное до боли напряжение? Имеют ли они представление о том, что остальные позвонки грудной клетки и два плеча держатся как единый монолит, продолжающий поворачивать туловище вперед? В дополнение к этому они прекращают дышать, и убеждены, что ни в коем случае нельзя отказываться от прилегания спины к спинке стула: ведь тогда поворот затылка назад не позволит развернуть спину.

Прислушавшись, можно ощутить, как напряжение от поворота концентрируется в этом случае только в маленьких и гибких позвонках шеи, которые вынуждены поворачивать голову против тормозящего сопротивления большой спины. В этой конфронтации между спиной и затылком всегда забывают о позвонках, которые выполняют работу. Таким образом, усталость постоянно накапливается в возбужденной выемке затылка.

Если таз плотно прилегает к сиденью и не принимает участия в повороте, то при повороте спины мы возлагаем дополнительную нагрузку также и на позвонки поясницы. Таз не принимает участия в повороте не потому, что он не способен изменить свое местоположение, а потому, что мысль о том, что можно подвинуться, не пришла тебе в голову. В атмосфере убогого движения человек относится к своему телу, как к неодушевленному предмету. Таз, привыкший быть «приклеенным» к стулу, начинает развивать в себе зависимость от положения сидя. Избалованный комфортностью своего положения, он уже затрудняется не только привести тело из естественного положения сидя на земле в положение стоя, ему уже тяжело подняться даже с сиденья стула. Дитя цивилизации утратило понятие пружинистости, которая помогает противостоять силе земного притяжения. Естественная логика человека способна стереть в памяти те движения, которые он не использует. Организм беднеет не только потому, что забывает определенное движение, но и от потери сообразительности для того, чтобы предпринять это движение.

Таз для движения, затылок - для точности направления

Постарайся представить себе, каким образом можно было бы изменить организацию разделения функций. Может быть, было бы более целесообразно выполнить движение в обратном порядке, т.е. предоставить большому и сильному тазу начать движение и подвинуться, изменив свое местоположение, что уже повлечет за собой основной поворот. Тогда вся спина возьмет на себя часть поворота, и поясница не будет чересчур сдавлена. Если также выпуклость в области лопаток откажется от давления на спинку стула и разрешит позвонкам расслабиться, то волна извилистого движения, инициатором которой является таз, сможет успешно пройти поэтапно и через них. Точно так же эта катящаяся волна воспользуется готовностью ребер раскрыться наподобие гармошки, когда они разворачиваются в спиральном движении. Плечи тоже не обязаны оставаться на передней линии тела. В этом действии вращения есть и движение вперед, и отступление назад. Каждое из них найдет свое место между верхом и низом в бесконечном количестве всевозможных вариантов. Затылок, например, примет позицию наблюдателя и при этом не будет растягиваться в максимальном усилии. Такое разделение работы оставит затылку роль ответственного за точность поворота, а глаза смогут легко обозревать все вокруг вне зависимости от направления лица.

Скорее всего, эта динамика была заложена природой, когда та формировала сложное строение обладателей позвонков. В нашем распоряжении есть большой и устойчивый таз, способный с легкостью начать передвигать тело из любого положения, и каждого изменения в его движении достаточно, чтобы дать понять позвоночнику, что требуется переместить голову - перископ ощущений - на определенный отрезок пути. Вот таким образом таз осуществляет подготовительную работу. Спина выполняет основную часть поворота, и затылку остается только дополнить последний штрих и приучить глаза к мысли об основной цели.

Наблюдение за функциями показывает, что стесненность организма во вращательном движении происходит от отсутствия здравого смысла в способе действия. Это расплата за использование тела небрежным и неуклюжим образом. Стул в современном цивилизованном обществе делает таз степенным и ленивым до такой степени, что область поясницы, претерпевая разочарование, выполняет большинство задач по изменению положения позвоночника без его участия. Затылок, погруженный в хроническое напряжение из-за тяжелой физической работы, которая вовсе не для него предназначена, утрачивает свою хитроумную чувствительность, необходимую для уравновешивания осанки и обслуживания чувств. И не мудрено, что в результате затылок отказывается защищать не только каждое движение, но также и чувства: зрение, вкус, слух и обоняние притупляются и ухудшаются.

Восстановление естественного разума

Допустим, ты сидишь в машине и должен сделать реверс. Как в этом случае можно добиться правильной организации действия, при которой движение будет приятным, а дыхание уравновешенным? Как можно научиться находить эффективный путь, не принуждая тело к неестественному движению, а наоборот, веря в сообразительность организма при нахождении подходящего для определенного момента решения?

Оздоровление движения – это не только изменение порядка разделения функций между позвонками, но также и восстановление первоначальной двигательной интеллигентности. Это также и восстановление естественного разума, способного в любом положении найти эффективную и гармоничную координацию, чтобы достойно справиться с условиями изменяющейся действительности. Каким образом можно восстановить этот естественный внутренний разум, без которого ни один живой организм в природе не может существовать?

Один из классических примеров д-ра Фельденкрайса демонстрирует, как его метод работает на пробуждение этого внутреннего разума. Тема урока – процесс вращения спины для перемещения взгляда через плечо. Движение вращения тела вокруг своей оси требует умения, которое присуще только человеческой особи. Прежде всего, это умение требуется человеку для того, чтобы выпрямиться при ходьбе на двух ногах. Когда животному, ходящему на четырех, нужно посмотреть через плечо или «догнать свой хвост», оно действует движением в сторону, а не вращением вокруг своей оси.

Поскольку движение вращения вокруг своей вертикальной оси исключительно только для человеческой особи, были религиозные секты, которые видели в этом путь к духовному развитию (например, известные дервиши). Стремление к совершенствованию движения, которое также исключительно только для человеческой особи, подчеркивает принципы обучения человека. Подробное описание этого можно найти во втором разделе книги, в подразделе «Динамика изменения».

«Волшебный» рулон

Процесс обучения с помощью «волшебного» рулона является воспитательным, он отвечает целям балансирования и разделения работы в движениях тела. Процесс проходит несколько этапов. Он сочетает примирение с силой земного притяжения, строение тела в более прямой траектории и готовность войти в ритмические колебания, которые берут начало из первобытной волны возбуждения жизни. Процесс также ведет к организации осанки, которая напоминает человеку о том, каким образом он может выражать свое доверие к ближнему. Это своеобразный язык тела, и он позволяет человеку почувствовать себя любимым сыном Вселенной.

Процесс обучения предполагает использование свернутого в рулон одеяла. Это одна из гениальных находок д-ра Фельденкрайса. Он использовал ее для совершенствования возможностей в индивидуальных сеансах. Я нашла способ обучать группы людей тому, как можно заниматься этим самостоятельно. Меня каждый раз приводят в изумление результаты, которые способна давать эта комбинация. Процесс обучения с помощью «волшебного» рулона послужил поводом для написания этой книги.

Когда я, проводя семинар, дохожу до процесса движения на рулоне, то, опережая саму себя, сообщаю людям, что это подарок, который они возьмут с собой. Такой рулон из одеяла может быть преданным другом, который поможет усталой спине, облегчит боль, научит ее быть более стройной без особого старания. Речь идет о естественной стройности, вытекающей из изменения пропорций в разделении работы между позвонками. Все, что потребуется для этого урока, это обычное домашнее одеяло, имеющее в развернутом виде площадь примерно два квадратных метра, и уважительное отношение человека к самому себе. Первоначально потребуется два-три часа для того, чтобы изучить это как следует. Затем ты сможешь каждый раз добиваться определенного улучшения в течение считанных минут.

Подготовительный этап. Колебания первоначальной волны

Лечь на пол, ноги выпрямлены. Если такое положение неудобно для спины, можно согнуть колени и поставить стопы, или использовать в качестве поддержки подушку.
Прислушаться к тому, как тело касается пола в различных местах. Мысленно перемещаться от одной части тела к другой и локализовать выпуклости, которые давят на пол.
Определить, какие области не находят опоры на полу.
Можно ли ощутить усилие, которое прилагает тело для того, чтобы не расстелиться полностью на полу?
Выпрямить ноги и приблизить их одна к другой, не напрягая при вытягивании.
Начать очень медленно сгибать стопы, поворачивая их в направлении головы. Пятки как бы вкапываются в пол, а голеностопные суставы сгибаются под прямым углом.
Позволить стопам вернуться в исходное положение, при этом они по-прежнему сомкнуты. Повторить это движение много раз в очень медленном темпе.
Можно выполнять движение в ритме дыхания таким образом, чтобы делать вдох при каждом сгибании голеностопного сустава. Когда воздух «вырывается» из легких, позволить дыханию возвращать тело в исходное положение.

Имитация устойчивого положения стоя в положении лежа

Сгибание голеностопных суставов побуждает нервную систему организоваться в соответствии с тем, как это происходит в положении стоя. Это урок в положении стоя, выполняемый в положении лежа, когда объективная площадь пола дает точное представление о траектории осанки.

Обратить внимание, каким образом движение голеностопных суставов влияет на все тело. Ощутить, как всякий раз, когда мы сгибаем голеностопные суставы, все тело как бы отталкивается в направлении головы и большей площадью простирается на полу. И каждый раз, когда мы расслабляем стопы и возвращаем их в удобное положение покоя, все тело возвращается в привычное и удобное положение. Возможно, что тогда появляется больший разрыв между нижней частью спины и полом.

Это, в сущности, урок для проведения в устойчивом положении стоя, выполняемый в положении лежа. Можно представить себе, что пол — это стена, находящаяся позади, которая дает точное представление о том, насколько тело может выровняться.

Можно почувствовать, как влияют голеностопные суставы на линию осанки, когда они сгибаются, по сравнению с тем, каков этот угол сгибания, когда тело действительно находится в положении стоя.

Продолжить движение еще несколько минут.

Остановиться, позволить ногам отдалиться друг от друга и найти удобное расстояние между ними. Прислушаться к произошедшим изменениям в соприкосновении с полом.

Снова согнуть стопы, как раньше, в голеностопных суставах под прямым углом. Затем позволить им вернуться в исходное положение. На этот раз выполнить это движение в более быстром темпе.

Развить легкое размахивание стопами в направлении головы и обратно, при этом делая небольшое отклонение от привычного угла голеностопных суставов. Пригласить голеностопные суставы перемещать все тело, мягко раскачивая его. Работу выполняют голеностопные суставы, все остальные части туловища лишь пассивно раскачиваются. Это не медленное и обдуманное движение, которое можно остановить в любой точке, но ритмичные колебания, увлекающие за собой к раскачиванию все тело в обоих направлениях с индивидуальной частотой. Ритм этого движения похож на ритм, в котором раскачивает себя ребенок.

Некоторым людям нужно больше времени, чтобы войти в темп ритмичного раскачивания. Здесь требуется готовность полностью оставить наблюдение и позволить естественному внутреннему умению вести быстрое попеременное движение в наиболее подходящем и удобном темпе.

Попытаться найти ритм, который потребует самого минималь-

ного усилия в голеностопных суставах. Округлить движения и соединить их в одно непрерывное без резких переходов. Расслабить остальные части тела и пригласить все тело быть мягким и ритмично раскачивающимся гамаком.

Если и в самом деле остальные части тела свободны и согласны быть пассивными, то и подбородок двигается свободно вверх и вниз в такт движению голеностопных суставов. Можно немного расслабить челюсть и приоткрыть рот во время раскачивания.
Прекратить движение и немного отдохнуть.
Обратить внимание на области, которые нашли способ более плотно соприкасаться с полом.

**Рулон по длине одной стороны.
Урок об умении приспособиться**

Приготовить обычное домашнее одеяло из шерсти или другого похожего на нее материала. Сложить его один раз в длину и один раз в ширину таким образом, чтобы получился прямоугольник, площадь которого составляет примерно четвертую часть от первоначальной площади развернутого одеяла. Свернуть длинную сторону прямоугольника и приготовить хорошо скрепленный рулон, диаметром 12 см. Длина рулона должна быть не меньше метра.

Лечь таким образом, чтобы правая половина тела была расположена на рулоне, а левая на полу. Обратить внимание, чтобы вся правая половина таза и правая лопатка полностью опирались на рулон.

Позволить голове скользить влево по полу, а правой стопе устроиться справа на рулоне.
Выпрямить ноги и ощутить, что части тела расположены на полу неодинаково. Прикрыть глаза и пригласить всю массу тела полностью удобно устроиться на полу, несмотря на неоднородность «платформы».

Представь себе, что ты лежишь на рулоне как младенец, способный уснуть в любом положении. Найти способ расслабиться и уменьшить сопротивление неоднородной площади, на которой ты лежишь, и таким образом постепенно приспособиться к форме рулона и устроиться удобно.

Мысленно войти в темп ритмических колебаний. Позволить голеностопным суставам начать раскачиваться на самом деле. Позволить всему телу перекатываться в обоих направлениях, при этом оно наклоняется набок по краю рулона. Сделать колебания настолько незначительными, чтобы появилось ощущение, будто к движению раскачивания не прилагается никакого усилия.

Спустя некоторое время прекратить движение и продолжать лежать на полу в состоянии покоя, при этом одна половина тела расположена на рулоне, а вторая на полу. Можешь ли ты теперь немного терпимее относиться к не очень удобному положению на полу? Научилось ли тело расслабляться изнутри и приспосабливаться к окружающим условиям, несколько отличающимся от привычных? Немного перекатиться влево и высвободить рулон. Вернуться и растянуться на голом полу.

Что нового сейчас ощущается в положении тела? Почувствовать различия между двумя сторонами тела. Это возможность на самом деле убедиться в том, насколько отличается реакция организма в той стороне, которая получила опору в виде одеяла, заполнившего все впадины и принявшего форму всех выпуклостей, по сравнению со второй стороной, которой пришлось самостоятельно справляться с неудобным положением на твердом полу. Таким образом, можно использовать выпуклость рулона, чтобы побудить тело организоваться другим способом. Если есть желание, можно позволить и второй половине тела получить удовольствие от урока.

Рулон по длине позвоночника – центральная линия при ползании

Лечь на рулон таким образом, чтобы позвоночник по всей длине был расположен на нем, от головы и до копчика.
Остаться в таком положении некоторое время, чтобы воспринять ощущение центральной линии. Мысленно отметить позвонки, которые имеют более плотное соприкосновение с рулоном.
Начать сгибать голеностопные суставы в одну и другую стороны и при этом позволить им развить темп ритмичных колебаний, распространяющихся по всему телу мягкими и осторожными движениями. Ощутить, как одеяло поддерживает каждое небольшое движение позвоночника во время раскачивания.
Прекратить движение, прислушаться к изменениям, которые произошли в грудной клетке.

Оздоровление спины

Положение лежа на рулоне дарит каждому из позвонков редкое впечатление верной опоры. Движение верхней части спины из стороны в сторону тренирует грудную клетку и спину расслаблять свои формы и дает всему телу возможность удобно организоваться по жизненно важным диагоналям в пространстве. Движение в сочетании с поддержкой увеличивает возможность нахождения опоры. Когда убирают рулон, люди поражаются способности спины распластаться и возможности забыть о проблемах спины.

Согнуть колени и устойчиво поставить стопы. Опустить правую часть таза на сторону рулона в направлении пола. Ощутить, как грудная клетка реагирует и тянется за движением по диагонали. В дополнение к этому позволить голове немного повернуться влево.

Остаться некоторое время в таком новом положении, дышать спокойно. Попытаться уменьшить внутреннее напряжение и посмотреть, можно ли устроиться более удобно в этом диагональном положении. Помнить, что смысл не в самом движении, а в готовности тела принять его. Остаться еще немного в таком положении, чтобы привыкнуть к движению. Если движение кажется сложным, можно уменьшить его размах. Нет смысла стараться достать поясницей до пола.

Поднять правую часть поясницы снова на рулон и отметить, что позвоночник также возвращается и находит опору полностью по всей длине спины. Чтобы было легче поднять поясницу на рулон, можно с помощью правой ступни оттолкнуться от пола.
Повторить еще несколько раз движение опускания поясницы в направлении пола и возвращения на рулон.

Опустить таз несколько раз влево. Перенести таз из стороны в сторону, при этом он как бы скользит вокруг рулона. Голову можно повернуть в направлении, противоположном спускающейся пояснице. Медленно повторить это попеременное движение несколько раз.
Почувствовав, что достаточно двигаться, следует отдохнуть. Вытянуть руки над головой, как продолжение линии тела, и, если возможно, положить их на пол.

Скользить правой стороной поясницы вправо, по направлению к полу, при этом голова повернута влево. На этот раз согнуть левый локоть и тянуть его немного по поверхности пола вниз, в направлении ног. Локоть продолжает сгибаться, а пальцы руки продолжают поворачиваться вверх, согласно тому, как они были на поверхности пола. Внутренняя сторона ладони вращается и поворачивается к лицу.

Правую руку оставить вытянутой по длине наверху, на поверхности пола. Выровнять руку с ощущением, что правая сторона отрезана по всей длине от поясницы и до ладони. Можно усилить растягивание посредством вращения предплечья и повернуть внутреннюю сторону ладони наружу и вправо, при этом большой палец направлен к полу.

Таким образом опускаться попеременно то на одну, то на другую сторону, при этом движение поясницы и плеч напоминает по фор-

ме попеременную ходьбу, а позвоночник переживает возвращение к плаванию по диагонали, раз вправо и раз влево. Все это время поясница опирается на верную и чуткую поддержку одеяла.

Лежать в состоянии покоя на поверхности рулона, ноги выпрямлены, руки вдоль тела. Снова начать раскачивать голеностопные суставы мягкими колебаниями. Отдохнуть.

Отметить, как тело сейчас воспринимает отдых. Научилось ли оно уменьшать сопротивление выпуклости рулона?

Немного отклониться и лечь на сторону, удалить рулон и вернуться в положение лежа на спине, на ровном полу. Ощутить новое впечатление в полном объеме.

Подождать немного, чтобы расшифровать странное ощущение.

Иногда может казаться, будто бы пол разверзся. Возникает ощущение, что по длине пола открывается траншея, чтобы вобрать в себя новую выпуклость позвоночника на полу.
Обратить внимание, насколько субъективная точка зрения может быть обманчивой.

Медленно встать. Почувствовать новое ощущение стройности, разливающееся сейчас по всему телу. Начать ходить и распознать самостоятельную способность улучшить связь участка мозга, отвечающего за моторику, с движением для нахождения более совершенного варианта распределения работы.

Рулон во впадине затылка

Распластаться на полу и остаться несколько минут в состоянии покоя, чтобы почувствовать центры давления тела на пол. Особенно прислушаться к ощущениям в затылке и определить местоположение области, которая не имеет опоры на полу. Представить себе траекторию шейных позвонков.

Свернуть домашнее одеяло один раз по ширине и один раз по длине. Свернуть короткую сторону прямоугольника в рулон диаметром 12 см.

Лечь на спину таким образом, чтобы впадина затылка имела опору по ширине на рулоне. Посвятить немного времени тому, чтобы приспособить толщину рулона под строение затылка. Устроить рулон таким образом, чтобы он заполнил свободное пространство между плечами и черепом. Лицо обращено к потолку, а задняя часть головы может быть немного приподнята над полом. Уложить рулон таким образом, чтобы лежать на нем было приятно.

Можно даже спать в таком положении, как это было принято в некоторых древних культурах. Ощутить, как позвонки затылка опираются на чувствительную поддержку, которая встречает их в точном соответствии с особым строением. Рулон, заполняющий затылочную впадину, позволяет этим позвонкам избавиться от напряжения, которое присутствует, когда затылок держится в воздухе (например, когда спят на подушке, поддерживающей только место позади головы).

Выровнять ноги, пригласить ступни раскачиваться в обоих направлениях, создавая ритмичные колебания, достигающие любого места в теле. Каждый раз, когда ступни поворачиваются в направлении головы, приходит в движение весь позвоночник, толкаемый вверх, и подбородок немного отдаляется от шеи.
Обратить внимание, как затылок увеличивает площадь своего движения вокруг рулона, превращая форму движения то в более выпуклую, то в более вогнутую. Все это сопровождается чувством уверенности в себе. Такая уверенность в движении порождается возможностью опереться затылком.

Согнуть правое колено и установить ступню на полу. Правой ладонью перекатить лоб немного влево, побыть там немного, не останавливая дыхания, затем тащить голову обратно к середине. Несколько раз вернуться к этому упражнению.

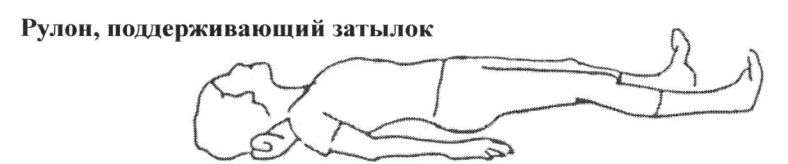

Рулон, поддерживающий затылок

Затылок, привыкший беспрерывно двигаться в пространстве, стремясь привести тело к состоянию равновесия, теперь может «бросить якорь» на твердую землю. Текстура рулона достаточно крепкая для того, чтобы дать надежную поддержку, и достаточно мягкая для того, чтобы приобрести форму затылка, учит его находить удобную траекторию. Мягкие колебания, идущие от голеностопных суставов, приспосабливают все части тела к изменению, которое произошло в затылке.

Наблюдать за движением шейных позвонков и представить себе, как они изменяют свое строение и подстраивают себя под форму рулона, когда голова повернута в сторону. Позволить затылку быть пассивным, а руке вести его.

Оставить голову повернутой влево. В этом положении раскачивать ступни из стороны в сторону и перекатывать тело в ритмичных колебаниях в обоих направлениях.

Ощутить, как левая сторона затылка, как бы отвечая на колебания, учится переносить центр тяжести на рулон.

Продолжать таким образом еще несколько раз очень небольшими движениями, которые больше похожи на легкие вибрации, чем на напряженную и направленную работу.

Вернуть голову на середину, скользящим движением выпрямить ногу, отдохнуть.

Определить различие между левой и правой сторонами тела. Обратить внимание на ощущение в той стороне, которая двигалась, соприкасаясь с рулоном, и сопоставить его с ощущением в другой стороне тела.

Попытаться выполнить движение по той же модели в другой стороне тела. Выпрямить обе ноги и продолжать еще некоторое время раскачивать оба голеностопных сустава.

Согнуть оба колена и установить стопы таким образом, чтобы они как можно большей площадью касались пола.
Медленно наклонить оба колена вправо одно за другим и позволить им наклоняться под тяжестью своего веса. Продвигаться вперед левым коленом, немного отдаляя его от головы. Ощутить, как весь позвоночник тянется вниз, а позвонки затылка растягиваются на поверхности рулона по диагонали. При выполнении упражнения стараться не задерживать дыхание.

То же проделать с другой стороной тела. После нескольких медленных движений из стороны в сторону, позволяющих свободно ощущать изменения и дышать в любом положении, выпрямить ноги скользящим движением.

Снова перемещать все тело в обоих направлениях по вертикальной линии голова - ноги до тех пор, пока движение станет мягким и цельным, и все тело начнет отвечать ему без сопротивления. Закончить движение и немного отдохнуть.

Найти способ убрать рулон, не подключая к этому затылок. Можно одной рукой приподнять голову, в то время как вторая рука вытягивает рулон наружу. Осторожно опустить голову на пол и ощутить изменения, произошедшие в затылке.

Возможно, появилось чувство, что затылок принял непривычную форму. Как сейчас воспринимается ощущение спокойствия в затылке на его новом месте?

Перевернуться на бок и медленно встать на ноги. Определить, как ощущаются изменения, когда тело находится в положении стоя. Что изменилось в осанке? Что сейчас представляет собой линия затылка? Обратить внимание, что теперь вес головы в меньшей мере давит на затылок и меньше сжимает постоянный угол его сгибания. Возможно, теперь затылок готов «всплыть» на высоту и стать более плавным продолжением позвоночника.

Начать ходить, обратить внимание, на каком уровне глаза сейчас встречаются с окружающим миром, как изменяется настроение.

Стимулирование стройности

Распластавшись, лечь на спину. Обратить внимание, как тело очень медленно становится пассивным и позволяет своему весу опереться на пол.

Отметить местонахождение центров выпуклостей каждой из лопаток на полу. Обратить внимание, насколько каждое плечо отдалено от пола.

Из короткой стороны сложенного вчетверо одеяла приготовить хорошо скрепленный рулон диаметром примерно 12см и длиной хотя бы 60см.

Лежать на спине по ширине рулона таким образом, чтобы ребра лопаток справа налево опирались на него. Найти для рулона место, где он поддерживал бы самую выступающую область спины. Если сложно положить голову на пол, то можно в качестве поддержки использовать подушку.

Несомненно, сейчас ощущается, как рулон стимулирует определенную область спины. Почувствовать внутреннее сопротивление тела при этом прямом противостоянии в самом жестком отрезке позвоночника. Постараться не останавливать дыхание в этом положении и очень медленно пригласить грудную клетку, ребра и спину пренебречь сопротивлением, сдаться и расслабить тяжесть своего веса на рулоне, несмотря на то, что это непривычно. Познать возможность внутренне размягчиться и устроиться более удобно.

Начать создавать мягкие колебания, ноги при этом выпрямлены. Разрешить грудной клетке прекратить вести себя как единый мо-

нолит в панцире. Представить, что каждое ребро может реагировать самостоятельно и отвечать на колебания.

Согнуть оба колена и установить стопы на полу. Немного наклонить оба колена вправо, затем влево. Дать время грудной клетке и тазу приспособиться к растягиванию по диагонали и устроиться удобно.

Снова начать раскачивать стопы, ноги выпрямлены. Возможно, что на этом этапе реакция грудной клетки на раскачивания будет протекать с большей легкостью.
Остановить движение. Прислушаться, уменьшается ли постепенно внутреннее сопротивление рулону, может быть, теперь он мешает меньше, чем вначале. Оценить возможности организма приспособить внутреннюю организацию к внешним обстоятельствам.

Согнуть колени, сплести пальцы рук за головой и позволить им нести ее. Приподнять немного голову над полом. Приподнять голову на высоту, на которой не требуется приложения усилия со стороны живота и шеи. Локти обращены вперед, живот спокойный.

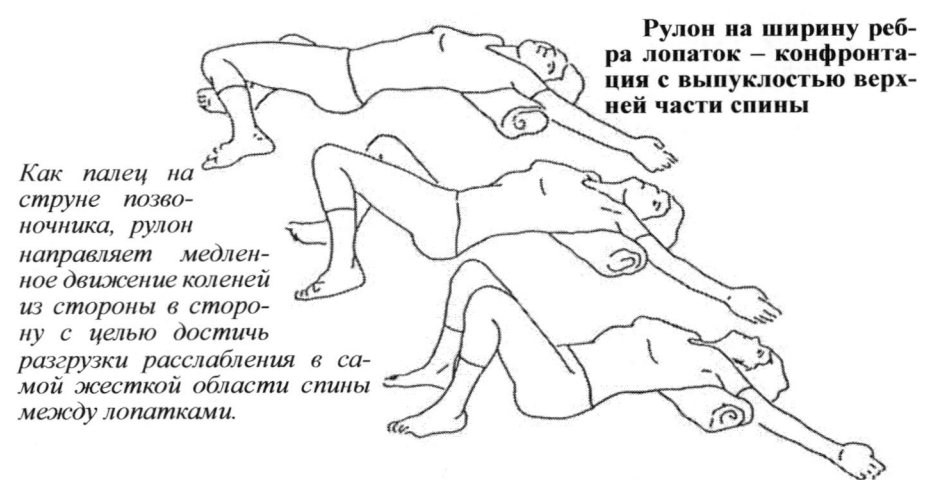

Рулон на ширину ребра лопаток — конфронтация с выпуклостью верхней части спины

Как палец на струне позвоночника, рулон направляет медленное движение коленей из стороны в сторону с целью достичь разгрузки расслабления в самой жесткой области спины между лопатками.

Очень медленно вернуть голову на пол, разводя при этом локти в стороны.

Несколько раз вернуться к этому движению. Ощутить, как опускание головы приводит самый жесткий и выпуклый отрезок спины – отрезок, лежащий на рулоне, к тому, что он начинает выравниваться и выпрямляться назад. Это отдельное действие позвонков в определенной области, которое в положении стоя сложно осуществить волевым движением.

Теперь одновременно с головой приподнять таз и опустить их вместе на пол.
Повторить это движение несколько раз, помня при этом, что не следует напрягаться для того, чтобы достичь большей высоты, чем это возможно. Так или иначе, положительный эффект движения проявляется при опускании обратно на пол.
Оставить таз и голову приподнятыми над полом. Устроиться таким образом, чтобы ребра лопаток, которые являются наиболее выпуклой областью на спине, могли по-настоящему опереться на рулон. Найти равновесие в этом положении и пребывать там некоторое время, не останавливая дыхание.

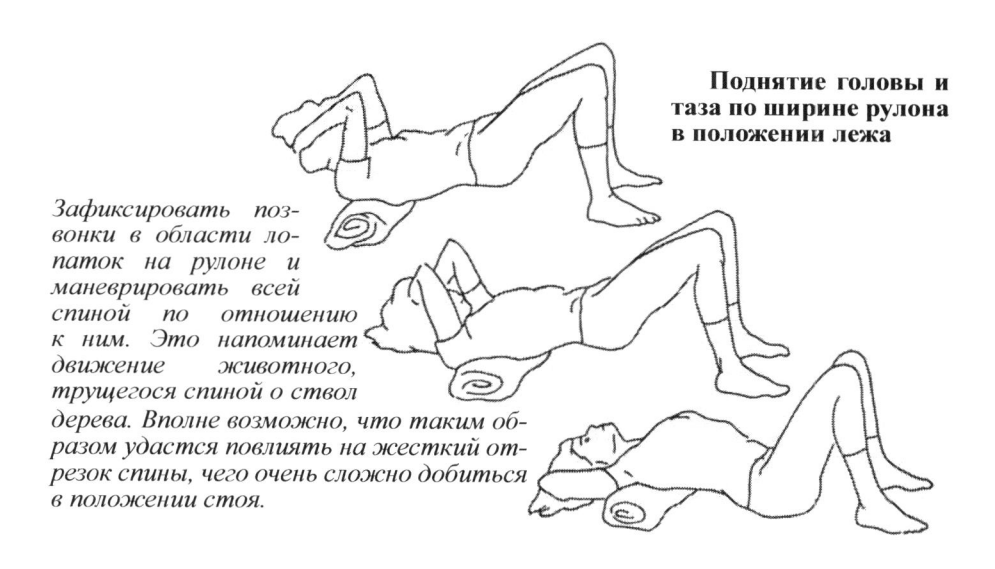

Поднятие головы и таза по ширине рулона в положении лежа

Зафиксировать позвонки в области лопаток на рулоне и маневрировать всей спиной по отношению к ним. Это напоминает движение животного, трущегося спиной о ствол дерева. Вполне возможно, что таким образом удастся повлиять на жесткий отрезок спины, чего очень сложно добиться в положении стоя.

Начать тереть спину о поверхность рулона в обоих направлениях много раз от головы до ног, повторить это движение параллельно полу многократно. Стопы, опираясь на пол, «включают» движение.
Опустить таз и голову на пол, освободить руки и ноги. Повторить несколько раз раскачивание тела посредством движений голеностопных суставов.
Остановить движение и отдохнуть. Прислушаться к готовности тела теперь приспособиться к выпуклости рулона. Найти способ высвободить рулон, мягко и медленно поворачиваясь на сторону. Снова распластаться на ровном полу и прислушаться к тому, как лежит тело.

Как воспринимаются сейчас места давления лопаток на пол?

Каково расстояние между всем плечом и полом?

Можно расценить такую готовность спины распластаться на полу как то, что удалось «убедить» нервную систему пренебречь постоянным напряжением, искажающим осанку. Спина, которая приобрела более плоскую форму, также свидетельствует о том, что в любом возрасте и в любом состоянии можно достичь улучшения строения тела.

Привести «новую» спину в положение стоя и дать ей освоиться. Попробовать оценить возраст этой «новой» спины.

Начать ходить и ощутить, как стало спокойным дыхание, исчезла необходимость заставлять себя выпрямлять спину, как исчезли в ней неприятные ощущения.

Представить себе на минуту, насколько могло бы измениться качество жизни, если можно было бы выполнять движения на рулоне почаще.

Рулон на ширину таза – умиротворение впадины в нижней части спины.

Лечь на спину. Определить местонахождение областей нижней части спины, которым не удается касаться пола. Оценить границы этого расстояния между поясницей и полом. Прислушаться к ощущениям в этом месте.

Приготовить из свернутого одеяла хорошо скрепленный рулон диаметром 15см и длиной 60см.

Лечь на спину, колени согнуты. Приподнять таз, поместить рулон между тазом и полом и лечь на него. Рулон поддерживает таз на всю ширину справа налево в области крестца и копчика.

Можно передвинуть рулон немного выше или немного ниже и, соответственно ощущению, найти ему место, удобное для тела. Почувствовать облегчение в области позвонков нижней части спины, которые сейчас подвешены, подобно гамаку, и устраиваются удобно в соответствии с силой земного притяжения.

Скользя правой ногой вниз, вытянуть ее на всю длину. Левое колено до сих пор согнуто. Пригласить стопы создать колебания, раскачивающие все тело в обе стороны. Ступня правой ноги описывает движение в воздухе, в то время как левая стопа еще только перемещается, отрываясь от пола.

Обратить внимание, что отклонения таза вперед и назад вокруг рулона увеличиваются, а впадина в нижней части спины то углубляется, то исчезает.

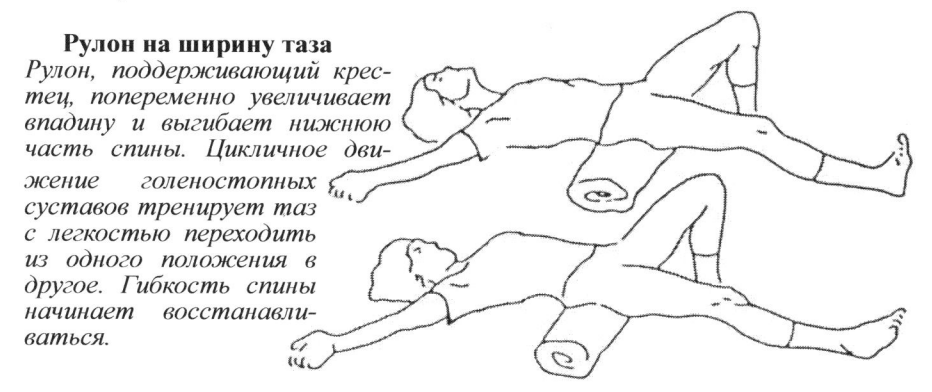

Рулон на ширину таза

Рулон, поддерживающий крестец, попеременно увеличивает впадину и выгибает нижнюю часть спины. Цикличное движение голеностопных суставов тренирует таз с легкостью переходить из одного положения в другое. Гибкость спины начинает восстанавливаться.

Попробовать выполнить это движение так же и другой стороной тела, затем согнуть оба колена. Опустить колени немного вправо, остаться в этом положении, не останавливая дыхание, и выявить возможность перекатывать тело в обоих направлениях от ног к голове. Устойчиво поставить пятки на пол. Опереться на наружную часть правой стопы и внутреннюю левой. В этом положении оттолкнуться ногами от пола и начать раскачивать тело в ритмичных колебаниях.

Точно так же перекатываться, когда колени опускаются влево.

Повторить и выпрямить обе ноги вниз. Ритмичными движениями сгибать и расслаблять голеностопные суставы. Позволить движениям таза быть пассивными. Работу выполняют пятки и голеностопные суставы. Разрешить волне движения, которая перекатывает таз, продолжиться, перейти через грудную клетку и достичь затылка и головы.

Согнуть колени, приподнять таз и передвинуть рулон немного выше. Лечь на него таким образом, чтобы он поддерживал верхнюю часть таза, от пояса и ниже, а не только сам пояс.

Поднять правое колено и согнуть его в направлении к груди. Сплести пальцы рук и поддерживать ими колено. Осторожно притянуть колено к груди и побыть в таком положении некоторое время. Продолжать дышать свободно и перекатывать голову из стороны в сторону мягкими движениями.

Несколько раз выполнить это движение второй ногой.

Расслабление путем округления позвоночника
Когда рулон поддерживает верхнюю часть таза, а колени приближаются к грудной клетке, нижняя часть спины выгибается в максимально округленную для нее форму. Можно использовать колено в качестве рычага, чтобы вернуть каждый позвонок на забытое и удобное для него место.

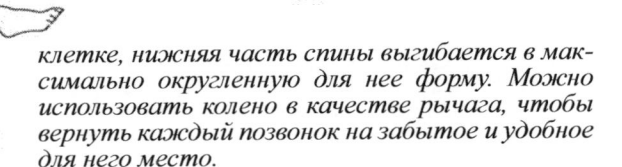

Приблизить оба колена к груди, притянуть их руками и остаться лежать в таком положении. Ощутить, каким образом поддержка рулона способствует сгибанию таза в направлении груди. Свернуться клубочком, доставив этим удовольствие нижней части спины. Отдохнуть в таком положении.

Очень медленно вернуться и поставить обе стопы на пол, колени согнуты. Приподнять таз самую малость и переместить рулон под его нижнюю часть. Выпрямить обе ноги, снова начать раскачивать голеностопные суставы и позволить телу отвечать на раскачивание до тех пор, пока движение станет однородным для всех частей тела и свяжет их одно с другим в темпе ритма.

Отдохнуть, оставив колени согнутыми.

Затем опять немного приподнять таз, ровно настолько, сколько требуется, чтобы вытащить рулон. Стараться не задерживать дыхание.
Позволить тазу вернуться на пол. Важно при этом оставить колени согнутыми. Ощутить, как пол встречает нижнюю часть спины. Постараться вспомнить, умела ли когда-нибудь нижняя часть спины опуститься и распластаться таким образом на поверхности пола?

Немного полежать спокойно и ознакомиться с этим необычным ощущением. Можно расценить восприятие распластанности нижней части спины на полу как свидетельство интеллигентности организма, который способен в соответствующих условиях отказаться от устаревшей техники применения излишнего усилия и начать реагировать на жизнь с более здоровой логикой.

Перекатиться на сторону и встать на ноги. Прикрыв глаза, прислушаться к ощущению изменений в нижней части спины.

Возможно, сейчас ощущается более плавный переход между спиной и тазом. Таз как бы находится в подвешенном состоянии, а расслабленная спина позволяет ему погрузиться, постоянное напряжение в месте их встречи исчезает.
Обратить внимание, как сейчас стоят стопы. Как при спокойной спине ведут себя колени? Начать ходить.

Прислушаться к характеру ходьбы. Возможно, ходьба сейчас более спокойная, в ней одновременно присутствует больше легкости и устойчивости. Возможно, изменения в характере ходьбы кажутся вам странными и неожиданными. Важнее всего действительно ощутить изменение.
Это та благословенная минута, когда можно четко увидеть, как изменения в организации движения отражаются на отношении человека к окружающим его людям.

Так, находясь в обществе человека, переживающего те же ощущения, можно обратиться к нему и обнять его или ее. Теперь каждый готов поверить, что его принимают таким, каков он есть.

Восьмерки в воздухе - траектория естественного движения

На рулоне можно выполнять бесчисленное количество вариантов движения. Особенно эффективным является движение восьмерки в воздухе. Восьмерки – траектория наиболее характерная для жизни организма. Они отражают волну движения между впадиной и выпуклостью в процессе колебаний во время ходьбы - раз вправо, раз влево. Волну, движущуюся вперед через пространство.

Можно добавить движения восьмерки к положению на рулоне в любом месте, где бы мы его ни помещали: под затылком, лопатками, тазом или во всю длину позвоночника.

В положении лежа на рулоне вытянуть руки вперед, при этом они более или менее параллельны. В таком положении нарисовать руками на потолке цифру восемь справа налево. Позволить голове реагировать и перекатываться в противоположном рукам направлении.

Когда рулон поддерживает затылок или таз, можно нарисовать цифру восемь также и коленями. Приподнять согнутые колени в воздух и нарисовать ими петли справа и слева попеременно в направлении, противоположном рукам.

Твое тело уже подскажет тебе, что оно узнает в этом движении комбинацию ритмичного цикла, знакомую ему с самого начала жизни.

Имитация положения стоя в положении лежа

Если тебя интересует образ мысли, стоящий за глубокими изменениями, которые происходят в процессе на рулоне, ты можешь найти пояснения ниже в тексте. Но это всего лишь пояснения. Настоящие изменения в осанке и качестве движения произойдут, безусловно, в процессе самого выполнения движения.

Урок на рулоне начинается с простого движения в положении лежа на спине – согнуть голеностопные суставы под прямым углом вперед, повернуть пальцы ног в направлении головы, как бы закапывая пятки в пол. Убедиться, что толчок, возвращающийся от пола, мягко направляет тело в противоположную сторону, вверх, к голове. В то же время спина находит путь распластаться непривычным для нее образом, приближающим поясницу к полу.

Если позволить движению быть медленным и соответствовать ритму дыхания, то с каждым вдохом все больше и больше частей тела найдут дополнительную площадь соприкосновения с полом. Волна выдоха каждый раз будет возвращать тело в исходное положение.

Сгибание голеностопных суставов и отталкивание пятки регистрируются в мозгу как состояние, связанное с вертикальным положением стоя на твердом полу. Сгибание побуждает всю систему организовать скелет и мышцы подобно устойчивому положению стоя. Выполнение упражнений в удобном положении лежа тренирует устойчивость. Пол, на котором ты лежишь, играет в данном случае роль стены, о которую опирается тело в положении стоя. Это и есть четкая обратная связь, дающая представление о том, каким образом организовано строение тела по отношению к объективной прямой линии. Теперь можно прочесть топографическую карту тела, выявить выступающие места на полу и ощутить, как форма голеностопных суставов в соответствии с моделью положения стоя приводит к изменению и делает осанку более стройной. Стройность осанки получает поддержку от ровной поверхности пола, на котором лежит спина.

Это очень важный урок, и каждый может сделать его собственным достоянием. В повседневной жизни, даже в положении сидя, достаточно всего лишь ступить ногой на землю, как тут же в твое распоряжение будет предоставлена скрытая сила, которая и приведет тебя к улучшению осанки. Певцы и артисты хорошо знают, что существует зависимость между качеством звучания их голоса и тем, как ступня отталкивается от пола. Если обращать внимание на природу вещей и больше задумываться об этом, то каждый из нас сможет разобраться, знают ли его стопы, где находится центр притяжения Земли. На этом уроке в положении лежа на полу, когда перемещение центра тяжести оказывает влияние на выпрямление спины, а голеностопные суставы свободны от давления на них веса тела, появляется возможность раскрепоститься и заняться улучшением осанки посредством изменения организации стоп.

Реакция тела на опору

В дополнение к достигнутому благодаря сгибанию голеностопных суставов эффекту распластанности спины на полу, используют также свернутое рулоном одеяло. Этот рулон укладывают на пол таким образом, чтобы он поддерживал и заполнял впадину затылка между позвонками и полом. Одеяло служит как бы непрерывным продолжением пола, и оно встречается с затылком в его индивидуальной форме. Каждый позвонок затылка имеет возможность ощутить прикосновение и опору.

Реакция тела на опору
Научиться не ощущать вес тела легче всего, когда опираешься на что-нибудь.

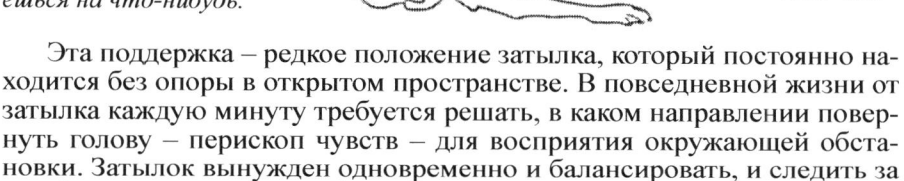

Эта поддержка – редкое положение затылка, который постоянно находится без опоры в открытом пространстве. В повседневной жизни от затылка каждую минуту требуется решать, в каком направлении повернуть голову – перископ чувств – для восприятия окружающей обстановки. Затылок вынужден одновременно и балансировать, и следить за устойчивостью всего тела на вертикальной линии, а также компенсировать все отклонения тела от нее.

Рулон дает затылку ощущение опоры. Лучший способ научить мышцы прекратить работать и «оставить» вес тела – это опереться на что-нибудь, что, в самом деле, поддерживает мышцы. Когда телу предоставляют поддержку, в которой оно нуждается для того, чтобы противостоять земному притяжению, нервная система воспринимает это так, будто кто-то другой выполняет работу вместо нее, и прекращает прикладывать излишнее усилие. Это обучение, исключающее удрученность, обучение, которое не претендует на исправление осанки посредством команды, но только с помощью приобретения положительного впечатления настоящей опоры. Нервная система реагирует на ощущение опоры для затылка на рулоне разрешением «оставить вес». Эта естественная логика подобна рефлексу, который в соответствии с прикосновением поддерживает в человеке необходимость защищаться и вселяет в него доверие. На языке тела это доверие выражается в переносе веса тела на опору.

Когда затылок отдыхает на одеяле, так или иначе ощущая разницу в соответствии со своим индивидуальным строением, каждый позвонок затылка касается рулона. Мозг расценивает это ощущение полноценного соприкосновения как признак того, что затылок сейчас не только находится в состоянии покоя, но также более плоский. Он сравнивает это с предыдущим опытом младенческого периода, когда плоское строение затылка объяснялось тем, что каждая его точка имела равноценную поддержку под собой.

После того как мы удаляем рулон из шейной впадины, можно убедиться, что затылок продолжает стремиться распластаться, устраиваясь немного ближе к полу более непрерывной линией по отношению к позвоночнику. Затылку удалось легко усвоить то, что он не мог принять ни посредством волевой команды, ни путем упражнений и различных маневров.

Восстановление реакции на силу земного притяжения

Упражнения на рулоне затрагивают тему взаимоотношений человека с силой земного притяжения. Индивидуальный для каждого человека способ, которым он несет свое тело по жизни, устанавливается при постоянном влиянии силы земного притяжения. Эффективность движения осанки, например, зависит от различных решений, которые каждый находит для себя в этом противостоянии с силой земного притяжения в рамках расходования или накапливания энергии, прикладываемой при переносе веса.

Рулон обостряет противостояние с силой земного притяжения. Он поддерживает скелет таким образом, который позволяет нервной системе прекратить бесполезную работу против силы земного притяжения. Мягкая и однородная текстура рулона позволяет выступающим местам, которые давят на пол, равно как и лежащим расслабленно, получить поддержку. Когда внутреннее давление регулируется более однородно, появляется ощущение, как будто плавают в воде, и прекращают применять ненужное усилие.

Если в дополнение к этому находят ритмичное движение на поверхности такой полноценной поддержки, позволяют каждому волокну и каждой ткани беспрепятственно передать вес тела полу. Возможность опереться пробуждает находчивость тела в построении осанки без применения усилий.

Когда после выполнения движения на рулоне встают на ноги, уже нет необходимости воевать с весом из-за того, что он имеет предрасположенность «опрокинуться». Это ощущение отсутствия веса, в нем одновременно присутствуют устойчивость и легкость. Впечатление отсутствия веса - это индивидуальная модель каждого ученика для восстановления эффективной организации тела, исключающей излишнее напряжение. Эта внутренняя модель необходима потому, что избавиться от напряжения можно только путем точной внутренней оценки ощущений.

Противоборство с выпуклостью верхней части спины

Подкладывая рулон под спину и ложась на него таким образом, чтобы он поддерживал гряду лопаток, испытывают приятное ощущение. Жесткие позвонки теперь не могут избежать соприкосновения с выступающей поверхностью рулона. Рулон требует от округленной и более выступающей области спины изменить форму. Если разобраться в природе этого противостояния, можно постичь искусство терпеливо «размягчаться» изнутри. Можно сделать так, чтобы диаметр рулона соответствовал толщине, чтобы у него все еще было стремление к индивидуальному строению, но чтобы это не осложняло выполнение.

Если сопротивление рулона слишком большое, то только это и притягивает внимание. Лишь в том случае, когда тело ощущает поддержку, система не должна заниматься безопасностью, у нее появляется возможность осмелиться и открыть промежутки в этом отрезке позвоночника.

Когда укладывают рулон в определенном месте под спиной, это подобно тому, как кладут палец на струну музыкального инструмента и извлекают из него желаемый звук. Точно так же рулон извлекает из упрямых позвонков грудной клетки то, чего невозможно достичь в положении стоя. Когда удается добиться изменений в определенных позвонках верхней части спины, и, стряхнув с них старые привычки, привести их в действие как единое целое, начинают приходить к корням проблемы, мешающей функционированию всей спины.

Это и есть «семейное занятие для общины позвонков» в плоскости движения. Облегчение страдающим областям происходит посредством обновленного распределения объема выполняемой работы в других областях.

Размягчить жесткую «глыбу»
Вызывая изменения в постоянном поведении позвонков верхней части спины, мы затрагиваем корни проблемы, мешающей нормальному функционированию спины. Так же, как и в «семейном занятии для общины позвонков», наиболее уязвимые жертвы на концах позвоночника – нижняя часть спины и затылок - смогут достичь состояния комфорта, когда жесткая «глыба» посреди позвоночника начнет размягчаться.

Нижняя часть спины подвешена в виде гамака

Рулон, уложенный под тазом по его ширине, приглашает все наше тело организоваться заново. Цепочка чувствительных позвонков в нижней части спины получает возможность быть «подвешенной наоборот» по отношению к привычному положению, от таза, приподнятого по отношению к грудной клетке. Спина имеет опору на полу, ягодицы – на рулоне, а поясница, находящаяся между ними, подвешена в воздухе сверху вниз. В положении стоя позвонки нижней части спины принимают тяжесть веса тела на себя, но теперь, в этом положении, они расположились комфортно благодаря силе земного притяжения. Вторая слабая цепочка позвонков затылка распластана на полу. Это редкое ощущение поддержки, когда все тело имеет опору, и стоит полежать некоторое время в состоянии покоя, не двигаясь и испытывая ощущение необыкновенной легкости.

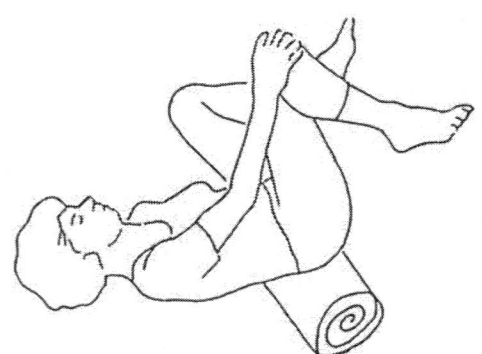

Нижняя часть спины похожа на гамак

Когда таз приподнимают с помощью рулона, у чувствительной цепочки позвонков нижней части спины появляется возможность провиснуть в направлении, обратном привычному, и устроиться комфортно. Остальные позвонки распластаны на полу и переживают редкое впечатление восстанавливающего прикосновения.

Отдаться волне ритмичных колебаний

В каждом из этих положений можно в быстром темпе привести в движение голеностопные суставы. Ритмичное, как бы струящееся движение, дополняющее влияние рулона, увеличивает эффект этого процесса. Мы позволяем энергичному движению голеностопных суставов перекатывать тело, как это делает раскачивающийся ребенок. Наступает момент, когда мы готовы отдаться вибрирующим колебаниям в обоих направлениях в индивидуальном темпе. Спина не только получает массаж от пола, но и начинает получать главный урок первозданного естественного движения. В движении на рулоне можно увидеть модель волнообразного продвижения, которая является фронтальной, а не боковой. Волна струящегося возбуждения мягко и гармонично руководит каждым позвонком, что позволяет весу тела плавно стекать на землю и накапливать силу для разбега. Таким образом, она приводит в движение один позвонок за другим по восходящей, отталкивается от пола и вновь возвращается на пол, полная сил, чтобы вновь ринуться вперед.

На рулоне выполняют движения во фронтальном аспекте, вперед и назад, что подобно движению человека в пространстве. Чем больше частей тела познают первозданную волну движения, и не только в ходе урока на полу, тем больше появится в ней гармонии, пружинистости и жизнерадостности. По мере того, как части тела станут забывать вкус извивающейся волны и перейдут на собственную динамичную игру чередования, они утратят волнообразный размах и станут неуклюжими. Тогда тело будет вынуждено двигаться утомительным путем, в котором каждый шаг требует применения усилия, воюя со строением, не принимающим участия в действии.

Первозданная волна движения представляет собой гамак, в котором младенцы раскачивают себя туда и обратно. Перекатывание помогает младенцу, мышцы которого еще мягкие и менее организованные, прийти к новым возможностям, которые он не смог бы обнаружить, пребывая в неподвижном положении. И в самом деле, это раскачивание можно наблюдать у детей, развитие которых остановилось на раннем этапе. Это также основная волна, без которой невозможно размножение, и удовольствие, получаемое во время секса, находится в прямой зависимости от готовности тела с легкостью отдаться этой волне. Это также волна, в которой раскачиваются всем телом в минуты ужаса в поисках утешения. Это также раскачивание во время молитвы, возвращающее человека к его корням.

В старые добрые времена люди знали о ценности колебаний. Младенцы росли в колыбелях, а взрослые любили отдыхать, раскачиваясь в качалках. Непрерывное, подобное маятнику, движение способно достичь любой точки тела, рассеять имеющееся там напряжение, снять акцентирование внимания на определенной части тела, привести причастность каждой из них к наиболее низкому общему знаменателю и подарить телу ощущение необыкновенной легкости и состояние, подобное трансу. Возможно, что нетерпение, свойственное цивилизованному обществу, растет именно по той причине, что мир стал пренебрежительно относиться к колыбелям, гамакам и качалкам. С ними ушла и успокаивающая уравновешенность движения, опьяняющая своей цикличной медитацией, которая постепенно обволакивает каждый сустав, каждое волокно и ткань тела, чтобы привести их к одинаковому уровню расслабленности.

Осознанный транс

Иногда людям требуется много времени, чтобы постичь секрет «вкуса» колебаний. Например, в современном обществе не принято ритмично раскачиваться. Здесь необходима готовность пренебречь общепринятыми суждениями. Следует также оставить в стороне эго, которое обеспокоено, прежде всего, тем, как ты выглядишь в глазах окружающих, и вместо этого отдаться извечному инстинкту, находящемуся внутри тебя. Раскачивания отдаляют движение от внутренней дискуссии с самим собой, от того, что диктует общество, и возвращают человека самому себе.

Когда уменьшается напряжение и излишняя причастность к действию, колебания становятся мягкими и округлыми, накатывающимися без всякого усилия. Все тело как бы отвечает им, а некто изнутри руководит ими, наделяя индивидуальной частотой. Мы воспринимаем частоту этого движения. Обнаруживаем, насколько незначительно, почти символично усилие, которое требуется для возвращения к естественному движению. Такое впечатление, что все, что требуется для того, чтобы сделать его постоянным – это готовность и немного воображения. И если возможно разбить колебания на этапы и направлять их, как разделяют на этапы и направляют любое движение, то можно прийти к состоянию, похожему на транс. Эти колебания направляются разумом волны, что характерно для любого течения силы в природе, до тех пор, пока не прекращают быть телом и не становятся движением.

Атмосфера готовности к изменениям

В атмосфере таких расслабляющих колебаний претерпевают изменения все области, которые раньше содержались в напряжении, а также и представление человека о самом себе. Во время легкого раскачивания ощущается, что впадина в нижней части спины постепенно начинает расслабляться и плавно меняет свою форму как при движении вперед, так и назад, позабыв о своих границах. Мягкие колебания впадины увлекают за собой большее, чем это было возможно ранее, количество позвонков спины и приглашают их тоже принять участие в волнообразном движении. Вогнутость или выпуклость, так или иначе увеличивающиеся посредством рычага, которым в данном случае является рулон, с плавностью округлого и непрерывного движения проходят потоком через спину, не вызывая при этом напряжение живота или остановку дыхания.

Когда лопатки удобно лежат на рулоне, спина выполняет движения, как будто ею трутся о дерево. Область между лопатками обычно является очень напряженной, упрямой и жесткой, до нее сложно дотянуться руками или выполнить ею какое-либо движение. В нашем упражнении эта область получает массаж от пола, осуществляемый посредством рулона, который является как бы продолжением пола. Теперь, опираясь на рулон, позвонки согласны немного отдалиться друг от друга и отклониться назад.

Атмосфера готовности к изменениям
Легкие колебания являются рычагом изменения. Они достигают цели до того, как «радар» заподозрил что-то и включил систему защиты.

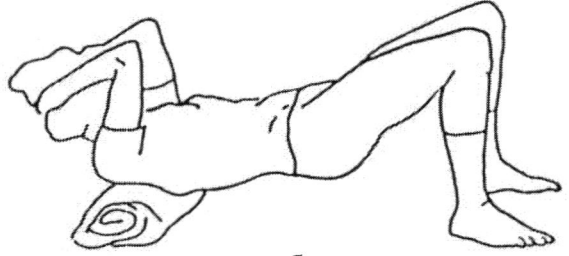

Выступающая часть спины начинает вести себя как ровная поверхность. Выпрямить верхнюю часть спины без чрезмерного привлечения позвонков выемки нижней части спины – это раздельное движение, которого довольно сложно добиться волевым путем в обычном положении стоя.

Небольшие колебания служат рычагом для изменения, они достигают нервной системы до того, как «радар» заподозрил что-либо. Эти колебания очень осторожные и мягкие, они способны устанавливать связь с каждой клеткой и волокном, а не с большими мышцами – пленницами устарелых общепринятых норм. В процессе раскачивания сопротивление постепенно ослабляется. Спина готова приспособиться к изменению и устроиться в соответствии с формой рулона. Появляется ощущение, что достичь этого легко и просто. Это изменение, к которому нервная система готова и принимает его. Можно сразу же почувствовать, как мышцы и скелет приспосабливаются к новой программе.

Сила деликатного отношения
Когда убирают рулон из-под лопаток и возвращаются на плоскую поверхность пола, появляется удивительное ощущение, будто лопатки исчезли. Ты начинаешь знакомиться с областями тела, которые раньше

не знали соприкосновения с полом, и это новое ощущение.

Теперь ты удивляешься дважды. Ведь не только топография спины претерпела изменения, появилась вера в возможность улучшить положение, появилась надежда. Люди убеждаются, что состояние их спины вовсе не является чем-то установленным и постоянным, как нечто отлитое однажды из бетона. Важно почувствовать, что существует возможность диалога между думающим человеком и подсознанием организма, и подсознание готово к изменениям в соответствии с тем, что предлагает ему думающий человек. Когда умеют пользоваться этим видом диалога и ощущают его результаты, обязательно приходят к выводу о том, что добиться улучшения состояния тела можно только путем деликатного отношения к нему, а не путем применения силы, или, другими словами, нужна мягкость вместо усилия.

Если под движением понимают только приведение в действие мышц и, кроме того, возлагают на них ответственность за организацию тела в этом движении, то неминуемо сталкиваются с готовностью мышечной системы к сопротивлению потому, что пытаются извлечь из нее то, к чему она еще не готова. Мышца, которую вынуждают напрягаться, ответит последующим сокращением. Как и при любой другой конфронтации сил, этот подход приводит к последовательному увеличению сопротивления. Увеличение принуждения приведет организм к крайней точке сопротивления. Однако, зная о преобладающей роли мозга и о его способности как «замораживать», так и направлять работу каждой мышцы, задавать ей режим работы для достижения цели, представляется возможным обратить движение к мозгу, командующему мышечной системой и скелетом.

Чувствительность и осознанность, сопровождающие движение, приводят к диалогу с мозгом. Он может отклониться от привычной программы и следовать новому предложению, взвешивая и изменяя свои решения. Это возможно, если с ним беседуют в темпе, позволяющем ему оценить свои ощущения, если снова и снова возвращаются к тому же варианту и терпеливо ожидают реакции. Когда от мозга не требуют слишком много и ему не нужно напряженно работать в режиме постоянной самозащиты, он может освободиться для обзора новых возможностей и воспринять их. По мере того, как оседает агрессивный шум, мозг уточняет свои решения в соответствии с реальным положением дел.

Если относиться с уважением к сообразительности мозга, то для того, чтобы добиться улучшения, совсем не обязательно применение силы; также можно обойтись без неприятных ощущений и боли. Это урок о силе деликатного отношения. Изменение в отношении к обучению настолько глубокое, что некоторым людям тяжело оценить достигнутое. Причина заключается в том, что для того, чтобы достичь улучшения, им не пришлось страдать и тяжело трудиться, как они привыкли.

Распластанность спины – кричащая тишина открытия
Момент, когда люди убирают рулон из-под таза и прислушиваются

к тому, как пол принимает их тело, это момент тишины, пронизанной удивлением. Это тишина, кричащая об открытии. Спина ощущает себя плоской и спокойной. Иногда люди могут расчувствоваться до слез, ведь они даже не предполагали, что область спины может быть такой благополучной. Все это похоже на тишину после постоянного шума. Нижняя часть спины помнит, какой она была когда-то, до того, как стала находиться в режиме бесконечной самозащиты. Она не утомляет себя сопротивлением силе земного притяжения, не берет на себя ответственность за установление связи между другими неровностями, она также прекращает зависеть от угла, который создается между тазом и ногами. В этот момент нижняя часть спины способна заниматься только собой. Она полностью распластывается всем своим весом и максимально прилегает к полу. Это момент благодеяния и выздоровления.

Людей удивляет уменьшение впадины в нижней части спины. Однако они даже не догадываются об истинной причине своих приятных ощущений. Ведь самое важное здесь не то, что спина выровнялась и в большей степени прилегает к полу, а то, что теперь она реагирует на силу земного притяжения согласно здоровой естественной логике. Она просто-напросто научилась возвращаться в нейтральное положение, и это результат расширения возможностей для ее выпуклого и вогнутого состояния в ходе выполнения упражнений на рулоне. Спина, которая умеет создать впадину и затем вернуться в исходное положение, способна в более полной мере использовать потенциал движения, полученный ею от природы. Нейтральное положение – это желанный спутник, преданно проявляющийся, когда полностью приводят в действие потенциал. Спина прекращает быть заторможенной, ничто больше не сдерживает ее, и она может позволить силе земного притяжения найти для нее оптимальное местоположение. Она также готова согласиться с изменением и остаться в этом новом положении. Причина выпрямления спины в том, что при свободном вращении таза вокруг рулона она была способна быть более изогнутой и прилегающей к рулону. Самое главное, что появилась легкость в чередовании движений перехода от одного полюса к другому.

Достижение не в самом выпрямлении, а в интеллигентности функционирования, обуславливающего выпрямление. Новая ровная линия нижней части спины не является чем-то неодушевленным. Это выпрямление образа, находящегося в центре радиуса действия движения от выпуклости к вогнутости, и оно достигается благодаря легкости, с которой движение переходит из одного состояния в другое.

Кто он, этот человек, находящийся внутри тебя?

Урок закончился. Люди встают на ноги и прислушиваются к новому ощущению в положении стоя. Они чувствуют, как спина «вытягивается» вверх и стремится к этому сама, согласно внутреннему соглашению, поднявшемуся над уровнем подсознания.

То, что спина самостоятельно стремится выровняться – это не только результат изменений в ней самой. Это серьезный момент, когда у тебя появляется вера в то, что ты сможешь выпрямиться в полный рост. Все разговоры о том, что достижение стройности требует применения усилия, вдруг кажутся тебе бессмысленными. Все одергивания и советы, которые тебе давали, заставляя выпрямлять спину, становятся ненужными. Все твои понятия о том, что ты горбишься потому, что тебе не хватает внутренней дисциплины, потому, что ты ленишься исправить положение, все это мгновенно исчезает. Ты ощущаешь себя более чем когда-либо «прямым», но, не приложив к этому никаких усилий, не можешь понять, откуда это пришло.

Кто-то сказал в конце урока: «Мне кажется, что внутри меня находится другой человек». Кому-то новое положение стоя показалось слишком высокомерным. Одна женщина почувствовала себя девочкой, которой вовсе не обязательно производить впечатление на окружающих. Есть люди, которым в первый момент кажется, что положение, в котором не требуется стараться, годится только для урока, но нельзя рассчитывать на это в реальности, ведь в жизни все иначе.

Каждому изменение представляется драматичным отклонением от обычной повседневной жизни. То, что изменение принимается, уже само по себе означает, что в него верят. Мы все хотим измениться к лучшему, но, ощущая в новом положении некое отклонение от привычного, испытываем странное желание стряхнуть его с себя несколькими поспешными движениями и немедленно вернуться в привычное и знакомое положение. Для того чтобы найти необходимое количество терпения и выдержать некоторое время странное состояние, а также суметь проанализировать его и прислушаться к деталям, нужно, прежде всего, осознать потребность в процессе привыкания. Может быть, тогда станет возможным определение различий между привычкой, инерцией и объективным комфортом тела. Очень медленно что-то глубоко внутри начинает распознавать, что новое положение, в котором ты сейчас находишься, похоже на возвращение домой.

Плечи «висят» иначе, что, может быть, не соответствует общепринятым понятиям о стройности по принуждению. Многим это положение напоминает позу обезьяны или первобытного человека. Руки расслабляются, мягко свисая, и только потом готовы начать действовать, не мобилизуя себя заранее.

Затылок как будто бы знает, где нужно быть, и в том месте, где он находится, нет никакой борьбы. Взгляд мягкий, можно не напрягаясь свободно обозревать горизонт.

Подобно коленям, претерпевает изменения и таз

Многих поражает изменение ощущения в коленях – ведь ничего особенного для этого они не предпринимали. Скорее всего, дело в свойстве естественного движения, оказывающего влияние на все составляющие системы, а не только на область тела, которая была задействована в нем. После того, как таз, спина, затылок и голеностопные суставы научились более изящному взаимодействию между собой и улучшили свои отношения с силой земного притяжения во время движения, появляется пространство для большего количества посредников, составляющих цепочку устойчивости при новой организации тела, и возникает перспектива приблизиться к более эффективному способу функционирования.

Например, если в повседневной жизни колени не привыкли пружинисто сгибаться, и в положении стоя они прямые и «замкнутые», это передается тазу, и он создает слишком большую впадину между собой и позвоночником. Эта впадина вберет в себя излишек приподнятости от ног, которые удлинились потому, что они прямые. Особенно часто это происходит в том случае, когда впадина в нижней части спины и без того глубокая и не склонна передавать через себя силу пружинистости, которая поднимается от земли к спине. Ко всему этому присоединяется сложная задача любой ценой сохранять строго вертикальное положение тела.

Наряду с этим, движение в уроке на полу приводит к изменению в направлении таза и сглаживает впадину нижней части спины. Из-за того, что любое вмешательство в положение таза выражается в новой организации всех остальных частей тела, движение достигает также и коленей и напоминает им о способе организации, совпадающем с изменением в положении таза.

Колени самостоятельно находят способ расслабиться в результате расслабления голеностопных суставов. Сгибая и разгибая голеностопные суставы в положении лежа на полу, достигают улучшения их функционирования, что впоследствии проявляется отсутствием ограничений движения, которые жесткие голеностопные суставы возлагают на колени.

При новой организации в положении стоя, когда все части тела привлекаются к участию в единой программе, если не вмешиваться, а только наблюдать, можно обнаружить, что есть улучшение в функционировании коленей. Они самостоятельно находят желаемое положение, когда немного согнуты и ощущают себя комфортно. Этот принцип лежит в основе всех видов искусств восточной борьбы: дзюдо, айкидо, каратэ и т.д. В этих видах борьбы сгибание коленей – это гарантия возможности развернуться в любом направлении и выполнить любое движение с одинаковой легкостью. Обнаружив, насколько легче начать такое действие, как, например, старт из позиции, когда колени расслаблены, чем то же действие из позиции, когда колени жестко выпрямлены, начинают задумываться об эффективности модели западной стройности.

В конце урока может возникнуть ощущение, что вдруг открылись «плотины», которые привыкли останавливать вес тела, не позволяя ему плавно перемещаться. С облегчением расслабляются длинные мышцы бедер. Теперь они знают, как прекратить работать. Мышцы ног остаются мягкими, вес тела плавно, без помех, перемещается через кости к полу. Скелет служит опорой телу, что позволяет возвратному толчку от земли пройти тем же путем вверх, без сопротивления, не растрачивая энергию, и спонтанно прийти к стройности.

Стопы также изменили свое положение. Теперь в них больше жизни, бодрости и чувствительности для диалога с землей. Это чудесное ощущение равновесия, напоминающего, может быть, хорошо посаженное в землю дерево, которое, стремясь всем своим телом ввысь, в то же время способно мягко отвечать на дуновение ветра.

Пройдет много времени, пока такая осанка станет естественной потребностью организма. Ну, а пока можно доверять уроку, который будет руководить тобой каждый раз, когда нужно организоваться по-новому

Спина, которая меньше сгибается под личными проблемами

Основное изменение происходит в нижней части спины. Вставая после урока, люди рассказывают, что в положении стоя «перелом» в области талии больше не ощущается. Таз находится на более непрерывной линии позвоночника и как бы «свисает» со спины, а ягодицы полностью ощущают свой вес. Кто-то сказал, что после урока у него появилось чувство, будто ему чего-то не хватает. В нижней части спины ощущается непривычное спокойствие. Она прекратила постоянно напрягаться, удерживая таз, и уже не должна выполнять работу по переносу его веса. Теперь нижняя часть спины готова позволить тазу расслабиться. В результате ягодицы, скользя, опускаются на то место, куда тянет их вес. Нижняя часть спины удлиняется, становится более подвижной и вместе с тем более спокойной.

На уровне личных ощущений это означает аннулировать всю накопленную спиной в борьбе за существование информацию и снова стать «наивной». Теперь не нужно так сгибаться под бременем личных проблем, бесследно исчезла тревога, напрягающая плечи, и ответственность, заставляющая напрягаться затылок; ушли злость, «замораживающая» лопатки, усталость, необходимость постоянной самозащиты, не нужно скрывать стремление грудной клетки выставлять себя напоказ.

В этом мягком комфорте есть ощущение какой-то окончательной нейтральности, позволяющей человеку в самом начале выбрать, кем он хочет быть. Эта исходная точка может напомнить ему то далекое время, когда его способность к выживанию зависела от любви родителей. Он всецело доверял окружающим и любящим его людям, он еще не умел сомневаться. Все это было до того, как он принял стратегию борьбы, когда вдруг ответственность за перенос веса возлагается на мышцы, вместо того, чтобы доверить дело самому скелету, способному извлечь из этого стройность в положении стоя.

И только при такой организации тела, когда полностью доверяют вес скелету, а он переносит его на землю, можно создать такую обстановку, чтобы человек и в самом деле был готов принять любовь. Точно так же, как люди готовы принять любовь, они ощущают уязвимость зависимости от этой любви. Для некоторых впечатление мягкости, сопровождающей прежнюю уязвимость, это чувствительное переживание. Для других – это момент смирения и внутренней истины.

Когда после урока люди начинают ходить, движения перекатываются по их телу мягкими волнами. Ноги ступают неслышно, и, прислушавшись, можно обнаружить, что теперь отсутствует резкое торможение ходьбы в одном и том же месте в области пояса, и это дает ощущение облегчения. Теперь большая площадь спины ощущает ритмичность ходьбы, что позволяет сделать ее еще мягче. Постоянное «звуковое сопровождение» в области спины исчезло. Одна девочка сказала: « Я вдруг стала ощущать, что шаг начинается от ног, а не от спины». Действительно, у спины появилась возможность отдохнуть, а ноги «проснулись», чтобы делать то, что они должны делать. Началось оздоровление процесса распределения труда.

Зигзаг, символизирующий продвижение

Люди неторопливо прохаживаются в разных направлениях. Все заняты прислушиванием к своим внутренним ощущениям, к той информации, которую ходьба дает о состоянии тела. Это «время собирать урожай урока». Некоторые вдруг начинают ходить осторожно, будто боясь, что достигнутое на уроке улетучится. Иногда спрашивают, что делать, чтобы результат остался навсегда. Вот тогда понимаешь, что только поддержкой можно вселить веру и получить любовь. Но точно так же ощущается уязвимость из-за зависимости от этой любви.

Результат, спонтанно созревающий в процессе урока, - это выбор естественного суждения. На глубоком уровне нервной системы организм согласится оставить на некоторое время определенную привычку и заменить ее более привлекательной. Система организма сама по себе будет заинтересована использовать достижение также и в повседневной жизни, и она будет продолжать впечатляться и проверять, как оно обслуживает ее. Однако, это пока всего лишь новое предложение и крупица, которой нужна атмосфера поддержки, свободное время, повторение и наблюдение. И даже если на некоторый период будет принято новое предложение, жизненные привычки, которым предоставлена исключительная власть на протяжении многих лет, вернут человека к его обычной модели, особенно если он поспешит обратиться к напряженному и обязывающему распорядку дня.

Чем больше будет увеличиваться напряжение из-за желания извлечь немедленный результат для внешнего мира, тем быстрее организм поспешит вернуться к привычному и использовать свой обычный путь, которому он привык доверять. Наряду с этим, чем больше уделяют внимание изучению ощущений, которые появляются на уроке, чем больше «прокручивают» движение в воображении, чем больше определяют его подходящими словами и продолжают наблюдать за ним, тем больше шансов на то, что достигнутое найдет отражение в повседневной жизни. Урок помогает увидеть широкий диапазон возможностей, которые люди могут использовать в современной жизни. Для претворения новой возможности в жизнь, как и для любого другого воспитательного процесса, необходимы готовность, осознание того, что делаешь, и свободное время.

Ничего сверхъестественного в этом уроке нет. Я называю его «процессом на волшебном рулоне» из-за совершенно нового подхода к движению. Положительное заключается в том, что человек приобретает инструмент – урок, который он может выполнять самостоятельно, доверяя тому, что он делает, и каждый раз приходить к новому улучшению. Результат урока по совершенствованию возможностей во многом зависит от того, что ты рассчитываешь получить от него, от физического состояния организма и от степени готовности к этому процессу. Независимо от того, значительно достижение, или нет, шаги в этом направлении благословенны и вселяют надежду. В начале занятий результаты могут исчезать через короткое время, однако впоследствии положительный результат будет усиливаться все больше и больше, и тебе будет требоваться меньше времени на то, чтобы заново создать улучшение. Все это – подъемы и падения – зигзаг, символизирующий постоянное продвижение.

Естественное обучение – переговоры между тобой и возможностями, имеющимися в твоем распоряжении

Процесс на «волшебном» рулоне разрушает модели организации существующего движения и выстраивает их заново, изменяя распределение функций. Это естественные поправки, они не являются результатом волевых решений. Поправки также не являются следствием подражания или подчинения указаниям двигаться так или иначе. Человек не должен удерживать в памяти список пунктов, которыми он обязан руководствоваться в положении стоя или при ходьбе.

Исправление в организации тела происходит само по себе как окончательное решение нервной системы. Это результат переговоров между человеком и его организмом. Это уточненный выбор, полученный системой в результате голосования всех присоединившихся частей тела после того, как она изучила то, что имеется в ее распоряжении в плане траектории движения, связей между частями тела, стиля движения, и получила впечатление от реакции тела на каждую из возможностей.

При естественном обучении первозданная способность к координации ведет к исправлению тогда, когда ей предоставляют детали информации в пути, комфортно поддерживают ее в новых попытках, спрашивая разрешения искать, переходя от легкого к более сложному, занимаясь каждой деталью в свое время, и внимательно прислушиваясь, каким образом каждая часть отреагирует на целое.

Ты используешь свой разум для того, чтобы убедиться, действительно ли ты делаешь то, что намеревался сделать. Поставив подробно, в деталях, задачу перед собственной нервной системой, ты должен только прислушаться, как твой организм справляется с ней. Ты доверяешь внутреннему разуму своего подсознания, благодаря которому организм не только решит ее, но и сделает это с комфортом. Ты можешь только всматриваться и считывать полученный результат, который ощущается всем телом в каждом движении. Теперь постарайся разобраться в том, готов ли ты вновь сделать вклад в это обучение, сопровождающее осознание, чтобы улучшить и воплотить в жизнь стиль твоего нового движения.

РАЗДЕЛ ЧЕТВЕРТЫЙ

Движение для жизни - движение для любви

Разнообразие естественного функционирования

Не является ли характерной чертой природы то, что каждое открытие в ней служит более чем одной цели? Высший разум Вселенной со свойственной ему совершенностью и бережливостью при оформлении строения животных принял во внимание совокупность их естественных нужд. Часто один орган может служить нескольким целям одновременно.

Печень, например, осуществляет несколько функций, которые не только отличаются друг от друга, но также и противоположны друг другу. Она преобразует избыток сахаров в крови и складирует их как гликоген, который затем вновь преобразуется в сахара в соответствии с нуждами организма. Печень также способна обеспечивать организм сахарами, которые она самостоятельно перерабатывает из белков и жиров. Она расщепляет продукты, которые поступают к ней частичками, удаляет излишки и яды в каналы выделения. Одновременно она регулирует гормональный баланс всего организма и, конечно же, отвечает за выработку красных кровяных телец. Не зря печень называют «компьютером внутренних органов».

С точки зрения способности движения язык, возможно, самый интеллигентный орган в человеческом организме, так как обладает богатым механизмом функционирования. Нюансы использования языка в смысле извлечения звуков различны, и в особенном акценте каждого человека они многочисленны как произведение существующих в мире языков на количество согласных букв. Все это дополняет основную функцию языка в перемешивании пищи, разжевывании и продвижении к проглатыванию. Менее известная, но совсем не менее жизненно важная роль есть у языка, когда он служит скрытым рулем, руководящим всем позвоночником при маневрировании в пространстве.

Тот, кто ищет единственную, прямую и простую причину, характеризующую естественное функционирование, не сможет увидеть полной картины. Однако, человеческий мозг имеет тенденцию занимать четкую позицию в любой теме и регистрировать ее, наклеив определенный ярлык. Он делает это, чтобы избежать замешательства при повторных отношениях и недоумения в начале.

И в самом деле, представителям человеческого общества свойственно окапываться в однозначной и эгоцентричной позиции, что раскалывает их на враждебные группы. Возможно, природа, стремящаяся к равновесию бесконечного механизма явлений, приходит на службу общей гармонии.

Даже для проявления насилия в природе «при сведении счетов» есть общая приемлемая причина. Когда ищут разнообразие причин в каждом явлении, начинают понимать гораздо больше. Вместо недоброжелательного человеческого подхода, который приводит к вражде, воспринимают импульс подключения к явлению. Научившись направлять мысль в соответствии с кодом явления природы, можно воспользоваться этим мощным рычагом.

Многогранность естественной терапии

Согласно тому же принципу существуют также свойства многогранной терапии, приносящей излечение даже тогда, когда не ожидают этого. Улучшая функцию одного жизненно важного составляющего, можно ожидать, что результат проявится во многих плоскостях. Чем меньше намереваются возбуждать определенную реакцию в одном направлении, а лишь поддерживают то, что помогает жизни вообще, тем быстрее центры различных проблем начнут совершенствоваться сами по себе.

Терапия в месте определенной проблемы работает также и в отношениях между людьми. «Вместо того чтобы стремиться исправлять раздражающую тебя реакцию кого-то по отношению к тебе, не лучше ли поработать над улучшением отношений между вами?» - говорит Б. Бен-Давид на семинарах, которые она проводит в Иерусалиме.

В мире природы, если подход является цельным, он будет работать на добро даже для проблемных ситуаций, являющихся противоположными одна другой. Например, проблему правильного регулирования веса тела следует рассматривать в широкой перспективе эффективности работы пищеварительной системы, а не ограничиваться теорией полезности тех или иных продуктов и подсчетом калорий, содержащихся в них. Комплексный подход ставит своей основной целью развить в человеке чувствительность к распознаванию условий, поддерживающих его общий обмен веществ. Человек учится различать внутренние «светофоры» и в соответствии с этим отбирать то, что оказывает ему поддержку. Он способен распознать сигнал сытости точно так же, как и сигнал голода. Руководствуясь этим подходом, полные люди могут похудеть, а худые поправиться.

Такое же влияние оказывает и свежий воздух. Немного усталых он освежит, а на очень утомленных навеет глубокий сон. Подобно этому и влияние любви. Если оказывать внимание грубому человеку, он постепенно начнет уступать и станет мягче. Если оказывать внимание стеснительному человеку, он со временем осмелится и найдет в себе силы для самовыражения и большей готовности к действию.

В соответствии с тем же принципом работает также и естественная готовность к действию: флегматики станут активнее, а люди с напряженными нервами найдут в том же движении успокоение. Когда стремятся к равновесию, и не только с целью извлечения результата, постигают богатый язык бесчисленных движущих сил природы.

Многоцелевое применение «волшебного» рулона

Процесс движения на рулоне работает также и на балансирование многих видов функционирования. Перекатывания на рулоне представляют собой волнообразное и ритмичное раскачивание, которое является основой естественного движения в пространстве. В процессе этого движения как бы приоткрываются промежутки между суставами скелета, что позволяет осанке быть более стабильной и способствует созданию гармонии во взаимоотношениях между различными частями тела.

На уровне гармонии во взаимоотношениях между людьми в обществе работа со специально созданным выступом рулона, тренирующая тело отдаться силе земного притяжения, создает атмосферу доверия, готовность быть преданным и принять любовь.

В дополнение ко всему этому, есть еще мера слияния, которую этот процесс имеет в виду. Работа с «волшебным» рулоном иногда приносит мне совершенно неожиданные и очень интересные результаты. Через несколько дней после проведения семинара «Волшебный рулон» ко мне на частный урок пришла одна из учениц. Она открыла мне нечто, о чем я никогда не задумывалась в этой связи. Оказалось, что, вернувшись домой после семинара, она нашла своего друга страдающим от болей в спине. Она с удовольствием показала ему то, чему научилась на занятии – «трюк» с одеялом. После этого у него не только прошла боль в спине, но и любовная связь между ними приобрела новое качество движений, не знакомое им ранее.

Меня изумило то, что процесс, который был предназначен для освобождения осанки от искривления и напряжения, способен также оказать положительное влияние на улучшение функционирования, в данном случае, на извилистый танец любви. Рассказ молодой женщины вызвал в моем мозгу калейдоскоп мыслей. Изобилие достижений слилось в полную картину и привело к мысли о связи между уроком и жизнью. Мне стало ясно, что движение на рулоне из одеяла способно привести к благополучию спины не только из-за возможности раскрытия промежутков между позвонками к выпуклости или к вогнутости, но и потому, что это упражнение восстанавливает первозданное и необходимое для существования движение. Оно приводит в действие те колебания, в которых два человека, желающие быть вместе, увлекаются волной, спонтанно раскачивающей их в преобладающем жизненно важном импульсе секса.

Раскачивание на рулоне из одеяла в обоих направлениях намечает в теле первоначальный изгиб и первоначальную волну, которую природа принимает на вооружение для движений в пространстве. Это движение, из которого вытекают все основные функции жизни. Это та волна распространения и сокращения, которая движется от центра к периферии и обратно, вдыхая жизнь в каждую клетку организма. Это то биение пульса, который свидетельствует о циркуляции крови. Это та волна, которая очищает дыхание путем прилива, переходящего в отлив, и вновь возвращающаяся приливом, и так на протяжении всей жизни. Это тот темп ходьбы, когда попеременно перепрыгивают вперед, то отталкиваясь от земли, то возвращаясь и пассивно опираясь на нее. Та же волна, возвращающаяся к собственному изгибу, является носителем волнения любовной связи между двумя людьми.

Волна, исцеляющая спину

Посредством раскачивания на рулоне ученики как бы напоминают организму, каждой его части отдельно и всем вместе взятым, как согласовать движение с ритмом текущей волны. Они реализуют через тело метод колебаний, которые природа использует, чтобы выразить жизнь.

Удобно устроившись на полу, они внимательно наблюдают и деталь за деталью заново изучают движение, которое в повседневной жизни знакомо им как цельное спонтанное явление. Это наблюдение совершенствует и обогащает движение. В положении лежа на рулоне ощущают, как волна толкает весь позвоночник вверх, к голове, в то время, когда таз выдвигает вперед лобную кость. Можно заметить, как расширяется грудная клетка, когда ребра отдаляются друг от друга; появляется больше пространства для выражения чувств. Спина передвигается вверх, толкая перед собой затылок до тех пор, пока подбородок не приподнимается, голова откидывается назад, а шея открыта. На языке природы это движение означает преданность. Чувствительной нижней части спины предоставляется возможность округлиться и выгнуться назад, чтобы найти опору на полу. Рулон напоминает человеку, как можно находиться в этом положении, не напрягая живот. Живот может поддерживать спокойное и ровное дыхание.

Спина ощущает выдвижение половых органов вперед, но это происходит не посредством напряжения живота, ягодиц или мышц ног, а в положении, гарантирующем уменьшение впадины спины. Движение половых органов вперед является пассивной реакцией на движение отступления нижней части спины, когда уязвимая дуга исчезает. Аналогичным образом таз может продолжить свое движение, не уставая и не подвергая опасности проблемную область поясницы, волна движения даже может исцелить ее.

Позволить волне пройти через все тело

Движение на рулоне увлекает все тело вниз. Точно так же, как возвращаются домой по знакомой дороге, здесь возвращаются на удобное место. Теперь впадина ощущается как дополнение к движению спины, и это происходит без всякого усилия и сжимающего сокращения. Нижняя часть спины, поддерживаемая между рулоном и полом, растягивается длинной дугой, напоминающей тазу, что ему позволено располагать широким потенциалом изгиба как вперед, так и назад. Удобное и уверенное движение показывает, что можно в одинаковой степени хорошо относиться и к приливу, и к отливу. Теперь человек готов ответить на возвращающуюся волну и позволяет ей нести себя. Легкие и ритмичные повторения освобождают первозданной волне путь через все тело.

И секс может оказаться причиной травмы спины

В обществе, приученном к стульям, креслам и лифтам, в жизни, полной напряжения и обязанностей, где телодвижения требуется все меньше и меньше, человек теряет способность заботиться о благополучии своего тела. Ему начинает казаться, что каждое выполняемое им движение уменьшает запас имеющейся в его распоряжении энергии. Он предпочитает утомлять свои нервы в различных маневрах и поисках комбинаций для того, чтобы найти как можно ближе место стоянки и избавить мышцы ног от «лишней» ходьбы. Он убежден, что приводить тело в действие положено только в специально отведенных для этого местах, например, на уроках гимнастики (будучи при этом одетым в специальную одежду), в остальное же время стоит избегать любого необязательного движения. Он даже постесняется потянуться потому, что считает это неприличным действием. Необходимость двигаться он воспринимает как некое неизбежное наказание, а поэтому приложит все усилия, чтобы двигаться как можно меньше и подключать к движению минимальное количество частей тела. Если при вождении машины ему понадобится сделать реверс, он не станет подключать к этому движению плечевой пояс и таз. Поднимая груз с пола, он пренебрегает возможностью использовать пружинистость коленей, не задумываясь при этом о том, как он травмирует свое тело.

Следуя традициям такого убогого способа движения, человек с легкостью утвердится в понятии о том, что движение при сексуальных отношениях – это исключительно местное движение в области половых органов. В дополнение к этому, единственный язык, который ему знаком – это язык усилия. Ему неизвестно, что интенсивность движений таза в сексе резко сдавливает одни и те же позвонки в нижней части спины. Эти позвонки будут находиться в состоянии повышенного напряжения, создавая препятствие переходу волны дальше, к другим частям тела.

Все это происходит на высоком уровне чувствительности. Если ко всему этому присоединяется тревога, стремление самоутвердиться или другие обстоятельства, не имеющие отношения к ощущению движения, то это отдаляет человека от области безопасности и наблюдения за самим собой. Вот таким образом локальное движение при сексе может быть причиной болей в спине.

Движения на рулоне из одеяла имеют прямое отношение к предупреждению травм такого рода. Упражнения на рулоне могут научить каждого человека благополучно, не навредив чувствительной впадине нижней части спины, выполнять быстрые движения таза.

Сила влияния рулона на движения таза обусловлена взаимодействием этого движения с перемещением других частей тела. На рулоне учатся испытывать таз на пике его действия, когда одновременно можно ощутить все остальные части тела и почувствовать, как движение таза объединяет все в одно целое, от пальцев ног до корней волос. В результате в изгибе между тазом и спиной на подъеме позвоночника участвует большее количество позвонков, что избавляет нижнюю часть спины от трения в одном и том же месте и впоследствии от деформации.

Взаимосвязь между тазом и всем телом при сексуальных отношениях

Половые отношения – это исключительное состояние, в котором таз двигается по отношению ко всему телу, а все тело – по отношению к тазу. Кстати, если танцуя, люди позволяют тазу брать на себя инициативу, они излучают сексуальность. Особенно это можно наблюдать в танце живота.

В сексе особое значение имеет взаимодействие между тазом и остальными частями тела. Например, движение, создающее угол между бедром и животом, приводит к обмену функциями. Так, вместо того, чтобы нога пошла в направлении таза, как это обычно бывает при ходьбе, теперь таз приближается к ноге. Если в повседневной жизни связь между ними происходит без излишнего расточительства и ограничивающего торможения, то и в танце любви она будет плавной и естественной. Но если в повседневной жизни человек привык ходить, ограничивая свои движения, не осознавая, что происходит с тазом, или когда каждый шаг становится резким толчком по отношению к этому тормозящему действие тазу, то половые отношения не станут самой удачной ситуацией для улучшения взаимоотношений между тазом и ногой.

Взаимоотношения между тазом и спиной во время сексуальных отношений особенно обострятся, если их встреча в нижней части спины в той или иной степени проблематична и чувствительна. Важно знать, что наиболее уязвима для обоих партнеров верхняя часть спины. Привычное распластывание на животе при выпрямленных ногах вынуждает спину быть напряженной и жесткой в движениях, и это аналогично тому, как выпрямленные колени угнетают поясницу. Однако можно, распластавшись на животе, создать спасительный изгиб в коленях посредством подушки, приподнимающей голеностопные суставы. Избежать травмирования спины, когда приводят в действие таз при выпрямленных коленях и незащищенных стопах, невозможно.

Позволить волне движения благополучно пройти через спину

Четкие и непрерывные взаимоотношения между движением таза и траекторией позвоночника, направлением бедра, положением коленей и голеностопных суставов, положением челюстей, поведением ребер или взглядом глаз жизненно необходимы для течения первоначальной волны движения.

У волны нет исходного положения, нет формы или любого другого аспекта в этом роде. Зато она имеет пространство, в котором проходит в обоих направлениях, и все тело принимает участие в этом, приспосабливаясь к изменениям. Эта способность приспосабливаться освобождает волне путь, позволяя ей продолжать течь и обновляться. Любое место, где будет применяться усилие, станет ей преградой, и она будет вынуждена останавливаться и тратить силы на борьбу. Существует возможность найти путь для создания цикличных колебаний, при которых не напрягается спина, не мобилизуются для сопротивления глубокие мышцы, не утруждаются мышцы бедер, не прыгают челюсти и не прерывается дыхание.

Выполняя движения на рулоне, можно понять, что именно служит источником для запуска волны. Энергию для старта волны обнаруживают вне тела и учатся черпать из земли. Можно убедиться, что когда ступни опираются на твердый пол, достаточно намека на движение отталкивания от пола, чтобы он вернул толчок в противоположном направлении, с помощью которого тело поднимается вверх на непрерывной и плавной волне, от ступни и до макушки, не останавливаясь.

Это динамика естественной ходьбы, соответствующая понятию эффективности. Вес тела как бы передается от сустава к суставу через мышцы и кости к ступающей на землю ноге и затем к земле, и таким образом спина невольно выпрямляется на линии, поднимающейся от земли вверх. Во время ходьбы позвонки как бы нанизаны на эту линию.

Когда правильно организованное тело двигается эффективно, каждая его часть чувствительна и готова к изменениям в соответствии с взаимодействием между весом тела и силой, отталкивающей его от земли. Рулон оттачивает способность откликнуться на эту естественную логику гармоничного воздействия. Впоследствии люди начинают заново организовывать разделение труда по всей длине цепочки, составляющей устойчивость. Ноги работают активнее, спина находится в безопасности и спокойна. Не напрягаясь, она участвует в полноценном движении первоначальной волны. Ведь спина вынуждена «платить штраф» за ленивые голеностопные суставы и натянутые мышцы ног. Понятно, что когда ноги «пробуждаются», чтобы выполнять свою функцию, она расслабляется и обретает свободу.

Если центры травмирования не препятствуют действию, то все тело работает в естественной гармонии, чувствительно и эффективно подключается к движению. Тогда появляется возможность по-настоящему понять, что движение поддерживает жизнь. Почувствовать, что нечто внутри знало его всегда. Возникает готовность сократить усилие и снизить излишнюю причастность к действию. С легкостью, наполняющей движение, начинают познавать новое качество удовольствия.

Согласованность работы всех частей тела – источник энергии в сексе

Расширяя познания о движении в сексе, понимая, что это тотальное движение всего тела, а не действие местного характера, в частности, только половых органов, открывают тем самым плотину сексуальной энергии.

Людям, как женщинам, так и мужчинам, знаком известный парадокс: слишком рьяное усилие, амбиции и требовательность в занятиях сексом совсем не являются гарантией отдачи, пропорциональной вкладу. Скорее всего, наоборот, это вредит отношениям. Ведь если применять усилие, то у мягко струящейся волны не будет шансов на существование.

И в самом деле, разве плавная волна движения может пройти через напряженные ноги, только и умеющие, что быть «сильными»? Или через грудную клетку, окаменелую в готовности защитить себя и продемонстрировать уверенность в себе? Разве может волна движения пройти через руки, которые спешат сжать в объятиях, выдавая тем самым свое беспокойство о том, что если недостаточно сильно обхватят, то эта возможность исчезнет?

Люди с ментальностью, провозглашающей принципы «как можно больше, как можно сильнее», пользуются языком увеличения усилия. В критический момент, когда система отказывается поддерживать их сексуальные намерения, они будут стараться справиться с проблемой посредством нагнетания физического усилия, еще большего напряжения, увеличения жесткости движений. Но вот здесь-то как раз и находится ловушка: чем больше усилия применяется ко всем частям тела, тем большим станет препятствие для чуткой сексуальной волны, а ее сила будет потрачена на сопротивление препятствиям. Для того чтобы волна полового влечения, струящаяся через все тело, обновилась, тело не должно мешать ей пройти через себя. Волне нужно тело, двигающееся в полном взаимодействии всех его частей. Ей нужно движение, в котором внутренняя готовность тела совпадает с его возможностями. Этой волне нужна гармония.

Старательность: увеличение темпа оборачивается торможением

Когда внутреннее желание стараться огромно, все сдерживается и находится в напряжении, готовом к действию. В действительности, напряжение вовсе не требуется, оно не добавляет ничего положительного к чувствительности. Кроме того, оно неприятно для партнера и, в определенном понимании, нейтрализует удовлетворение. Люди часто думают, что увеличивают обороты, на самом же деле они нажимают на тормоза. Если, несмотря на это, половым отношениям все же удается случиться, хотя тело и препятствует им, то они будут сопровождаться ощущением борьбы.

Работа мышц находит свое выражение в сокращении. Активное усилие мышцы приводит к ее укорочению. Расслабление, возвращающее мышце полную длину, представляет собой пассивную реакцию. Это промежуток, дающий возможность произойти последующему сокращению. Если применяют усилие, нервная система воспринимает его энергичную активность и понимает это как команду к сокращению, что, безусловно, мешает любому расслаблению. Расслаблению способствует пассивное состояние. При половых отношениях важно не само действие, а то, умеют ли не мешать ему.

Можно ли вообще прекратить стараться? Эту область сложно изучать во время половых отношений. В уроке на полу люди приходят к осознанию движения, снова и снова учатся пренебречь желанием чего-то добиваться. Они знают, что когда движение сложное и разочаровывает, стоит вернуться к нему, прикладывая при этом меньше усилия, снижая скорость и радиус размаха. Они как будто пытаются пока только в общих очертаниях, в минимальном движении и при минимальном усилии понять суть дела.

Поэтапное развитие дает надежные результаты. Урок на полу не только учит быть мастером движения, он помогает заглянуть внутрь во время затруднений, при разочарованиях. В этом случае человек может разобраться, мучает ли он себя, пытаясь состязаться, подключая силу воли, ощущая недовольство и принуждая себя, или он относится к самому себе с уважением, терпением и поддерживает себя, как это было когда-то в детстве, когда он испытывал трудности.

Где прячется дополнительная энергия ?

При оттачивании качества движения следует пересмотреть понимание оптимальности. Вместо того чтобы рассчитывать в основном на физическую силу, стоит отдать предпочтение согласованности взаимодействия всех частей тела. Вместо того, чтобы ожидать немедленных результатов и высоких цифр, следует искать приятные ощущения и легкость выполнения. Вместо досужих рассуждений и критики в адрес функционирования половых органов, можно немного подождать и постараться воспринять ощущение всего тела в движении. Вместо того, чтобы делать местное усилие, стоит обратить внимание на плавность слаженного движения.

Когда беспокоятся о том, что «не хватает энергии», в общем-то, занимаются чем-то абстрактным, несуществующим и к тому же вызывающим разочарование. Вместе с тем осознавать, что происходит с организмом, уметь определять, где заключена дополнительная энергия, и уметь регулировать ее – это вполне выполнимая задача. Когда все мысли заняты тем, что упущено, организм будет стремиться наверстать упущенное. Чтобы направить мысли в положительное русло, можно на некоторое время оставить занятия сексом и, пребывая на его фоне, направить течение мыслей к другой системе организма, где проще добиться успеха. Движение – это тема всегда доступная, конкретная и живая. Можно обратить внимание, как волна, проходящая через все тело в виде колебаний, становится все более плавной и гармоничной, она сама по себе уже важна для организма.

Пассивность вдохновляет жизненность

Пассивные колебания способны расслабить особенно напряженные места, смягчить излишнее сдерживание и снять внутреннюю скованность всего организма. Такая однородность создает впечатление бессознательного состояния, в котором прекращают наблюдать и мешать спонтанному танцу движения. Волна, черпающая вдохновение из взаимодействия с землей, выдвигает половые органы вперед, что является результатом пассивного состояния. Они без усилия оказываются впереди, готовые принять реку поддержки, протекающую через все тело. Ощущение в ногах похоже на внутреннее ощущение, ощущение в животе схоже с ощущением в груди. Все проходы открыты и похожи один на другой, каждая часть тела позволяет энергии пройти через нее дальше, в одинаковой мере поддерживая жизненность сексуальных отношений.

До тех пор, пока не осмеливаются прекратить вмешиваться и отбросить амбиции, не могут знать, каким мог бы быть секс сам по себе, как это могло быть иначе. Только тогда, когда люди могут импровизировать в одном стиле и тут же переходить на другой, когда они могут наблюдать, а потом с легкостью снимать наблюдение за собой и пассивно отдаваться увлечению, они свободны в своем выборе.

Сексуальная энергия – это проходящий через тебя мистический импульс Вселенной

В атмосфере готовности отдаться близкому человеку можно свободно дышать, воспринимать ощущения и внимательно прислушиваться к ощущениям партнера. Возможно, даже готовы задуматься о том, что сексуальные отношения являются чем-то жизненно необходимым, и стоит пренебречь одиноким эго, которое стремится самостоятельно расчищать себе путь в незнакомой жизни. Возможно, теперь людям становится более понятным, что сексуальная энергия течет через их организм и нуждается в детях Вселенной, чтобы воплотить в них некий мистический импульс. Когда человек отдает себя во власть чего-то, что выше него, он снимает с себя колющую жалом личную ответственность и не мешает природе указывать ему путь. Это революционное отношение к жизни, и оно приводит человека к определенному уровню организации движения.

Дыхание в критическом положении – таз «задыхается» в борьбе

Особое определение можно сделать в отношении дыхания. Во время замедления движения в тепличных условиях эксперимента на уроке, когда лежат на спине, имея поддержку под ней, свободны для того, чтобы внимательно прислушаться и разобраться, в какой мере движения таза согласованы с дыханием. С помощью рулона приводят тело в определенные «критические» положения, подчеркивая тем самым связь движения с теми частями тела, до которых в повседневной жизни просто не добираются. Можно использовать время, когда мозг тренируется в создании новых моделей движения, сделать выводы и извлечь из этого информацию о роли дыхания в поведении организма во время секса.

Существует изобилие возможностей для разных и необычных комбинаций в динамике продвижения нижней части таза вперед и возвращения его назад в сочетании с дыханием. Можно привести лобную кость вперед, напрягая мышцы внутренней части бедер, которые находятся в непосредственной близости к тазу. Можно также сжать ягодицы, мобилизовать в напряжении живот и все, что находится внутри него, сжать челюсти, сделать жесткими грудную клетку, руки и лицо. Такое положение готовности к бою можно наблюдать в ходе борьбы, и дыхание ведет себя в нем соответственно чрезвычайному положению. Всякий раз, приводя таз вперед, задерживают дыхание.

Это, пожалуй, наиболее распространенная модель «тяжелого дыхания». Здесь имеет место сосредоточенное усилие, обрывающее дыхание. Таз «задыхается» в чрезмерных усилиях.

Свободное время для расслабления

Если не находиться в состоянии конфронтации, а наоборот, быть готовым полностью отдаться близкому человеку, можно вести себя совершенно иначе. Когда стопы отталкиваются от жесткой поверхности пола, нижняя часть таза поднимается возвратной волной от земли и самостоятельно, без всякого усилия, выступает вперед. Такое движение позволяет дыханию быть свободным. Можно также дышать без всякой связи с движением таза. Например, делать вдох при каждом движении вперед и выдыхать при каждом отдалении. Можно попробовать выполнить движение таза при нетрадиционном дыхании. С каждым движением нижней части таза вперед воздух покидает легкие.

Выдох на языке тела обычно означает прекращение усилия. Когда таз оказывается впереди во время выдоха, появляется возможность пережить ощущение в результате существенного движения и при этом комфортно расслабиться, пребывая в состоянии пассивной свободы и доверяя телу, которое сможет двигаться самостоятельно.

Отлив возбуждает прилив

Воздух возвращается и наполняет легкие, когда нижняя часть таза отступает и отдаляется назад. Поступающий при вдохе кислород увеличивает остроту ощущений в движении вперед. Для многих это серьезное открытие. Отступление таза назад приобретает право на существование, и удовольствие не стирается поспешной подготовкой к дальнейшему действию. Отступление перестало быть резким и недостойным внимания движением, а увеличение впадины нижней части спины стало более мягким и менее опасным в смысле травмирования.

Независимое дыхание

Энергично раскачиваясь на рулоне, обращают внимание, что ритм дыхания изменяется. Оно может быть беспорядочным, прерывистым или поразительно равномерным, что исключает любую видимую глазу закономерность. Оно пробуждает и оживляет мышцы, кости и ткани во всем теле, заводя свою особую песню, которую не спланируешь и не расшифруешь. Обогащение языка движения с помощью нетрадиционного способа дыхания способствует повышению интеллигентности тела и увеличению его находчивости, что позволяет человеку использовать скрытый в нем потенциал.

Колебания транса

В танцах транса в культурах, близких к природе, люди достигают быстрых перекатываний таза за счет очень незначительных колебаний. Они могут продолжать заниматься этим очень долго, иногда много часов подряд, не уставая и не травмируя себя. Эти быстрые и легкие движения являются цельными, обладают силой точности и идеальной частотой. Если бы потребовалось выполнить это движение посредством усилия, т.е. приводя в движение только крупные мышцы, то быстрый ритм стал бы неуклюжим, а спина была бы измотана этим и травмирована в той или иной степени.

По-видимому, движение колебания пришло из того же первоисточника знаний о природе. Если имеет место вибрация, то она полностью откликается на частоту, которая свойственна многим примитивным культурам, например, сопровождение барабана (там-тама).

Иногда вибрация сопровождается другим образом. На острове Бали «боевое крещение» молодой танцовщицы в жанре транса происходит следующим образом: она дотрагивается рукой до натянутой веревки, которую двое взрослых трясут с двух концов. Привыкнув к частоте вибрации, она входит в состояние настоящего транса и уже способна самостоятельно создать эти колебания.

Вибрация управляет тазом, и он двигается особенным образом, наиболее безопасным для спины. Люди, познавшие ощущение вибрации в трансе в положении лежа на спине, рассказывают об очень непривычном впечатлении, при котором спина имеет соприкосновение с полом. Впадина спины выравнивается и располагается на полу с ощущением, будто это именно то, что ей всегда недоставало, но она не знала, каким образом достичь этого. Как будто внутренний разум, способствующий созданию вибрации транса, тоже посвящен в то, что нужно этой спине, чтобы нейтрализовать усталость, являющуюся результатом искривления и полученных травм. Древняя наука ритмичного движения возвращается и учит спину нахождению способа правильной и безопасной траектории.

В ритме транса достигается размах движения, обеспечивающий себя. Степень вмешательства тела в движение в точности подходит тому, что требуется для постоянной частоты. При таком темпе поясница без всякого напряжения может уменьшить впадину спины. Нижняя часть спины отодвигается назад, что позволяет движению таза вперед быть в полной мере пассивным. Кроме того, это происходит во время выдоха, как будто таз кашляет или, лучше сказать, перекатывается от смеха.

Не сопротивляясь волне движения

В упражнениях на рулоне познают стиль, который до сих пор не связывался с основной траекторией собственного движения в пространстве. Выполняя движения, убеждаются в возможности провести волну через всю разнообразную гамму действий: от интенсивности до необычайной легкости, от применения активного усилия до пассивности, от легкой динамичности до медленного внимательного прислушивания к себе, от резких раскачиваний до однородных и округленных колебаний.

Наступает момент, когда можно вообще прекратить вмешиваться и полностью довериться телу. Обогащенное и улучшенное благодаря изучению различных способов движение достигает настолько удобной частоты, что человек уже не в состоянии различить, то ли он руководит движением, то ли движение руководит им. Если не сопротивляться волне и не пробовать увеличивать ее, появляется возможность испытать удовлетворение без борьбы. Это и есть благословенное состояние транса, плавно несущее человека через последовательность чередующихся ощущений и позволяющее спине уменьшить впадину.

Постоянство колебаний создает впечатление, будто ничего в теле не работает и не напряжено. Сознание может быть только свидетелем, наблюдая со стороны за тем, что происходит. Не нужно ничего делать, нет необходимости ничего контролировать, движение способно продолжаться самостоятельно. Мышление может отключиться и отдохнуть, стоит пребывать в области ощущений, а не слов.

Урок о сексе, который исключает борьбу

На плавно текущей волне движения находятся в состоянии, подобном полуобморочному, и в то же время участвуют в действии. Скорее всего, это ощущение знакомо как пассивность, в которой отсутствует полное действие. С определенного момента преобладает атмосфера затуманенности, некоторого смущения и даже медитации; затем все это прекращается в самый последний момент перед погружением в тишину покоя.

Колебания позволяют каждому человеку во время явного действия движения осознать состояние транса. Это увлечение пребыванием в трансе во время движения преподает нам урок о том, как вести себя во время половых отношений, чтобы они были свободны от борьбы и применения любого усилия, от размышления над их оценкой, и чтобы их сопровождало только свободное течение движения.

Восстановление спонтанности – использовать осознание для ничегонеделания

Когда в тепличных для движения условиях на рулоне учатся ощущать комфорт в состоянии расслабления во время действия, организм начинает восстанавливать жизненно необходимые системы, которые предназначены для контролирования спонтанного функционирования. В сущности, используют осознание, человеческую способность распознавать, обращать внимание и оценивать для того, чтобы прийти к такому положению вещей, когда все это больше не потребуется. Это похоже на процесс изучения грамматики, результатом которого является способность к спонтанности. Возможно, это звучит как парадокс: восстанавливаем находчивость тела, которая была утрачена в жизни из-за чрезмерного подключения думающего мозга и недостаточного стремления к движению. При этом используем ту же интеллигентность, которую сознательная жизнь развила в человеке за счет его тела, чтобы вернуться и освободить путь подсознательной спонтанности тела.

На этом уроке терпеливо, внимательно и посредством небольших движений восстанавливают с самого начала процесс обучения, который по своей методике схож с первоначальным развитием. Тогда принимали первые в жизни решения, «просеивали» и улучшали движение, поднимаясь до уровня спонтанности. И как когда-то давно, на первоначальных стадиях развития, решающим является внутреннее ощущение движения, которое быстрее мысли. Осознание всего лишь помогает создать условия, при которых это ощущение может вернуться и взять в свои руки бразды правления.

Чтобы сердце поверило, что тебя любят
Каждый хочет, чтобы его любили. Но умеют ли люди принимать любовь? Как должно вести себя тело, чтобы сердце поверило в то, что тебя и в самом деле любят? Каким образом влияет способ, которым человек преподносит свое тело, на то, что происходит в его сердце? Можно ли воспитать в себе ощущение готовности принять любовь посредством индивидуального стиля движения?

В процессе работы на рулоне появляется несколько иное представление о том, каким образом можно изменить организацию тела, и о том, как меняются ощущения людей, когда их принимают такими, каковы они есть.

Надежная опора дает полное доверие
Движение на рулоне, который является надежной опорой, позволяет организму с большим доверием относиться к закону о земном притяжении, ослабить работу мысли и просто опереться на пол, не напрягаясь и не применяя усилие. Ощущение глубокого погружения возвращает каждого человека к тому далекому времени его жизни, когда он был маленьким, беспомощным и с полной беззаветной доверчивостью мог опереться на близкого человека. Как и у любого младенца, у него не было другого выбора, кроме как верить в то, что тот, на кого он опирается, несомненно, хочет ему только добра. Он ощущал, что является очень дорогим подарком для тех, кто держит его на руках, и принимал как должное желание носить его. В мозгу младенца запечатлелось восприятие любви, которая не зависит от чего-то определенного, восприятие через физический аспект тела – аспект отношения к силе земного притяжения. Вся жизнь связана с ним, люди просто забывают о его существовании.

Способность позволить себе полностью опереться регистрируется в памяти одновременно с приобретением доверия. Принять любовь на языке тела означает прекратить переносить вес тела с помощью мышц и быть готовым опереться на землю или, хотя бы частично, на близкого человека, ничего не опасаясь при этом, не боясь упасть. Именно страх перед падением является первичным и прямым страхом в жизни.

Готовность принять любовь
После того, как рулон научил каждое волокно и ткань тела опираться на него полностью всем весом, люди начинают понимать, насколько перенос веса тела может отражать настроение. До тех пор, пока человек напрягается и переносит свой вес собственными силами, вместо того, чтобы опереться на нечто, находящееся под ним и способное подде-

ржать его, ему сложно поверить в то, что он любим, даже если ему говорят об этом. Его поведение не позволяет природе помочь ему осмелиться принять любовь. Он занят обеспечением безопасности своего существования собственными силами. Он все время начеку и не может понять, что безопасность могла бы быть обеспечена ему и без особых усилий.

Но если люди готовы принять поддержку, создается атмосфера, подходящая для доверия. И если они действительно хотят, у них есть больше шансов воспринять это через жизненность, содержащуюся в способности к движению, которое нельзя ничем заменить, через способность сбалансировать равновесие.

Способность к организации тела

Гораздо легче воспитать в себе и изменить способность к организации тела, чем чувства или общественные отношения. Когда с помощью рулона из одеяла человек изменяет форму тела таким образом, чтобы место, в котором находится проблема, могло приспособиться к поддержке, он в большей мере готов воспринять любовь и поверить, что жизнь щедро предоставляет ему опору. Такое доверие имеет больше шансов на подтверждение.

Это особенное предназначение метода д-ра Фельденкрайса. Он касается самой сути человеческой уязвимости – жизненной необходимости быть желанным – в простой и безопасной области, в области движения тела. Не затрагивая осознания прошлых страданий, не пытаясь вникать в поводы и причины, метод переносит человека в воспоминания о подлинной уверенности, которая сопровождала его до появления проблем. В простых движениях на полу ученик вновь ощущает себя младенцем, у которого нет другого выбора, кроме как опереться и полностью довериться полу. Во время урока он двигается на рулоне, находясь наедине с самим собой, ему открывается возможность в большей мере доверять окружающим. Он чувствует себя комфортно в доброжелательной обстановке и ощущает, что его любят.

Поднимаясь на ноги в конце урока, он находится среди людей, которые пережили те же самые впечатления, поэтому не будет ничего странного в том, что ему захочется обнять кого-то. В этом объятии люди могут почувствовать гораздо больше, чем могло бы быть сказано словами, ведь представление о собственном теле у них изменилось. В каждом из них растаяла накопленная хроническая жесткость. Пол теперь воспринимается как надежная опора, и нет ничего неестественного в том, что хочется опереться всем весом тела на другого человека. Настроение улучшается. Раздумья, сомнения и напряженное вмешательство в реакцию организма сменяются ощущением присутствия кого-то близкого. Вокруг тихое и спокойное пространство. Теперь оба могут позволить себе предаться покою этой живой тишины. Люди обнаруживают, что в обществе человека, способного спокойно опереться на надежную опору, они могут сделать то же самое, расслабиться и получить полную поддержку. Нервная система зарегистрирует это состояние и, когда наступит подходящий момент, напомнит каждому из них, что такими он или она могут быть.

Так ли уж необходима агрессивность?
Думающий мозг не может избежать оценки полученных впечатлений. Возможно, что его вывод о том, насколько расточительна агрессивность, представляет собой неожиданное размышление о необходимости существования собственной постоянной привычки.

Если можно, применяя совсем незначительное усилие, создать настолько глубокое изменение в жизни, то, конечно, кажутся странными некоторые понятия и принципы индивидуального функционирования относительно необходимости агрессивности. Для многих людей это начало изменения стиля жизни.

Определение «агрессивность» в этой книге имеет отношение к организации движения, в которое вкладывают больше усилия, чем требуется. Д-р Фельденкрайс однажды сказал по этому поводу: «…это как забивать молотком винт». Не стоит быть агрессивным в движении. Агрессивность лишает движение его естественного равновесия и нагружает излишним напряжением, без которого оно могло бы быть выполнено гораздо эффективнее.

Иногда, дорожа своей связью с кем-то, люди наивно готовы отдать максимум. Они прилагают всевозможные усилия «выложиться» еще и еще, не прислушиваясь, не разбираясь, и, естественно, переходят границы. Даже если ими руководят хорошие намерения, все равно это направляет действие на путь агрессивности, путь чрезмерного старания, что выражается в резких движениях, уничтожающих любое удовольствие.

Не переоценить ситуацию
Различие между расточительной агрессивностью и эффективной динамикой, возможно, и не очень значительно в плане прикладываемого усилия или получаемого движения, но есть существенная разница в отношении и в понимании этого. Стоит разобраться в этом тонком и значительном отличии. Здесь кроется проблема, порождаемая цивилизацией наших дней: человеку сложно прекратить использовать мощный механизм, предназначенный для критической ситуации, в период, когда он находится в ситуации гораздо более спокойной. Это и есть отсутствие способности реагировать в соответствии с необходимостью, которая изменяется каждую минуту; отсутствие способности выполнять динамичное действие, не увлекаясь при этом резким увеличением темпа. Высокий темп с применением усилия иногда становится самоцелью до такой степени, что уже не ощущают, когда он начинает мешать.

Заботясь о внешнем эффекте, забывают о чувстве меры
Редко можно встретить человека, который готов воспитывать в себе такие качества, как желание получить удовольствие и умение без напряжения выполнять свои действия. Не многим известны чувствитель-

ность и тонкие различия, дающие движению равновесие и гармонию, ведущие к экономной элегантности. Важную роль в этом играет конфронтация окружающего мира. Как правило, внимание человека больше занимает внешний вид, чем внутреннее состояние. Люди не могут ни на секунду отключиться от развития происходящих вокруг них событий и разобраться, что творится у них внутри.

Человек уже затрудняется распознать дискомфорт, напряжение, искаженное понятие о силе, применяемой к телу, и чувства, которые стоят за всем этим. Он уже даже не замечает, что пренебрежительно относится к собственной личности. Его занимает само действие, а вернее, то, как оно выглядит внешне. Он привык оценивать действие согласно результатам, которые видят окружающие. Для того чтобы действие производило большее впечатление, он увлекается и в следующий раз прилагает больше силы, больше энергии и больше непреклонности в решении. Организация тела, ориентированная на внешний эффект, является причиной перехода действия за грань излишнего и ненужного.

Отказаться от старательности

Если сексуальная связь для человека является экзаменом на то, как он выглядит в глазах партнера, он может оказаться втянутым в действие, где сила применяется сверх меры. Если в глубине сознания гнездится мысль о том, что он недостаточно хорош, то он привыкнет быть старательным и предпочитать постоянное усилие. Если он никогда в жизни не знал, что значит получать без того, чтобы от него чего-то требовали взамен, если он никогда не чувствовал, что его любят не за то, что он что-то делает, а за то, что он – это он такой как есть, ему будет сложно отказаться от желания постараться и отличиться в сексе.

Со временем излишнее усилие становится привычкой, наподобие сопровождающего звука, который уже просто не замечают. Люди не исследуют причины старательности. Даже если логика подсказывает им, что нет никакой причины для применения усилия, они продолжают это делать потому, что не умеют иначе. Движение толчка при половых отношениях ассоциируется у них с напряженным действием, где применяют максимум старания.

Не старайся добиться усилием, ты можешь получить это в подарок

Высокий темп агрессивного движения стоит сменить на нежность. Если люди верят в то, что причиной достигнутого ими является направленная агрессивность, им кажется, что опасно отказаться от нее. Но, в конце концов, то, чего добиваются посредством агрессивности, не дает человеку глубокого убеждения в том, что достигнутое действительно принадлежит ему, и что он пришел к этому только благодаря себе. Возможно, он предпочитает думать, что причиной успеха является его умение маневрировать. Он не может понять, что естественным путем вещи могут гораздо проще приблизиться к нему и отдалиться от него.

В этом принципиальное различие в подходе к жизни. Или человек руководствуется таким подходом к жизни, когда он должен постоянно быть готовым полностью своими ресурсами извлечь из окружающего его мира то, что он хочет, или он верит, что это уже заложено природой и не стоит прилагать особых усилий, чтобы добиться желаемого. Жизнь, как известно, представляет собой изобилие всевозможных доказательств. Люди обычно воспринимают те из них, которые подтверждают их подход к жизни, не принимая во внимание другие возможности. Агрессивное поведение не позволяет человеку заметить, что он, в общем – то, упускает возможность получить в подарок то, чего пытается добиться усилием.

Когда начинают познавать ощущения в «агрессивном» сексе, упускают возможность играть на смешанных и постоянно изменяющихся уровнях, включая, если хотят, нахождение в состоянии пробуждающейся сексуальности. А ведь можно, ничего не предпринимая, получить удовольствие в подарок, избежав при этом разочарования.

Благоприятная для удовлетворения атмосфера

Если понимают чрезмерную агрессивность как необходимое условие для большего количества удовольствия, утрачивают возможность пребывания в мире тонкого удовлетворения. Природа создана таким образом, что ощущение удовлетворения не приходит вместе с агрессивностью. Импульс агрессивности – это еще и еще, а иногда даже опасение, что этого будет недостаточно, и потому нужно как можно быстрее увеличить темп.

Для того чтобы открыть вход приятным ощущениям, нужно обратить внимание на то, что уже достигнуто и существует в настоящем. Тот, кто умеет ждать и внимательно прислушиваться к существующему ощущению, создает для себя атмосферу, в которой можно распознать удовлетворение, если оно наступает.

Эта готовность прислушиваться к настоящему и есть мостик к большему удовлетворению.

Чрезмерное усилие выдает отсутствие удовлетворения

Найдутся люди, которые скажут, что именно неконтролируемая агрессивность, радость борьбы, которую она содержит, как раз и приносит им удовольствие. Это признание искреннее и приемлемое, и, в принципе, каждый человек имеет право выбирать между партнером, который любит быть с ним в сексе, и партнером, который любит быть агрессивным в сексе.

На самом деле чрезмерное усилие говорит о том, насколько человек далек от ощущения удовлетворения. Партнер или партнерша улавливают эту старательность и в конечном итоге расценивают это как неспособность «быть на высоте», доставляя близкому человеку приятные ощущения. Такой вывод они сделают из чрезмерного старания партнера. В подобных отношениях отсутствует то, чего нам всем так хочется – быть с человеком, в присутствии которого мы можем ощущать себя замечательными, чувствовать, что нас воспринимают такими, как мы есть.

Иногда люди объясняют чувства, сопровождающие агрессивность, как очарование самой любви. Стоит задуматься, может ли в самом деле агрессивность сопутствовать атмосфере взаимности, служить основой для расцвета интимности. Действуя на различных уровнях чрезмерной агрессивности, люди заняты только тем, что они делают, им не до того, чтобы прислушиваться к ближнему. Особенно это проявляется, если способность близкого человека к самовыражению находится на более тонком уровне, чем предел их причастности к действию. Это похоже на пение в хоре. Там, для того чтобы петь и одновременно слышать, как поют другие, нужно прекратить стараться быть услышанным максимально.

Есть люди, которые не смогут петь, точно так же, как и достичь полноценной реализации своих возможностей в сексе при агрессивности партнера. Независимо от их воли, в тот момент, когда их организм улавливает дисгармонию агрессивности, он реагирует замкнутостью, возможность ощущать действие на более высоком уровне чувств теряется.

Сексуальные отношения задают тон повседневной жизни
Неуклюжее движение при чрезмерном усилии во время половых отношений тело человека помнит долго. Энергия, проходящая через организм, образует определенную модель, в которой его система была организована во время действия. Таким образом, процесс чистки зубов может оказать влияние на увеличение впадины затылка, особенно если чистят зубы, прикладывая максимум усилия, и привыкли смотреться в зеркало, сжимая затылок. Точно так же слишком энергичная утренняя пробежка может установить тонус, который останется в мышцах на протяжении многих дней, и даже на длительное время сохранить выражение лица, которое было у человека во время бега.

Сила сексуальной связи увлекает за собой все системы организма, вынуждая их работать в максимальном режиме, и это одно из самых смелых открытий об энергии движения. Еще большее влияние она оказывает на такие основные действия, как, например, еда или ходьба, бег или чистка зубов. Это подобно эффекту гипноза: усиление действия, которое человек уже выполнял в прошлом, и обеспечение такого стиля в будущем. Стиль, задающий тон этой связи, является моделью для взаимоотношений в повседневной жизни.

Настроение во время секса обуславливает выражение лица и жесты тела, влияет на выработку определенного стиля. В движениях человека сохранится стремление вернуться к тому же стилю также и вне секса. Люди знают, что они могут оценить качество впечатления от секса в соответствии с ощущением на следующий день. Стиль движения определит, будут ли они обессилевшими и недовольными, или бодрыми и «самыми счастливыми в мире». Если во время половых отношений их лицо выражает больше страдания, чем удовольствия, больше недовольства и борьбы, чем спокойной готовности отдаться, то все это со временем лишь усилится. Если движения в сексе резкие, поспешные и как бы атакующие, человеку впоследствии будет очень сложно найти в себе силы проявить нежность и спокойствие.

Также и предрассудки, стоящие за движениями, приобретают постоянство. Если человека гложет скрытая тревога из-за неуверенности в своих сексуальных возможностях, то это будет продолжаться и усилится в дальнейшем без всякой связи с фактической действительностью. В то же время, если человек воспринимает впечатление от секса как приглашение воспользоваться доступным изобилием возможностей, и его движения совпадают с таким пониманием, он гораздо менее уязвим.

А может быть, ты агрессивен потому, что желаешь того, чего тебе не хочется?

Наверное, то, что действительно беспокоит человека, склонного к агрессивности – это опасение, что если он станет менее агрессивным и будет оставаться самим собой, он может обнаружить сомнение в том, действительно ли он заинтересован сейчас в половых отношениях, или только в человеке, который находится с ним. Может быть, человеку необходимо быть агрессивным, чтобы помочь самому себе стремиться к тому, чего ему не очень хочется? Скорее всего, суета и шум, сопровождающие такое поведение, не позволяют ему прислушаться к тому, что мешает.

В отличие от других созданий, у людей не существует определенного периода уединения для любовных игр, связанного со временем года. Возможно, постоянность половых отношений не является естественной необходимостью. Реклама вокруг нас часто использует сексуальные символы для продажи различных товаров, и это также мешает людям помнить о том, что у них есть право желать или не желать половых отношений.

Пассивная агрессивность – направленное ограничение

Агрессивное поведение в сексе не позволяет человеку отдаться, не наблюдая за собой, что также приводит к потере ощущений. Некоторые предпочитают переживать сексуальные впечатления очень сдержанно, что прямо противоположно потребности в ненужной агрессивности. Оба типа поведения основаны на аналогичных опасениях «не остаться внакладе».

Трудно вообразить себе все общественные мотивы, скрытые маневры и игры людей, применяемые для того, чтобы устоять перед своим разочарованием. Лабиринт, в который попадает цивилизованный человек, стремясь добиться искренней любви, очень извилист, в нем легко оказаться уязвимым. Он всегда остается неразгаданной загадкой.

Здесь речь идет только о возможности через движения тела способствовать оптимальной естественности сексуальных отношений.

Встреча взаимоотношений и самооценка
Секс - это встреча взаимоотношений. Поведение каждого зависит от реакции ближнего. Люди надеются, что партнер подарит им вдохновение отыскать в самом себе лучшее. Мужчины так же, как и женщины, хотели бы, чтобы партнер или партнерша вразумили их, научили сделать отношения более изящными, или помогли бы им позволить самим себе действовать более свободно, но так, чтобы это не выглядело неуклюже и не страдало отсутствием вкуса. Людям очень сложно воспринять собственную агрессивность в сексе. Возможно, эта агрессивность понимается ими как явление, происходящее поневоле и переходящее границы всего, с чем они солидарны в других плоскостях жизни. Когда человек не может разобраться в том, что с ним происходит, искажается также и характер взаимоотношений с партнером, находящимся рядом с ним в этот момент.

И аскетизм, и разнузданность – это всего лишь невежество неудовлетворенности
Многие религии в различные периоды истории в целях завоевания власти и влияния на людей использовали в собственных интересах восприятие верующими понятия о грехе. Немало людей приняли решение, которое таковым не является, и стали пуританами. Независимо от того, возвысились ли они духовно, сумев выдержать аскетический образ жизни, или ощутили чувство вины, когда не смогли устоять, возможность получать удовлетворение от секса была ими потеряна. Вместе с тем, другие, признающие право на сексуальные отношения, дошли до цинизма, превратив агрессивную вседозволенность в половых отношениях в норму. И те, и другие, пребывая в невежестве, упустили человеческую возможность вести себя в любовной связи динамично, без агрессивности, но с нежностью, в которой нет бездействия.

Медитация в сексе
В трактовке религии народами Дальнего Востока, которые придают высшее значение гармоничному переплетению всего живого и неживого во Вселенной, особое место отводится также и половым отношениям. Было время, когда занятия сексом воспринимались как сознательное молчаливое вознесение. К сексу относились как к медитации, он считался одним из путей, ведущих к источнику духовности, возможностью приоткрыть завесу над невидимым миром. Целые культуры использовали секс для вдохновения к вознесению, вырезая на камнях, из которых были сделаны их храмы, картины своих эротических фантазий.
Существует методика транса, в которой можно найти детальное руководство, как достичь духовного вознесения путем половых отношений, оставаясь при этом в пассивном состоянии. Это не значит, что секс будет лишен динамики, но движение будет приводить в действие человека, а не наоборот.
Продолжительное воспитание в традициях работы человека над

собой развивает в партнерах терпение, умение оставаться на уровне полноценного возбуждения и, вместе с тем, полностью осознавать свое поведение. Время от времени партнеры двигаются к естественному толчку, который раскачивает их без всякого направленного усилия с обеих сторон. Темп раскачиваний спонтанный, он далек от постоянной механической частоты. Создается впечатление, что двигаются в полубессознательном состоянии, отдавшись наслаждению колебаний, и любое вмешательство в эту гармонию может только помешать ей.

При пассивном поведении подарок, который человек преподносит партнеру или партнерше, это доверие отдать себя в его или ее руки. При этом существует опасность уязвимости из-за того, что полностью снят контроль поведения во время действия. Зато, не пытаясь приукрашивать, не пытаясь произвести впечатление, каждый из них отдается полностью и ощущает, как нечто высокое притягивает их друг к другу. В этой пассивности можно доверять потому, что секс – это естественная потребность, и эти отношения принадлежат им обоим. В общем-то, пытаться оценивать эти отношения нет никакого смысла. Можно представить себе облегчение, которое ощущают, зная, что единственной важной в сексе оценкой является то, в какой мере удается не вмешиваться в порядки, заведенные природой.

Этапы «китайской лестницы», превращающие звуки секса в музыку

В древних китайских писаниях в определенной последовательности представлены различные этапы сексуальных отношений. Подобно нотному стану, последовательно превращающему крик в музыку, «китайская лестница» управляет танцем любви. У каждого этапа есть название и конкретная область, собственный ритм и уровень мечтательной интенсивности.

Люди умели различать определенные этапы, умели внимательно прислушиваться к состоянию своего партнера, чтобы знать, можно ли продвигаться дальше. Они знали, что спонтанность заключительного этапа может быть полноценной только после длительной и терпеливой подготовки. На фоне такого чувственного ритуала мы на Западе выглядим невежественными, неуклюжими и нетерпеливыми.

«Не буди любовь, пока не созреет…»

Не только «терпеливый» дальневосточный подход взращивает нежное отношение к родному человеку. И на Ближнем Востоке, где темпераментность и ревнивость доходят до крайности, в старые добрые времена люди всегда умели быть чувствительными к тайным течениям жизни. Они владели искусством вписаться в волну, правильно выбрав время.

В одной из народных свадебных песен есть повторяющийся припев: «Не буди любовь, пока не созреет…». Возможно, что речь идет как раз о необходимости сдерживать агрессивность. Героем считается тот, кто умеет владеть своими инстинктами.

Изменить стиль поведения...

Человек не может знать, агрессивен ли он в сексе и насколько, до тех пор, пока не испытает возможность альтернативного поведения, прямо противоположного своему, и не научится «не помогать» природе. Каждый может вспомнить особенные интимные минуты в своих сексуальных отношениях, которые возбудили в нем нежность и чувствительность, что никак не уменьшило удовольствие. Известно, что некоторые люди способны проявлять утонченное терпение только в начале знакомства. Эта утонченность исчезает впоследствии, когда необходимость завоевать сердце партнера или партнерши уже не существует. В плане качества движения из этого важно сделать вывод, что утонченность действительно включена в спектр возможностей человека и хранится для улучшения впечатления от сексуальной встречи.

Стиль движения изменить гораздо проще, чем заново оформить мировоззрение. Качество движения можно изменить без удручающей критики, без принуждения, не уменьшая чувства влюбленности именно потому, что можно позволить себе действие, содержащее большую степень удовлетворения и больше жизненности. Это плавное и динамичное движение, каким, в общем-то, оно и должно быть, когда отказываются от резкого и беспокоящего дополнения, выражающегося в агрессивности. Разница в движении, может быть, и небольшая, но ощущения, сопровождающие его, совершенно другие.

Заменить животные инстинкты отношениями человеческого уровня

Заменяя слепую агрессивность стилем утонченной действительности, «извлекают» секс из первоначальной программы Вселенной и поднимают половые отношения на уровень осознанного человеческого удовлетворения. В результате, человек освобождается от стереотипной реакции животного мира. Самцы имеют обыкновение решительно добиваться процесса оплодотворения и быстро теряют интерес к самке после его завершения. Успех совокупления способствует усилению их влияния в стаде, ведь именно теперь самка становится зависимой от их покровительства.

На человеческом уровне стоит прислушиваться к индивидуальной реакции партнера, тогда и после прохождения пика волны половой близости люди останутся интересными друг другу.

Животворящее расслабление в последующей тишине

Когда становятся чувствительными к тонкостям, начинают различать разнообразие спектра и в последующей тишине. Можно различить «разбитое» состояние, когда человек ощущает себя уничтоженным, и нахождение в животворящем расслаблении спокойствия, когда погружаются в струящуюся тишину и достигают нового уровня бодрости. Можно проследить связь, существующую между применением силы и возможностью обновления. Речь идет о том усилии, которое, вмешиваясь в волну движения, пытается направлять ее и тем самым мешает ей возродиться заново, чтобы продолжить цикл удовлетворения.

Характер расслабления зависит от качества приводящего к нему действия. Животворящее расслабление представляет собой результат действия, отсеивающего излишние элементы, содержащиеся в нем. Находиться в относительном расслаблении и одновременно участвовать в действии – это серьезный урок, который люди постигают в любом процессе движения по методу д-ра Фельденкрайса.

«Волшебный» рулон помогает ученикам очищать свои привычки от искушения вмешиваться в ход движения, что действительно является неприемлемым. Рулон также помогает понемногу накапливать расслабление между колебаниями движения, пока оно полностью не завершится вместе с прекращением движения.

РАЗДЕЛ ПЯТЫЙ

Что лучше для спины – быть прямой или умной?

> *Если люди не возомнят, что они знают слишком много и не станут вносить исправления соответственно тому, что, как им кажется, они знают, то они не испортят того, что природа умеет делать сама.*
> *Мин Ха То («Путь китайской философии»)*

На Западе исправляют, на Востоке не вмешиваются

Существует глубокое различие между подходом к теме корректирования на Востоке и на Западе. Так, например, западный человек, придя к выводу, что его осанка недостаточно хороша, будет уверен, что у него есть физический изъян. Кроме того, ему станут объяснять, что здесь что-то недосмотрено, упущено или сделано не так, как положено.

Д-р Фельденкрайс придерживался того же мнения, что и Мин Ха То. Он верил, что природа умеет самостоятельно организовываться самым идеальным образом. Все дело в том, что люди приписывают природе вещи, совершенно ей не свойственные.

Запад торопит людей стараться и действовать, в то время как Восток советует им отсеивать и разбираться. Можно ли взять лучшее из этих двух подходов и при этом не прийти к парадоксу? Что это за разрушительное вмешательство в идеальную устойчивость?

Обратимо ли оно?

Существует ли абсолютно «гладкий» путь, следуя которому удается ничего не испортить?

Твоя осанка – отражение индивидуальной экологии

Осанка человека – это визитная карточка, сопровождающая его повсюду, дающая представление окружающим о том, что он собой представляет и каково его отношение к жизни. Осанка может рассказать о личности больше, чем тысяча слов. Одного мгновения достаточно, чтобы, взглянув на человека, уловить, как он относится к самому себе, что представляет его самооценка в общественной иерархии, от униженности до высокомерия, или, лучше сказать, от смирения до самоуважения.

Всегда очень сложно представить и воспроизвести осанку в соответствии с тем, как людям хотелось бы, если она не соответствует их реальным ощущениям. Тело обладает потрясающим качеством искренности. Оно всегда подчеркнуто выражает то, что человек имел в виду скрыть. Не так-то просто приобрести стройную осанку в соответствии с нашим желанием, если она не обеспечивается индивидуальным уровнем функционирования того же качества, которым человек приводит самого себя в действие в повседневной жизни. Способность спины быть выпрямленной зависит от умения согнуться при необходимости, благополучно повернуть голову назад при вождении машины реверсом, от образа дыхания после бега на дистанцию, от реакции коленей на подъем по лестнице и от того, что происходит со всеми частями тела, когда чистят зубы или вдевают нитку в иголку. Существующее представление о «прямой» спине на фоне низкого уровня эффективности повседневного функционирования является ложным, так как достигается излишним старанием и принуждением.

Индивидуальная осанка совпадает с качеством жизни души и тела во всех деталях. Моше любил повторять, что человек может надеяться приобрести идеальную осанку не более чем идеальна его коммуникабельность в вопросе отношений в семье, на работе, в способности подходить к вещам творчески, в способности получать удовольствие, в уровне жизненного оптимизма, в степени эффективности реакции во всех областях, а не только на уровне координации движений. Заботиться только о качестве самой осанки, упуская ее составляющие, - весьма поверхностное понимание проблемы. Вместо того чтобы постигать науку перевоплощения и улучшать качество жизни, люди часто стараются всего лишь произвести впечатление.

Я наслышана о том, что многие люди жалуются на плохую осанку и считают ее источником всех болей в спине.

Однако я не припомню, чтобы кто-нибудь жаловался, что не испытывает удовольствия при ходьбе.

Я не слышала, чтобы кто-то жаловался, что его реакция является неэффективной и несоответствующей.

Мне не приходилось слышать, чтобы кто-нибудь сетовал на недостаточное разнообразие своих движений.

В то же время многие люди, приходя за помощью, жалуются на проблемы с осанкой в соответствии с тем, как она отражается в зеркале. Хочется верить, что поколение, которое вырастет в век видеотехники, избавится от представления о теле, как о неодушевленной модели и станет больше ценить возможности своего движения.

Строение или стиль действия, формирующий его

Люди, мыслящие понятиями неподвижного строения, полагают, что отклонения в строении тела, видимые глазу, являются причиной страдания. Вот если бы впадина в области поясницы была немного меньше, да если бы лопатки поменьше выделялись, спина была меньше развернута в одну сторону, то боль улетучилась бы. Эти люди пытаются применить к себе определенные стандарты осанки и, конечно же, очень разочарованы тем, что их тело не готово согласиться с таким исправлением. Если и удается что-нибудь изменить, то на короткий период. Использовать застывшую форму в качестве руководства к корректированию – это подход, чреватый последующим разочарованием.

Понятно, что существует связь между строением тела и тем, как это строение служит организму. Но, может быть, эстетичный вид и общественное мнение здесь менее важны в плане достижения цели? Хотя существует серьезная жизненная проблема в том случае, если изогнутая и лишенная всякой симметрии осанка является причиной постоянного напряжения и, как следствие, способствует накапливанию угнетенного состояния и страданий. Это, в свою очередь, нарушает свободу движений и уменьшает перспективу использования максимальных возможностей в жизни. Вопрос в том, какие направление и метод следует избрать для корректирования, чтобы достичь наибольшей эффективности в нем.

Людям свойственно искать причину своих страданий в «дефектах» сложения тела. Они считают, что до тех пор, пока они не исправят определенный физический изъян, у них нет шансов избавиться от страданий.

Осанка изменяется постоянно

К услугам каждого, кто пытается заняться исправлением своей осанки, имеется определенное количество чужих мнений и пожеланий, проповедующих, что правильно, что именно стоит делать и как нужно это делать. Каждый раз, когда человек вспоминает об этих правилах, он тут же спешит «исправлять». Безусловно, результат такого поспешного корректирования не может продержаться длительное время. В результате, человек находит себя постоянно занятым самокритикой. Мысль о том, как он выглядит, порождает последующее бездействие. Какие перспективы может иметь такое отношение к жизни, основывающееся на том, чтобы постоянно искать физические изъяны?

Такой человек может решить для себя, что его плечи находятся не на месте. Он тут же поспешит отодвинуть их назад. В результате грудная клетка становится «каменной» и выпячивается вперед, челюсти меняют свое положение, зубы начинают скрежетать, дыхание становится прерывистым, и для тела все это вместе взятое означает критическое состояние. Теперь, желая облегчить положение нижней части спины, которая отклонилась от вертикального положения, он вновь округляет плечи вперед, взгляд останавливается, голеностопные суставы приближаются друг к другу, ноги напрягаются, и таз как бы «поджимает» спину. Любое такое исправление влечет за собой «штраф», отражающийся цепной реакцией в других частях тела. В подобном положении человек не способен ничего предпринимать для корректирования движения. Он не может наблюдать за окружающими его условиями и реагировать на них. Сколько времени можно продержаться в таком состоянии? Можно лишь рассчитывать на силу привычки, которая не замедлит «выручить» человека, вернув его в характерное положение, что только утвердит порочную модель.

Научившись вовлекать в движение новые части тела и познав взаимозависимость между ними, можно одновременно привести в действие целую систему факторов, оказывающих влияние на осанку и находящихся в очень сложных взаимоотношениях равновесия друг с другом.

Следует помнить о том, что это равновесие является настолько сложным, что до сих пор никому не удалось сделать его компьютерную обработку. Даже если удается, руководствуясь таблицей стандартов идеального сложения, привести в порядок осанку, используя власть над собственным телом, все равно ощущается, что это исправление вынужденное и неестественное. Результат не будет свободным выбором вертикального положения тела, основанным на внутреннем ощущении. Человеку придется находиться в состоянии внутреннего конфликта между понятием «правильная осанка» и организмом, у которого есть своя индивидуальная логика.

А нужно ли быть «прямым»?

Что представляет собой естественная логика «непослушного» тела? Почему оно не желает выпрямиться? Действительно ли природа намеревалась создать его прямым? Стоит сделать небольшое отступление и поразмышлять о том, является ли выпрямление тела жизненной необходимостью.

Если бы и в самом деле человек был идеально прямым, смог бы он функционировать с такой осанкой? Смог бы он из такого прямого положения сесть на стул, предварительно не расслабившись и не согнувшись? Смог бы он прыгать, не напомнив прежде голеностопным суставам о том, что нужно подготовиться к пружинистому движению? Смог бы он сделать реверс, не повернув своевременно таз? Смог бы человек с абсолютно прямой спиной смеяться, сердиться, спешить, отдыхать, любить, поднимать груз, мыть посуду, вдевать нитку в иголку и делать все остальное, чем люди занимаются в жизни? Является ли идеальная осанка – застывший перпендикуляр в центре симметрии – единственным оптимальным состоянием тела? А что с остальными положениями осанки, которые обслуживают большинство жизненных функций?

Динамика строения – непрекращающееся обновление

Жизнь не является чем-то застывшим, она течет и изменяется беспрерывно. Единственное, что остается постоянным – это непрерывное изменение.

Сам термин «строение» наводит на мысль о тяжеловесном и жестком предмете, который не так-то просто подвергнуть изменениям. Однако строение человеческого тела не является чем-то неодушевленным, неким монолитом из бетона. Это живая и динамичная система, которая в любой момент готова к самовосстановлению в соответствии с необходимостью отреагировать на изменяющиеся условия окружающей среды, действующая по условиям определенной программы и привычек, зарегистрированных в мозгу. Строение изменяется в соответствии с формой костей и мышц, возвращаясь к тем же взаимоотношениям от движения к движению.

Индивидуальное строение тела – это не только совокупность всех его составляющих, это все, что имеет отношение к движению и жизни вообще. Осанку можно сравнить с фонтаном, характерная модель которого в пространстве изменяется одновременно с изменением условий, оказывающих влияние на ее форму. Когда говорят с организмом на его языке, начинают искать «выпрямленное» положение в динамике. Начинают правильно оценивать поведение тела и анализировать процесс, способствующий его расслаблению.

Заниматься конечным результатом – значит вступить на путь ошибок, которые утомляют и чреваты разочарованием; кроме того, это постоянное противостояние. Только проанализировав естественный творческий процесс создания осанки, повторяющийся ежеминутно, можно открыть богатый мир возможностей действия.

Функциональная осанка – исходное положение к действию

Согласно понятию о движении, осанка является исходным положением, из которого тело начинает действие. Осанку можно назвать эффективной в том случае, когда организация тела в исходном положении позволяет человеку выполнить действие при минимальном усилии. Такое тело не ждет, чтобы ему каждый раз напоминали, как нужно организоваться, на каком уровне должна быть готовность, под каким углом двигаться, какую форму принять или какое усилие применить. Оно умеет разобраться во всех этих деталях самостоятельно. Такой организм заимствует знания у природы. Она всегда подскажет, как подготовиться к движению, не напрягая при этом мышцы, для того чтобы эффективно перейти из одного состояния в другое. Тело умеет каждый раз вернуться в исходное положение и затем, не затрудняясь, перейти к дальнейшему функционированию. Если бы эти качества не были изначально заложены природой в человеческом организме, то шансы воспитать их посредством интеллекта были бы не больше, чем возможность сознательно контролировать работу пищеварительной системы. Среди бесчисленного количества исходных положений, предшествующих осуществлению множества функций, существует одно особенное - это исходная осанка. Эта осанка имеет место только в том случае, когда ничего не делают и ничего не собираются делать. Такое состояние случается в жизни очень редко. Оно является неподвижным, обладает богатым потенциалом и относительно симметрично. Это положение – «центр репертуара движения», из него человек может начать выполнение любого действия в любом из направлений с одинаковой легкостью и идентичным радиусом движения. Это положение является перпендикулярным и наиболее оптимальным из всех вертикальных положений.

Функционирование – это то, что придает осанке смысл. Функциональная осанка – это не модель для разметки линий и углов, даже если она иногда так выглядит. Осанка, служащая функционированию, выражает способность к ориентированию и разумной организации, она позволяет человеку выполнить действие, не расходуя попусту время и силы на предшествующие этому подготовительные мероприятия.

Однако если человек привык к вялому действию, утратил способность быстро приспосабливаться, если нет особого разнообразия в характере организации всех остальных видов осанки, служащих ему в повседневной жизни, то также и эта исходная и симметричная осанка будет страдать изъяном. Возможность отрабатывать неподвижную осанку существует не в то время, когда человек находится в неподвижном перпендикулярном положении на средней линии, не в состоянии покоя, а как раз тогда, когда происходит действие, когда человек должен проявить свое умение приспосабливаться и находить равновесие во всевозможных положениях, отдаляющих его от идеала на срединной линии.

Устойчивость можно назвать хорошей, если ты готов подвергнуть ее опасности

Полноценная жизнь предлагает нам не только найти равновесие во множестве временных положений и ситуаций, но и пренебречь устойчивым положением, отклониться от него, для того чтобы извлечь результат в пространстве и вновь вернуться к новой устойчивости, отличающейся от прежней. Поскольку человек обладает способностью искусно маневрировать перемещением центра тяжести в траектории постоянно изменяющихся форм, постоянно совершенствуются не только его действия, но и уровень устойчивости, и если он при этом не прикладывает особых усилий, то это просто идеально.

Устойчивость можно назвать хорошей, если можно свободно рисковать ею, если человек уверен в том, что он сможет вновь восстановить равновесие также и в другом положении. Форму тела человека можно назвать удовлетворительной в том случае, если ее можно легко изменить. Устойчивость можно назвать хорошей, если человек обладает быстрой реакцией и умением приспосабливаться к неожиданным формам в вертикальном положении.

Внутреннее совершенствование волчка «Джейро»

В процессе переноса веса тела с ноги на ногу во время ходьбы каждый раз, когда переносят вес на одну ногу, таз начинает перемещать центр тяжести в сторону и устанавливает его над этой ногой. Колено ищет такую точку в пространстве, с которой оно сможет воздействовать на ступню. В это время позвонки передают друг другу импульс винтообразного движения до тех пор, пока затылок не отрегулирует также и положение головы на продолжении той же оси, которая является опорой и для ноги. Взгляд при этом не должен изменять свое направление вперед. Теперь вторая нога отрывается от пола и может двигаться вперед. Одновременно с ней приходит в движение и рука противоположной ей стороны. Все это протекает плавно, с непрерывностью чередования движений в пространстве.

Когда одна нога находится в воздухе, угол давления между поясничными позвонками и тазом не идентичен с двух сторон, но даже в этой ситуации таз находит свое новое несимметричное положение и возможность отреагировать с максимальной готовностью на силу земного притяжения. Он как бы подвешен при минимальной работе мышц и создает непрерывную линию с позвоночником без слишком большой впадины, которая могла бы помешать участию в процессе дыхания ребер и живота.

Желательно делать это, не задумываясь, например, так, как ступают по камням. Ступня быстро подбирает нужный угол наклона на неровной поверхности, голова поворачивается с одинаковой легкостью в любом направлении. При этом нет никакой необходимости в пристальности взгляда и мобилизации плеч (чтобы в случае потери равновесия резко отклониться назад). Все это время мозг продолжает заниматься своими мыслями, ему ничего в этом не мешает, ведь способность возвращаться в состояние равновесия из любого положения улучшилась. Одновременно совершенствуется способность реагировать на жизнь в экономной, элегантной, простой и приятной форме. Эта «интеллигентность» равновесия наиболее удобным способом и без усилий регулирует также и осанку.

Способность действовать подобно волчку «Джейро» сохраняется также и после того, как прекращают ходить, она повторяется и организуется в вертикальном положении по отношению к земле. Она приводит человека в наиболее эффективное для него положение, к оптимальной для него устойчивости. Это вертикальное положение приближается к перпендикуляру и не нуждается в опоре. Кости опираются друг на друга, а у мышц появляется возможность отдохнуть от тяжелой работы. Человек находит себя в том состоянии, которого он желал, приближенном к идеальной устойчивости, достигнутой без всякого усилия.

Ценность идеальной устойчивости заключается в приобретении интеллигентности движения для эффективной и спонтанной реакции на изменение окружающей среды, а не именно в способности устроиться на срединной линии, которая подходит только для состояния полного бездействия.

Не так важно, что мы делаем, гораздо важнее, как реагирует на это наш организм

Организм не остается в той области, куда его пытаются поместить, ему нужно определенное возбуждение, чтобы прийти туда самостоятельно. Его поведение определяет не то, что от него требуют, а его реакция на это требование. Иногда эта реакция противоположна цели самого действия.

Можно, например, обернуться специальным поясом, чтобы держать спину прямой. Но если хотят выявить готовность спины к выпрямлению, то нужно делать это только в истинном положении тела, то есть без поддержки, каковой является пояс. Когда снимают пояс, можно обнаружить, что реакция спины проявляется в желании обмякнуть от безысходности, которая увеличивается по сравнению с состоянием, предшествующим ношению пояса. Способность спины нести себя самостоятельно теперь гораздо хуже.

Итак, каким образом нужно спланировать действие, чтобы тело захотело выпрямиться? Как пробудить в теле импульс стройности, побудить тело стремиться тянуть себя вверх?

Теории метода д-ра Фельденкрайса полностью подтверждены практически, и в этом его величие. Каждый ученик посредством собственных опытов и сопровождающих их индивидуальных ощущений может прийти к довольно существенным результатам в улучшении собственного состояния. Все практические процессы, которые произойдут здесь путем исследования с целью найти ответы на все эти вопросы, должны пробудить здоровую реакцию человека тянуться вверх. Их задача – тренировать врожденную способность тела возвращаться в состояние равновесия из любого положения. Они не будут самым прямым образом заниматься срединной линией и не выявят готовых форм углов и идеальных линий. Иногда даже может показаться, что они отдаляют человека от прямой траектории, потому что в них присутствуют действия сгибания и отклонения от вертикального положения.

Относительно прямая линия, приемлемая для каждого, в то время как он занимается чем-либо, проявляется сама по себе, это результат тех же этапов движения. Она подобна подарку, и для того, чтобы этот подарок нашел путь к сердцу, не стоит маневрировать им и планировать его. Метод осознания путем движения отводит особое место улучшению отношений между человеком и его телом.

Опуститься, чтобы подняться, или прислушаться к внутреннему стремлению погружаться

Каждый, кто учится, а ведь все когда-то учились, знаком с эффективностью комбинации парадокса. Если верить, что спина постоянно заинтересована прогибаться и выгибаться, имеет смысл сделать перерыв, опуститься, насколько это возможно, и поддержать необходимость погружаться, прислушиваясь к настойчивой просьбе, исходящей изнутри.

В положении сидя или стоя позволить телу опуститься. Обратить внимание, куда тело стремится прийти, не препятствует ли что-нибудь его погружению. Позволить также и глазам пренебречь наблюдением за тем, что происходит впереди, и опустить их вниз. Это защитит затылок от излишнего напряжения. Округлить плечи, если они готовы это сделать. Не препятствовать стремлению грудной клетки податься внутрь и провиснуть. Если все это происходит в положении стоя, освободить колени от ответственности за выпрямленное положение и согнуть их. Разрешить всем костям и волокнам отдаться собственному весу и медленно скользить, как бы опускаясь на глубину. Находясь на любом уровне, можно немного задержаться, удобно устроившись в этом месте. Не стоит приседать слишком глубоко, лишь позволить себе быть усталым и покорно отдаться силе земного притяжения. Это пассивное опускание. Его не планируют, не направляют, только интересуются, чего хочет тело. Позволить себе оказаться в несимметричном и неожиданном для себя состоянии при условии, что оно не нарушает ощущения комфорта.

Возможно, что это положение не особенно приятно человеку. Причина скорей всего в том, что ему не хочется внимательно на-

блюдать за собой и, конечно же, совсем не хочется, чтобы кто-то увидел его в такой позе, опускающимся без сопротивления. Можно принять это опасение и позволить ему пройти. Продолжить опыт и оставаться в нем столько, сколько тело готово быть погруженным, даже если опасаются, что само по себе оно никогда не захочет подняться, и вернуться в исходное положение.

Кажется несколько странным наступление момента, когда мы больше не хотим быть согнутыми. Изменение ритма дыхания дает возможность иначе относиться к происходящему. Дыхание становится более спокойным, ощущается состояние равновесия и пробуждения, появляется желание подняться вверх. Это важный момент, который стоит запомнить и зарегистрировать в сознании. Это мгновение самостоятельного стремления тела к выпрямлению. Именно здесь происходит коренное изменение в отношении к самому себе. Можно убедиться, что существует положение, из которого можно выпрямиться посредством собственного внутреннего толчка, не подчиняясь команде. Тело подает сигнал, который свидетельствует о том, что оно само заинтересовано в выпрямлении.

Стоит повторить упражнение несколько раз. Вначале сигнал к выпрямлению может быть слабым и незаметным. По мере того как начинают обращать на него внимание, он все больше проявляется. Если представить себе морские водоросли, можно помочь действиям погружения и выпрямления произойти пассивно. Вообразить, что внутри тела плещется океан, постараться ощутить потоки воды, достигающие всех областей тела. Постараться мысленно отдаться течению, подобно водяному цветку. Почувствовать, как постепенно каждая часть тела увлекается движением в своем направлении, в своем индивидуальном ритме. Это многоликое движение является спонтанным и ничем не ограниченным. Позволить танцу тишины проникнуть в каждый отдаленный и забытый сознанием уголок.

Обратить внимание, как представление, возникающее в мозгу, дает возможность действию погружения и выпрямления произойти пассивно. При выпрямлении потребуется помощь сознания, для того чтобы не мешать движению оставаться пассивным. Не торопить движение и не указывать спине, куда она должна вернуться. Не стоит выпрямляться одним непрерывным движением, можно пройти только определенный отрезок пути, немного подождать и опять опуститься. Можно повторить этот процесс несколько раз, столько, сколько потребуется. Людям будет интересно обнаружить, что процесс выпрямления продолжается и как бы держит тело на плаву, продвигая его к месту, находящемуся значительно выше того, которое тело знало раньше.

Вернувшись в положение стоя, постараться определить, осталось ли внутреннее ощущение раскачивания. Внимательно присмотреться к образу выпрямления соответственно внутренней потребности. Можно продолжить заниматься исследованием и совершенствованием этого действия также и после первых открытий. Внимательно прислушаться к тому, удобно ли в этом положении, можно ли полностью раскрепоститься. Обратить внимание, изменилась ли сейчас позиция обзора, находится ли она теперь немного выше. Может быть, и обстановка теперь более спокойная и уравновешенная?

В повседневной жизни часто ощущают тело усталым, тяжелым, как бы не находящим себе места. В таком состоянии сложно оставаться выпрямленным. В этом случае можно расслабиться, немного опустившись, и подождать, пока тело захочет выпрямиться. Для того чтобы восстановить импульс, поднимающий тело, нужно сначала привести его в состояние «пресыщения погружением». Полностью отдавшись процессу погружения, можно отдохнуть от постоянного противостояния с окружающим миром. Освободившись от состояния внутренней борьбы между склонностью отдаться погружению и старанием затормозить его, человек приходит в себя, к нему возвращается свойственная здоровому организму способность реагировать. Это как раз то мгновение, когда ему принадлежит инициатива выпрямления вверх.

В этом необычном положении нервной системе впервые за длительное время становится понятно, что в глубине человеческого сознания заложено стремление тянуться вверх. Она пробуждается, чтобы запустить волну движения к противоположному полюсу. Такой необходимости не возникает в привычном положении. На размахе инициативного возбуждения подняться вверх осанка получает возможность «бесплатного проезда», при этом она достигает положения, которое находится выше обычного.

Пружинистость жизненно необходима

Любое отклонение от устойчивого положения тренирует способность вновь вернуться в то же устойчивое положение. С каждым дополнительным отклонением идея выпрямления становится все более четкой и понятной. Специально предпринимаемые отклонения от прямой линии – это путь, которым можно поэтапно тренировать способность к исправлению, побуждая тело выпрямляться относительно вертикальной оси.

Существует разветвленная система «пружин», которые находятся во всех суставных соединениях. Она накапливает движущую силу, для того чтобы продвигаться вперед и подниматься вверх, мягко вбирая в себя толчки приземления при возвращении на землю. Голеностопные суставы, колени, подушки стоп и позвоночник обладают свойством пружинистости, которая должна поддержать попеременное движение вверх и вниз, чтобы оно могло быть эффективным и при этом достаточно безопасным.

Способность удлиниться или сжаться принадлежит к области природной интеллигентности. Это свойство характерно как для каждой живой клетки, так и для развитой системы в формах жизни. Выход в пространство и возвращение домой, потеря устойчивости и возвращение к надежной середине, сгибание и выпрямление – все это составляющие волны движения, управляющей всеми живыми существами.

Возможно, что одна из ошибок, которые приводят к разочарованию по поводу осанки – это исключительное значение, которое мы придаем цели вытянуть тело вверх. При этом не учитывается естественное явление чередования действий удлинения и сжатия. Это естественное явление растягивания тела (точно так же, как и явление сжатия) работает одновременно как в направлении неба, так и в направлении земли.

Тенденции движения к высоте и к глубине сосуществуют в каждом организме беспрерывно. В этой игре взаимодействия они внимательно прислушиваются друг к другу и дополняют одна другую, обеспечивая таким образом устойчивость.

Взгляд на организм с точки зрения силы земного притяжения

Игнорировать тенденцию движения к глубине – значит отрицать существование силы земного притяжения, которая действует постоянно, всегда и везде.

Существует огромное количество особенных способов, которыми каждая разновидность добывает себе пищу, размножается и заботится о выживании как отдельной единицы, так и группы. Общим для всех видов, даже если этого не осознают, является то, что все различные функции совместно формируют действие под влиянием магнитного поля Земли.

Одним из характерных качеств, присущих живым существам и отличающих их от всего прочего, что существует на земном шаре, - это отличие в строении нижней и верхней частей тела. В природе не существует живых существ, у которых нижняя и верхняя части тела являются симметричными. Такое соотношение двух тенденций является основным фактором, оказывающим влияние на оформление естественного движения и строение тела. Все ткани мышц и костей в процессе эволюции научились работать под влиянием силы земного притяжения.

Два противоположных полюса при положении стоя

В каждом движении существует постоянно изменяющееся равновесие, которое колеблется между тенденцией тела к погружению под тяжестью своего веса по направлению к земле и обратным толчком, возвращающимся от земли и поднимающим тело вверх. Для того чтобы снять бремя, которое сила земного притяжения возлагает на тело, нужно оказывать давление на землю одновременно полностью весом всего тела. Если не представляется возможным позволить весу тела оказывать давление на землю из-за того, что заняты выполнением того или иного движения, мышцы будут вынуждены выполнять двойную работу. Они будут заняты не только самим движением, но и переносом веса тела, выполняющего это движение. Можно найти решение, позволяющее несколько уменьшить работу мышц и оздоровить реакцию тела на силу земного притяжения.

Вместо того чтобы рассматривать желаемую стройность как стремление вытянуться вверх, что само по себе является противостоянием между мышечной системой и силой земного притяжения, стоит попробовать использовать универсальное явление сжатия и расслабления, давления и обратной реакции. Представить себе потоки, стремящиеся к земле, когда пытаются выпрямиться и поднять голову вверх. При этом можно вообразить, как потоки отступают, когда пренебрегают стремлением тянуться вверх. Повторяя это движение, ощутить цикличность волны, колеблющейся попеременно между удлинением и сжатием.

Вместо того чтобы стараться выпрямиться и вытянуть тело вверх, тем самым входя в противостояние с силой, превосходящей силу любого человека, можно рассматривать тело как нечто отталкивающееся как от пола, так и от потолка. Отталкивание стоп от земли – это как раз то, что поможет подняться вверх без усилия.

Вертикальная ось в положении сидя

Выпрямить спину в положении сидя можно, оказывая давление стопами на пол. Стараться делать это очень мягкими, небольшими движениями, будто лишь подтверждая, что знают, где находится центр земли.

Постепенно можно обнаружить, что внутри проявляется некая невидимая ось, стремящаяся поднять тело вверх. Если ноги помнят, где пол, голова разберется, где находится потолок. Ослабив давление на пол, можно обнаружить, как одновременно на двух полюсах прекращается агрессивное выпрямление. В процессе сжатия голова немного приближается к ногам, а ноги – к голове.

Когда начинают думать естественными понятиями сжатия и расслабления, окружности и центра, приходят к высокой частоте, которая вдувает жизнь во все живое и также в самого человека.

Согласованность сигналов давления и полного расслабления

Для того чтобы подняться со стула и встать на ноги, нужно войти в противостояние с силой земного притяжения. Какова динамика этого действия, определяющая стиль диалога между давлением, которое оказывает тело человека, и тем, что возвращает земля?

Многие люди, собираясь встать на ноги, поднимают тело вверх. В этом усилии оторвать вес тела от сиденья стула они неизбежно напрягают грудную клетку и нижнюю часть спины. Можно попробовать встать со стула другим способом. Постарайтесь, вставая, представить себе, что процесс перехода тела из положения сидя в положение стоя происходит во всех направлениях, в том числе и в направлении вниз.

Сесть на край стула. Начать с того, что поочередно немного отклоняют тело в одну и другую стороны. Пригласить вес тела оказывать давление на ноги. Ощутить, насколько увеличивается давление на стопы. Почувствовать поднимающую тело силу, которая мобилизуется от земли. Регулировать степень давления на стопы и искать такой уровень давления, который требуется, для того чтобы мог произойти процесс выпрямления.

Когда встают со стула таким способом, отталкиваясь ногами от пола, от икр ног требуется более тяжелая работа. Однако это и есть путь, позволяющий снять напряжение со спины в период перехода тела из положения сидя в положение стоя. Возможно, это непривычное разделение труда, но не в этом ли желаемое облегчение для позвоночника? Можно повторить упражнение несколько раз до тех пор, пока станет возможным подняться со стула свободно, и человек найдет себя в положении стоя.

Переход из положения стоя в положение сидя, казалось бы, не должен был представлять собой нечто сложное, это движение должно было бы быть похожим на скольжение в потоке воды. Однако является фактом то, что многие люди чувствуют себя неуверенно в этом движении, ощущают некоторое сопротивление, которое ломает ритм. Многие люди видят в движении опускания на стул только одно направление - вниз. И тогда они как бы втыкают стопы в пол с удвоенной энергией. Выпрямленные ноги становятся жесткими, таз затрудняется справиться с ними и найти интервал, позволяющий ему согнуться. Это и есть ловушка, в которой человек борется с самим собой.

Вместо этого можно, опускаясь на стул, постараться сконцентрироваться к центру тела. Представить себе, что мы собираемся оторвать стопы от пола. Вообразить, что когда голова начинает опускаться, ноги становятся невесомыми, и таким образом как бы сжаться к центру тела. Следуя этому пути, можно убедиться, насколько плавным и легким может быть переход из положения стоя в положение сидя. Люди изумляются, когда понимают, что всю жизнь пребывали в плену у изнуряющей привычки, даже не представляя себе, что существует и другой путь.

Груз на голове стимулирует стремление тела вверх

Источником пружинистой силы сжатия и расслабления могут быть не только ноги, но и любая другая область тела, особенно голова. Это явление стройности классического уровня, которой обладают разносчики воды, переносящие груз на голове. Голова реагирует на вес, который возложен на нее, тенденцией стремления вверх и сообщает об этом всем суставам по цепочке.

Можно убедиться в этом на простом опыте: положить что-нибудь на голову и почувствовать, как добавляют вес груза к давлению веса тела. Для этого подходит даже подушка, она не будет вызывать неприятных ощущений в области темени. Упражнение можно выполнять и в положении сидя, можно также для равновесия поддерживать подушку рукой.

Несколько раз попеременно перейти из положения стоя в положение сидя и наоборот. Постараться ощутить давление, которое оказывает масса подушки на голову. Определить, как это давление охватывает все тело и распространяется по направлению к земле. Постепенно пробуждается внутренняя способность к организации, и нечто спонтанное оказывает противодействие грузу, находящемуся на голове. В процессе балансирования при переносе подушки на голове в теле намечается решительная тенденция отталкивания вверх.

Ходьба с подушкой на голове — корректирование или возбуждение?

Тело реагирует на вес, возложенный на него, стремлением оттолкнуться вверх. Об этом стремлении оно по цепочке оповещает все суставы по линии осанки. Рука, лежащая на пояснице, напоминает спине, как можно обойтись без напряженной впадины и выпятиться наружу. Это послужит гарантией того, что стройность верхней части спины не будет достигнута ценой напряжения в области поясничной дуги.

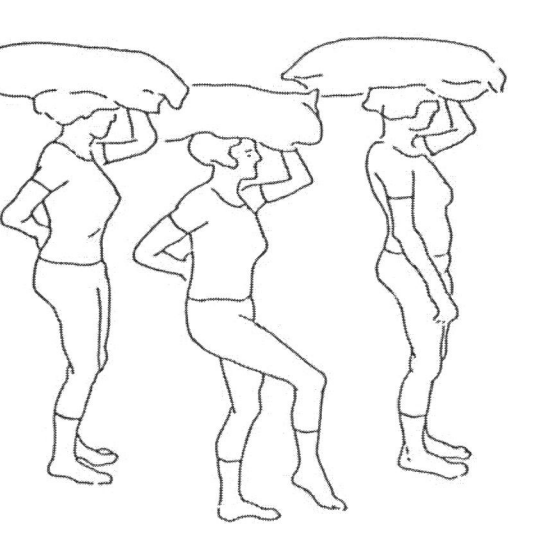

Обратить внимание, не влечет ли за собой отталкивание вверх углубление впадины нижней части спины. Можно положить ладонь на впадину и осторожно, медленно подталкивать позвоночник назад, только дотрагиваясь рукой. Несколько раз небольшим движением поочередно вогнуть и выгнуть область поясницы. Затем остановиться и внимательно прислушаться к тому, как спина реагирует на вес, положенный на голову сейчас, когда впадина значительно уменьшилась.

Главный сюрприз ожидает учеников после того, как снимают подушку с головы. Продолжая еще некоторое время оставаться в том же положении, вдруг начинают ощущать внутренний поток, стремящийся вверх. Появляется ощущение, будто внутри прорвало пло-

тину, и этот поток увлекает тело вверх. Стоит отметить, что в определенных условиях тело и в самом деле умеет самостоятельно предпринимать все для того, чтобы выпрямиться.

Груз на голове при ходьбе можно использовать в качестве инструктора по корректированию походки. Этот дополнительный вес играет роль увеличительного стекла, которое путем изменения форм движения доводит его до уровня осознания. Так, например, если люди привыкли без особых проблем мириться с определенными искривлениями позвоночника, то с дополнительным весом на голове они смогут четко ощутить в этом месте острое давление. Груз на голове четко показывает человеку, какой именно позвонок сжимается и не позволяет спине ощутить себя комфортно.

Такая точная обратная связь даст возможность человеку найти наименее уязвимый для него способ ходьбы. Каждый из нас, исходя из опыта своих ощущений, учится с точностью совершать селективное изменение. Такое изменение, происходящее при реальном функционировании, в частности, в процессе ходьбы, так или иначе, диктует всем остальным суставам, каким образом приспособиться к новому порядку.

Когда появляется большая свобода при движении таза из стороны в сторону, человек чувствует, что спина избавилась от бремени груза. Возможно, что эта новая, «ожившая» ходьба кажется вначале несколько странной. В конечном итоге, подходит эта походка для данного человека или нет, определит не то, что кто-то рекомендует ему делать, а его собственное открытие того, что ему действительно помогает в соответствии со строением его тела на данный момент.

Этот вывод можно использовать и в будущем. Например, решение о том, нести чемодан в руке, искривляя при этом позвоночник, или положить его на голову, что позволит выпрямиться, является индивидуальным выбором и зависит от того, в какой степени человек находится в зависимости от мнения окружающих.

Взаимосвязь между страхом падения и устойчивостью

Способность полностью отдаться силе земного притяжения напоминает каждой клетке тела о том, что земля служит ему опорой. Стремление искать под собой надежную опору и благополучно приземляться на нее заложено в человеке от рождения. Оно сопровождает людей с древнего времени, когда наши предки жили на деревьях и находились в постоянном движении. Поиск равновесия в динамике представляет собой постоянный процесс, прекращающийся только во время сна.

Это постоянно используемое и очень уязвимое качество физической интеллигентности тела. Внезапная потеря устойчивости в сочетании с отсутствием способности развить соответствующую реакцию очень пугает человека. Страх перед падением, или ощущение, что земля уходит из-под ног, естественен для него. Это первозданный страх жизни. Человек, пребывающий в состоянии сна, может не реагировать на шум, на увеличение температуры окружающей среды, он даже не всегда просыпается, когда его переворачивают. Однако он немедленно проснется, если кровать под ним начнет двигаться.

Этот страх связан с первобытной тревогой предстоящего расставания с привычным насиженным местом, когда впереди ждет пропасть неизвестности. В таких внезапных критических ситуациях действительная или мнимая потеря равновесия порождает ужас, который парализует тело. И вот тогда на выручку приходит врожденный инстинкт. Он представляет собой рефлекс мгновенного протягивания руки с целью ухватиться за что-то, находящееся в непосредственной близости. В результате верхняя часть спины округляется, тем самым пытаясь уменьшить опасность травмирования головы, горла и мягких жизненно необходимых органов внутри живота. Тот же самый инстинкт в аналогичной, но специально предпринимаемой ситуации может превратиться в верного учителя, обучающего ловкости при нахождении безопасного положения в любых условиях.

Может быть, вы помните, как в далеком детстве страх перед падением заставлял вас тренироваться поэтапно? Возможно, вы запомнили то смешанное состояние страха и воодушевления, которое оставлял удачный прыжок с высоты. Люди, раннее ощущавшие дискомфорт и неуверенность находясь в лифте, в самолете и даже на движущейся ленте эскалатора, сообщали впоследствии, что после определенного цикла обучения стали чувствовать себя в этих ситуациях гораздо спокойнее.

Занятия по тренировке равновесия, когда их осуществляют поэтапно, в тепличных и безопасных условиях, пробуждают способность добиться надежной устойчивости. Они гораздо эффективнее, чем любая рекомендация справиться со страхом посредством волевого усилия и попытаться выпрямиться. В поисках устойчивости очень важно не просто ощутить себя в безопасности на вертикальной линии, но и не забывать о необходимости быть свободным, как современный волчок «Джейро», который помнит, где находится центр земли и умеет найти равновесие немедленно и в любом положении.

Когда люди готовы видеть в земле, находящейся под их ногами, надежную опору, с которой их не так-то просто столкнуть, у них появляется возможность найти для себя самую прямую и эффективную траекторию в пространстве.

Восстановление своего собственного внутреннего волчка «Джейро» состоит в совершенствовании способности организовать свое тело наиболее удобным образом в процессе движения. Это развитие внутреннего ощущения, способности к умению найти наиболее целесообразный путь, при котором соблюдается равновесие между приложением силы и подчинением силе земного притяжения. Это равновесие колеблется и изменяется в соответствии с изменением моделей свободного движения.

Динамика выпрямления в состоянии покоя

Каким образом свободно текущее движение может улучшить качество неподвижного состояния? Как можно выразить неподвижно застывшую осанку понятиями изменяющегося движения? Для того чтобы представить себе стройность гибкого дерева посредством возможностей его движения, можно вообразить, как оно реагирует на каждое дуновение ветра и обладает способностью наклоняться в одинаковой мере в соответствующем ветру направлении. А если дерево может покорно склоняться в равной степени во всех направлениях, то при отсутствии ветра оно будет стоять неподвижно и тянуться вверх. Условие, что реакция его движения будет идентичной во всех направлениях по окружности, является гарантией его стройности.

Так же и человек. Когда мы находимся в неподвижном положении стоя, динамика нашей осанки выражается в потенциальной способности сгибаться в одинаковой степени во всех направлениях: вправо и влево, вперед и назад, а также тянуться вверх и опускаться вниз. До тех пор, пока тело сможет с одинаковой легкостью, как единое целое, с идентичной плавностью и тем же радиусом отклоняться во всех направлениях, осанка и в неподвижном положении будет оставаться стройной сама по себе.

Такое определение стройности, с точки зрения функционирования, открывает широкие перспективы. Пытаться принуждать тело принять идеальную осанку в неподвижном положении стоя – значит вступать в противостояние с тенденциями жизни. Вместе с тем улучшения способности сгибания и пружинистости во всех направлениях может добиться каждый. В каждом человеке природа заложила способность к естественной легкости движения, которая обеспечивает прямую траекторию тела в пространстве.

Найти равновесие в положении сидя – позволить отклонению найти середину

Можно начать сравнивать возможности движения в основных направлениях в положении сидя на стуле. Немного отодвинуться от спинки стула и подождать минуту, для того чтобы вспомнить исходное положение.

Что собой представляет линия спины? Какую область спины тяжелее всего выпрямить? Поставить устойчиво ступни так, чтобы они были как бы распластаны на полу, находясь на расстоянии друг от друга. Положить руки на диафрагму и не стараться сидеть так, «как следует». Позволить дыханию руководить телом и успокоить его.

Представить себе, что легкий ветерок начинает дуть слева и так продолжается некоторое время.
Постепенно начать реагировать на воображаемое дуновение ветра и отклониться немного вправо таким образом, будто ветер тол-

кает тело, и оно лишь покорно подчиняется ему. Отклонившись немного, остаться в таком положении и постараться дышать свободно.

Выдыхая, позволить телу вернуться. Подождать, пока появится потребность вернуться в исходное положение. Если внимательно прислушаться к себе, можно ощутить, что нечто внутри знает дорогу «домой» и медленно возвращается само по себе. В этом и заключается индивидуальная способность организма к самостоятельному исправлению. Вернуться к тому же упражнению вправо несколько раз.
Каждый раз, наклоняясь вправо и не останавливая при этом дыхания, спросить тело, каким образом можно устроиться там еще более удобно и надежно. Может быть, правое плечо готово расслабиться и провиснуть немного иначе, сустав при этом найдет новое положение. Возможно, что правая щека опустится вниз иначе, чем она привыкла это делать.
Нет смысла поворачивать лицо вправо. Мы находимся в боковой плоскости, правое ухо обращено к правому плечу.

Каждый раз, опускаясь вправо, обратить внимание, как увеличивается давление на правую часть седалищной кости. Можно ощутить при этом, как изменяется характер опоры на стопы. Ребра как бы накладываются одно на другое, грудная клетка приближается к тазу, в то время как левая сторона все больше и больше разворачивается по длине, и ребра раскрываются веером.

Выполнив движение несколько раз, остановиться и посидеть так немного, все еще не опираясь на спинку стула. Обратить внимание, как мы сидим сейчас. Сравнить ощущение в обеих сторонах тела.

Теперь вообразим, что ветер дует справа. Подождать, пока тело будет готово реагировать, и начать двигаться в противоположном направлении так, как будто это движение является пассивным. Отклониться совсем немного, минимум того, что можно представить себе, остановиться, устроиться там и немного передохнуть. Обратить внимание, как себя чувствует сейчас седалищная кость на сиденье. Позволить телу вернуться в исходное положение. Пусть это опять произойдет почти пассивно, когда все еще готовы остаться в положении наклона, но как будто что-то стремится вернуться к центру. Если не помогать движению, то можно получить особенное впечатление того, что происходит.

Продолжить, повторив это упражнение несколько раз до тех пор, пока наклоны в обе стороны будут восприниматься телом идентично. Обратить внимание, стали ли ощущения обеих сторон более равноценными по отношению друг к другу.

Можно сделать перерыв и полностью облокотиться на некоторое время на спинку стула. Затем снова, не облокачиваясь, сесть на передний край стула.

Теперь постарайтесь представить себе, что прядь волос на макушке вытягивается вверх, становится все длиннее и длиннее, пока не привязывается к крючку на потолке. Вообразить, как вытягивание волос вверх тянет все тело по длине линии центральной оси вверх, при этом тело остается спокойным и тяжелым. Тазу позволяют полностью всем весом давить на стул, грудной клетке – на таз, лопаткам – на грудную клетку, а голове – на позвоночник. Что-то вне тела несет ответственность за вытягивание его вверх. Таким образом, в пассивном движении происходит одновременное растягивание тела вверх и вниз.

Теперь вообразить, что подвешивание к потолку на длинном канате позволяет совершать легкие колебания из стороны в сторону. Постепенно начать увеличивать колебания. Сравнить ощущения обеих сторон. Пригласить правую сторону подождать наклон левой стороны. Не стоит заниматься сравнением радиусов движения. Гораздо интереснее сравнить ощущение и темп. После нескольких раз поменять роли.

Очень медленно начать уменьшать колебания. Каждый раз отклонение должно быть немного меньше, чем в предыдущий. Люди обнаруживают, насколько непросто прикладывать усилие меньше, чем могли бы. Это возможность разобраться в том, что руководит действием: стремление «выйти на максимум» или желание спокойно заниматься, разделив движение на этапы.

Через некоторое время уменьшить раскачивания до полного прекращения движения в пространстве, позволив лишь мысли о маятнике ритмично пульсировать в мозгу.
Некоторое время посидеть так, не двигаясь, и обратить внимание, изменилось ли что-нибудь в положении сидя. Что можно сказать о траектории этого положения в пространстве? Каково сейчас ощущение? Определить, ощущается ли сейчас больше комфорта в положении сидя.

После небольшого отдыха опять представить себе канат из волос, который поднимает тело вверх. Отбросить мысли о необходимости выпрямления и сесть удобно. Представить себе, что теперь ветер дует сзади и спустя некоторое время отозваться на это дуновение, немного наклонившись вперед. Не забывать о дыхании. Ощутить, какова реакция плеч, когда они в таком опущенном положении, позволить им привыкнуть к этому положению и округлиться немного вперед.

Каждый раз, возвращаясь, подождать, позволив силе, корректирующей движение, вернуть тело самостоятельно. Повторить это упражнение несколько раз. Остановиться и подождать, не двигаясь, стараясь лучше почувствовать то, что происходит внутри тела.

Теперь представить себе, что ветер дует вам в лицо и отталкивает грудную клетку назад. Подождать, пока представление о дуновении ветра прояснится в сознании, затем незначительным движением, почти пассивно откликнуться на этот порыв. В этом положении можно обнаружить, что совсем не просто согласиться с отклонением назад. Выполнять упражнение поэтапно, не забывая о дыхании.

Отклониться назад, обнаруживая при этом уязвимые части тела. Для того чтобы это получилось, нужно войти в настроение готовности к поиску, нужно быть как будто заинтересованным подвергнуть себя опасности и пригласить грудную клетку растянуться и в длину, и в ширину, увеличивая тем самым свой объем.
Позволить подбородку немного приподняться.

В этом положении, когда канат, идущий от макушки, обеспечивает вытягивание тела вверх, следует не забывать об опоре внизу и искать ее.
Продолжать упражнение, попеременно отклоняя тело вперед и назад. Дать движению вперед подождать, пока проявится осторожность и снизится темп в отклонении назад до тех пор, пока не исчезнет ощущение различия в выполнении этих двух действий.

В этом упражнении не стоит искать симметрии. Строение человеческого тела, как известно, отличается спереди и сзади, однако можно, сопоставляя стиль, качество выполнения и готовность, создавать движение, дающее ощущение симметрии. Такое единство в действии и есть гармония.
Немного отдохнуть, оценивая результат.
Теперь самое интересное. Снова представить себя подвешенным за волосы на макушке, которые прикрепляются к чему-то свисающему с потолка. Голова вытягивается вверх, в то время как вес тела увлекает его вниз. Представь себе, что ты согласен остаться в таком положении и отдохнуть. Между тем длина каната позволяет ветру играть с телом, вертеть его по кругу.

Выполнять круговое движение, перемещая тело так, чтобы голова как бы рисовала круги на потолке. Позволить голове понемногу двигаться и быть готовой остановиться в любой точке. Остановиться в том месте, где находятся в данный момент, и удобно устроиться там. Однако очень быстро воображаемый ветер найдет для тела другое место, которое не будет продолжением круга.

В каждой точке на окружности можно приспособиться, освоиться и реагировать с большей готовностью как на тенденцию к погружению тела под тяжестью его веса вниз, так и на представление о том, что тело вытягивается вверх. Положительное заключается не столько в самом движении, сколько в способности приспособиться к нему. Когда движение станет более плавным, можно начать поэтапно увеличивать круги.

Постепенно остановиться. Представить себе обратное направление по окружности и начать потихоньку «нащупывать» небольшие круги в противоположном направлении, постепенно увеличивая их. Позволить всему телу отдаться этому повторяющемуся движению, сохраняя при этом ощущение пространства от копчика и до макушки.

Начать уменьшать круги до тех пор, пока они будут вычерчиваться уже только на самой оси. Практически движение прекращается, но мысль о нем продолжает кружиться в мозгу и как бы поднимает тело в акробатическом этюде вверх.

Продолжать сидеть с этим ощущением до тех пор, пока оно сохраняется. Прислушаться к тому, что происходит с дыханием в этом положении. Затем проанализировать характер этого положения сидя и ощущение, которое разливается по телу. Задуматься на минуту о том, чему учит процесс выпрямления в положении сидя.
Для людей, которые ищут расслабление в медитации, положение сидя может оказаться камнем преткновения. Идея медитации заключается в том, чтобы найти отдушину от постоянной деятельности интеллекта и позволить себе некоторое время пребывать в отрешенном состоянии, которое само по себе является потенциалом для последующего обновления. Ведь сама идея окончательно искажается, когда положение сидя вместо пространства для расслабления превращается в сплошное неудобство.

В традициях буддистов приняты небольшие колебания из стороны в сторону, перед тем как садятся на стул для медитации. Это как бы прокладывает путь к примирению с неподвижным положением сидя. Другие, например китайская традиция, ведут людей, находящихся в положении сидя, к медитации посредством воображения: представить себе, что позвоночник – это бамбуковый тростник, который невозможно согнуть. Теперь, вообразив это, пригласить тело удобно устроиться, облокотившись на него.

Поиск равновесия в положении стоя напоминает состояние транса

Тот же процесс на каждом этапе можно осуществить в положении стоя и тем самым на более реальном уровне улучшить осанку. В положении стоя вступают в игру также взаимоотношения между ногами и спиной. Накапливается больше опыта, для того чтобы сделать выводы и чему-то научиться.

В положении стоя можно более четко представить себя висящим на высоте. Когда голова как бы подвешена на мнимом неподвижном канате на постоянном уровне, появляется возможность расслабить позвонки один за другим по направлению вниз по всей длине позвоночника. Кроме того, плечи могут найти удобное положение, опускаясь под тяжестью собственного веса.

Это подвешенное состояние дает человеку представление о наиболее подходящем для него вертикальном положении, которого можно достичь без всякого усилия. При таком выпрямлении нет необходимости поднимать свой вес снизу вверх, как это принято. Идея о выпрямлении в обратном направлении, сверху вниз, может быть очень полезной в повседневной жизни, когда ощущают, что спина находится в затруднительном и угнетенном положении. Моя посуду или просто сидя на стуле, нужно представить себе, что мнимый канат держит голову на том уровне, на котором она находится. Вес тела, пассивно погружающийся на глубину, уже самостоятельно найдет для позвоночника путь к желанной прямой траектории, которая наиболее вертикальна и обеспечивает промежутки между позвонками.

Когда начинают раскачиваться из стороны в сторону аналогично движению на стуле, можно более четко ощутить, как отклонение верхней части спины в точности отражается на колебании давления в ступнях между внутренней и внешней их сторонами в движении справа налево или между подушкой ступни и пяткой при движении вперед и назад. Люди чувствуют, что колебания тела в пространстве являются результатом намерения оказать давление на основание ступни.

Колебания в положении стоя более осторожные, чем это можно позволить себе, сидя на стуле. Они не имеют большого радиуса, но при этом как бы направлены далеко к краю горизонта. Таким образом раскачиваются из стороны в сторону и думают о небесных ветрах, в направлении которых двигаются. Путь, который проходят в пространстве, попеременно опираясь то на одну, то на другую ногу, почти незначительный, и человек, наблюдающий со стороны, с трудом может распознать это движение. Однако мысль «запад – восток» повторяется, фиксируясь в мозгу, и это придает движению значение полноценной величины. Раскачиваясь вперед и назад, повторяем про себя: «север – юг», познавая чувство ориентации, которым обладают перелетные птицы и бабочки. В этом плане особое удивление вызывают бабочки, которые каждый год после довольно дальнего перелета прибывают к противоположному концу планеты и останавливаются на тех же самых постоянных деревьях. Самое интересное состоит в том, что ни одной из бабочек предыдущего поколения уже нет в живых, чтобы привести их туда. Когда люди соотносят свое движение с Вселенной, внутри них просыпается давно угасший радар глобальной ориентации.

Колебания спины в положении стоя могут напомнить человеку движение тела во время молитвы. Вот таким образом, раскачиваясь в разных направлениях в пределах траектории окружности и в поисках ее центра, можно прийти к состоянию глубокого транса.

Нейтральное положение

Больше всего впечатляет, что не нужно делать ничего особенного для нового положения стоя, оно является результатом урока. Люди просто обнаруживают себя в этом положении. Они спокойны и не вмешиваются в происходящее. Они вкушают новое ощущение устойчивости, в котором ничего не нужно делать, чтобы стоять устойчиво.

Только теперь становится понятным, насколько глубоко сидит в нас привычка сделать еще и еще, стараться компенсировать несделанное, применять усилие. Это впечатление нейтральности, в которой мирно уживаются со своим телом, дает возможность подсмотреть, что происходит с внутренним разумом, который хочет наилучшим образом узнать, что хорошо для каждого человека, даже лучше того, чем он может этого желать. Убеждаются, что нечто в организме нашло потрясающее решение, которое превосходит возможности самого сознания. Сейчас соприкасаются с тем самым разумом, который умеет посылать клетки в нужные места при образовании зародыша с той же интеллигентностью, которая побуждает младенца тренироваться и совершенствоваться с самого рождения. Это момент изумления секретами Вселенной.

Только сейчас, находясь в полном бездействии, можно ощутить, как привычные общественные нормы поведения отпадают сами по себе одна за другой. Человек, выполняющий определенное действие, следует определенной, соответствующей ему модели. В состоянии бездействия эта привычная модель становится излишней. Нет необходимости быть настороже и защищаться, нет смысла изощряться и комбинировать, не нужно льстить или нападать на кого-то, не стоит стараться отмежеваться или быть застенчивым, нет нужды в использовании многих других привычек. Это создает ощущение, будто отключена вся та готовность, которая подсознательно сопровождает человека, выбравшего наилучший, по его мнению, жизненный путь. После выполнения упражнения люди ощущают себя спокойными и уравновешенными, они не узнают себя.

Возможно, в этот момент люди ощущают, будто им чего-то не хватает, возможно, они чувствуют некоторое замешательство. Они стараются вспомнить, что представляло их тело до того, как жизнь наложила на них печать их личной истории. Каждому человеку новый характер положения стоя должен самым драматическим образом показать, что произошло резкое изменение по сравнению с тем, как он привык стоять.

Женщина, которая привыкла производить впечатление, и была уверена в том, что ее внешние данные пробуждают к ней интерес, которого она всегда ждала, после урока сказала: «Я ощущаю себя неуклюжей девочкой, которой абсолютно безразлично то, как она выглядит, и ей неважно, что скажут о ней окружающие. Какая свобода!».

Другой пример. Бизнесмен, стремление которого преуспеть побуждало его постоянно и жестко сдерживать грудную клетку. После урока этот человек стоял с как бы провисшими и свободно двигающимися в процессе дыхания ребрами. Он сказал: «Я ощущаю себя совершенно бессильным и в то же время абсолютно умиротворенным».

Право быть самим собой дано каждому. Оно должно пробудить в человеке эхо давно забытого чувства, когда в далеком детстве он был беспомощным, не обладал никакими особыми достоинствами, и, тем не менее, любовь окружающих его близких была к нему беспредельна. Для того чтобы можно было позволить себе быть самим собой, требуется скромность.

Теперь, вооружившись обновленной устойчивостью, можно начать ходить. Обратить внимание на стиль ходьбы, проявляющийся при новой организации тела. Еще интереснее начать бегать не так, как мы умеем, а так, как это получается сейчас само собой. У многих при этом создается впечатление, что движение напоминает бег животных, в котором есть готовность продолжать бежать на значительные расстояния, не уставая. Это бег, в котором есть что-то подлинное: человек знает, где находится земля, и не пытается быть лучше, чем он есть на самом деле.

Осанка, находящаяся в центре шести направлений

К направлениям север – юг и запад – восток можно добавить и третье измерение – глубину. Когда двигаются не только вверх, но и вниз, можно прийти к осанке, которая опирается на все основные направления пространства.

Уже на этом этапе известно, что осанка находится в центре возможностей движения и что качество осанки зависит от качества движения. Совершенствуя качество движения в каждом из основных направлений, улучшают устойчивость в положении стоя. Улучшения эффективности движения достигают путем выполнения в каждом из направлений реальных повседневных действий.

Как и в остальных своих решениях, д-р Фельденкрайс построил урок о шести основных направлениях с присущей ему гениальной простотой: полем деятельности для работы над качеством движения он избрал обычную ходьбу.

Начать ходить привычным образом. Неожиданно решить нагнуться, наклоняя одно колено к полу, не изменяя темп ходьбы, не останавливая дыхание, не заостряя на этом особого внимания.
С той же легкостью подняться из положения, когда колено немного преклонено, и продолжать ходить. Повторить движение несколько раз, делая перерывы в соответствии с необходимостью до тех пор, пока направления движения вверх и вниз будут понятны более четко и доступны как одна из обычных жизненных деталей.

Во время ходьбы, не останавливаясь, представить себе, что стоит взглянуть на что-то, находящееся над плечом. Не прекращая ходьбу, повернуть взгляд назад и пригласить все тело сопровождать движение глаз. Затылок, позвоночник и таз разворачиваются сейчас в спиральном движении. Колени подбирают направление. Голеностопные суставы должны сделать нечто особенное, для того чтобы направление ходьбы не изменилось. Все это следует выполнять, не изменяя темпа ходьбы, с легкостью воспринимая ощущение пространства, не превращая поворот взгляда в особую операцию, для выполнения которой следует освободиться и прекратить думать, слушать или говорить.

Сделав несколько шагов в стиле привычной ежедневной ходьбы, не нарушая ощущения комфорта, можно освежить в памяти тела готовность двигаться вперед и назад. Внезапно изменить направление. Вместо того чтобы продолжать идти вперед, можно начать двигаться назад. Необходимое для этого изменение в организации тела не потребует времени. Люди способны изменять скорость и плавно отступать быстрее, чем любая машина. Тело способно подготовиться к такому изменению со скоростью мысли. Во время попеременной ходьбы вперед и назад с неожиданными промежутками тренируется способность к умению приспосабливаться, постепенно исчезает различие между ходьбой вперед и отступлением назад.

Остановившись, человек ощущает, как изменилась его осанка. Теперь можно обнаружить, что готовность двигаться во всех основных направлениях выявляет оптимальные тонус и траекторию. Появляется ощущение, что тело организовано наилучшим образом, оно способно реагировать на жизнь и получать от нее то, что предназначено природой. Все это дает ощущение полноценной готовности тела и позволяет поверить в то, что жизнь может быть более легкой, а человек и в самом деле создан для жизни.

Использовать лучшее, что есть в искре воображения

По мере того как расширяются возможности действия в пространстве посредством использования шести основных направлений движения и обогащается двигательная способность вообще, появляется большее разнообразие моделей движения. Когда совершенствуют реакцию на изменяющиеся состояния и проходят через них умело и с оптимальной эффективностью, не только улучшается качество выполняемых действий, но претерпевает изменения к лучшему и осанка.

Конечно, это все при условиях, что стиль движения приемлем для организма, человек ощущает себя в движении беззаботным хозяином жизни, выполняет движение таким способом, который приносит удовлетворение и порождает желание разобраться и обнаружить новые составляющие детали, необходимые для координации действия до тех пор, пока он не начнет владеть ситуацией.

Движение – это основа жизни и сфера, в которую разумно вкладывать. Если мы хотим добиться хорошей осанки, нужно уделить внимание движению, оно от этого только выиграет.

Для того чтобы разобраться в программе многостороннего функционирования мозга, нет необходимости делать большие движения. Можно учитывать каждое направление только при повороте головы. В процессе ходьбы обратить внимание, можно ли обойтись хотя бы на мгновение без привычного взгляда вперед. Периодически переводить взгляд вверх – вниз и наоборот. Определить, как можно тренироваться в ходьбе вперед, когда взгляд не сопровождает ходьбу.

Очень важно не менять ритма ходьбы, когда отводят взгляд в сторону. Вначале лучше выполнять это медленно. Каждый выбирает индивидуальный темп обучения.

Можно выполнять это и сидя, чисто символично. Вместо того чтобы пытаться корректировать положение сидя и претендовать на то, чтобы найти сразу же выбранное выпрямленное и правильное положение, такое, как иногда ощущают необходимость принять, стоит выполнить отклонения во всех направлениях.

Только лишь мысль о движении уже побуждает тело организоваться более эффективно. Даже проделав все эти движения в воображении, можно обнаружить положительные изменения в осанке. Воображение, использующее язык снов, напоминает мозгу о широком диапазоне возможностей. Оно дает человеку жизненно необходимый уровень, в котором присутствует больше силы и готовности для реального положения стоя. Каждый может найти минуту в течение дня, чтобы вообразить себя передвигающимся в каждом из направлений в пространстве. Восстановление наиболее оптимальной осанки должно быть невидимым процессом, происходящим внутри каждого культурного человека.

Стоит только представить себе, что мы подпрыгиваем, как эта мысль уже самым настоящим образом организовывает тело к прыжку. В прыжке нет выбора, потому что там для тела жизненно необходимо быть уравновешенным относительно оптимальной для него вертикальной оси, иначе человек просто упадет. Необходимость выпрямиться во время прыжка является превосходным учителем для достижения хорошей осанки.

Только представь себя прыгающим, и ты сразу убедишься, что тело начинает подготавливаться для совершения прыжка. Если человек хочет узнать, какая осанка является оптимальной для него в настоящее время, ему нужно только подготовиться к прыжку, затем вернуть колени на место и внимательно понаблюдать за новой осанкой, которую приобрело тело.

Каждому предоставляется возможность в воображении совершенно свободно отмежеваться от своих бед, от физических дефектов (к примеру, забыть о том, что спина искривлена) или от всех других неприятных вещей, сопровождающих его в жизни. Можно вообразить себя идеальными, такими, как нам хотелось бы, а тело отзовется на эту мысль, и произойдет некоторое улучшение.

Если пытаться сгибать искривленную спину, применяя усилие, то это только усугубит имеющиеся физические изъяны. Напротив, стоит перенести это противоборство на перспективу функционирования и увидеть себя занимающимся в жизни тем, чем хочется, пролагающим самостоятельно свой путь к достижениям, насыщающим организм информацией, которая дает представление о том, как оформить тело наилучшим образом.

Можно забыть на время о сгорбленной спине, опущенных плечах, отчаявшейся грудной клетке и нахальном животе и вообразить себе, что мы уже добились совершенства в этом плане. Когда свободно и с удовольствием представляют себя достигшими желаемого, могут и в действительности добиться его и уверенно шагают по жизни, зная, что и в самом деле способны совершить многое. Миг воображения иногда может принести поистине положительный эффект. Так, предавшись в полной мере представлению о собственном совершенстве, ощущают, что нечто внутри начинает колебаться, струиться и изменяться навстречу новому способу передвижения тела.

Таким образом, мы еще раз убеждаемся, что организм обладает внутренним разумом. Не нужно объяснять телу, что оно должно делать, нужно только позволить ему воспринять цель, и оно уже разберется, каким образом достичь ее. Существует много способов достижения цели. Имеет смысл чередовать путь воображения и непосредственное действие, предоставляя осанке возможность самостоятельно оформить себя как результат.

Цепочка компенсаций

Иногда на этом этапе появляется опасение: что делать, если деформация в костях уже произошла и искривление является фактом? Так, к примеру, если область лопаток жесткая и выпуклая, то каким образом мягким колебаниям удастся пройти от одного конца позвоночника к другому, даже в воображении? Смогут ли разойтись крепкие обручи ребер, расслабиться область лопаток и позвонков, чтобы произошел процесс выпрямления?

Дело в том, что даже если и удается изменить организацию этих суставных соединений, все равно существует проблема. Ведь все остальные части тела привыкли согласовывать равновесие между собой в соответствии с существующим строением. До тех пор пока каждую из них не научат организовываться по-новому, в соответствии с определенным местным изменением, у тела нет никаких шансов усвоить это.

Например, если удается «очистить от ржавчины» перекресток ребра – позвоночник – лопатки, маневренность в этой области спины увеличивается, она выпрямляется. Такое изменение может дать ощущение отклонения назад, и, как результат, реакция самозащиты выражается в напряжении живота. Затылок немедленно отреагирует изменением угла между подбородком и шеей, и тогда может появиться ощущение потери ориентации. Ноги, которые годами не знали, что такое пружинистость, могут теперь, ссылаясь на напряжение, взбунтоваться против нового бремени, возлагаемого на них в связи с облегчением положения спины. Не представляется возможным оценить легкое улучшение, проявляющееся в области спины, потому что «бунт» ног проступает гораздо значительнее, и есть опасность упустить достигнутое в исправлении осанки.

Когда начинают заниматься корректированием искажения осанки, уже невозможно отмежеваться от мысли о целостности системы организма, где все ее составляющие находятся во взаимосвязи в каждой программе действия. В этой программе любое искажение в определенном месте тела дает в свое время необходимое обслуживание организму и компенсирует отклонение от вертикальной оси в другом месте.

Идеальная осанка - отсутствие напряжения в организации тела

Идеальное тело организовано таким образом, что нет необходимости расходовать энергию мышц при выпрямлении в положении стоя. Оно умеет оформить свою осанку экономным путем, при котором скелет находит опору в самом себе.

Каждый позвонок такого рационально организованного тела способен свободно выпячиваться и возвращаться, выполнять движение, а затем находить свой путь «домой» и устанавливаться на срединной и симметричной линии, которая стремится к перпендикулярной. Когда все позвонки полностью опираются на поверхность лежащего под ними позвонка и при этом отсутствуют выделяющиеся центры давления, сила земного притяжения будет способствовать устойчивости. Сила противодействующего давления от земли еще больше усилит устойчивость на той же линии, но в противоположном направлении.

Идеальная осанка уравновешивается в вертикальном положении силами самого скелета и совсем не нуждается в работе мышц. Д-р Фельденкрайс неоднократно показывал ученикам, что даже скелет можно посадить вертикально, и он останется в таком положении, не падая.

Рационально организованное тело использует энергию мышц только в движении, когда оно отклоняется от вертикальной линии. Современный человек утратил идеальную способность отклоняться от оси в разнообразные положения и затем с легкостью возвращаться в нейтральное. Он утвердил для себя свои собственные постоянные отклонения и нарушения, выпуклости и впадины, которые уже являются неотъемлемой частью его личности. Только теперь появляется проблема соединения всего вместе, оформления осанки на надежной оси, чтобы можно было не падать даже в неподвижном состоянии. Таким образом, ответственность каждой части тела по отношению ко всему организму уравновешивает любое противоположное отклонение, что позволяет телу поддерживать равновесие. Принять хорошую осанку стало сложным делом, требующим постоянного усилия, утомляющим и изнашивающим организм.

Местное исправление в контексте целого

Каждая попытка корректировать отдельно какую-то одну часть – это вмешательство в сложное переплетение отклонений и компенсированных взаимоотношений, которые в течение многих лет превратились в привычки. Когда происходит вмешательство на одном конце, нет ни одной части тела, которая не отозвалась бы на это в большей или меньшей степени, что выражается в облегчении или в сопротивлении.

Даже если у других частей тела есть действительная возможность оформиться другим образом, чтобы приспособиться к этому направленному улучшению, программа поведения мозга может не согласиться с изменением в соответствии с тем, как это происходит с любой вынужденной привычкой. Когда предлагают исправление в определенном месте, цель – научить все остальные части тела приспособиться к этому исправлению, причем тем способом, который устроит нервную систему. Согласованность в теле подобна отношениям в идеальной семье, когда есть понимание и готовность изменить общепринятые нормы. Каждый член семьи может в соответствии с необходимостью делать то, чего он не делал прежде, и при этом быть уверенным, что получит от остальных членов семьи полную поддержку. Каким образом можно добиться разрешения всего тела принять изменение в определенном месте? Можно ли, вмешиваясь в такое сложное состояние равновесия, не нарушить его? С чего начать?

«Семейное занятие» для частей тела метод д-ра Фельденкрайса проводит путем выяснения взаимосвязей между ними. Приведение в действие каждой из отдельных частей осуществляется в перспективе общих взаимоотношений. В процессе осознания через движение внимательное наблюдение как бы блуждает от определенной темы к фону, от детали к целому и в обратном направлении. Это происходит в определенном месте и сопровождается внимательным прислушиванием к обратной связи с остальными. Осторожно продвигаются вперед, позволяя каждой части тела согласовывать свою реакцию. Иногда приводят в действие непосредственно определенную часть тела, иногда делают это косвенно и приводят в движение удаленное место на периферии, которое имеет отношение к той же определенной части. Это означает, что иногда приходят к изменению в затылке посредством уменьшения излишней свободы в тазобедренном суставе. Реальное изменение, продлевающее жизнь, создается на основании тщательного исследования различных исходных точек и анализа возможности увидеть влияние взаимосвязей и согласованности между частями тела.

Поза лягушки

Для исправления в определенном месте, которое происходит в контексте всего организма, можно использовать расслабление в области лопаток. Так, например, при опускании в позу лягушки действие осуществляется согласованно с работой всех суставов. Эта поза представляет собой полную противоположность выпрямленному вертикальному положению. На этом этапе уже не вызывает особого удивления тот факт, что метод д-ра Фельденкрайса иногда использует подход, который выглядит просто парадоксальным.

Поза лягушки или, как ее называют в народе, «поза стирки» - это повседневная поза у народов, не познавших зависимости от стульев. Если умеют опуститься в эту позу и способны оставаться в ней, выполняя определенную работу, а затем с легкостью подняться из нее, то связь между всеми суставами тела будет осуществляться мягко, и ей будут сопутствовать приятные ощущения. Колени и голеностопные суставы сгибаются, таз округляется, каждый из позвонков спины максимально выпячивается назад, затылок на различных этапах выполняет различные движения, все участвуют в действии при соответствующем разделении труда и каждый в свое время. Многие методы физического развития тела акцентируют внимание на позе лягушки, приводя это упражнение в качестве примера хорошего физического состояния тела.

Как и на любом уроке, можно начать с общего впечатления от упражнения. Для этого попробовать опуститься в позу лягушки и подняться из нее. Скорее всего, четко ощущается, что требуется в этом случае от коленей, голеностопных суставов и нижней части спины. Гораздо в меньшей степени удается определить, в какой мере возможность движения между позвонками в области лопаток жизненно необходима даже для того, чтобы опуститься в согнутом положении. Волна, опускающая тело в позу лягушки и возвращающая его в вертикальное положение, достигает каждой точки тела.

Исходное положение - стоя, левая нога впереди. Позволить голеностопным суставам и коленям растянуться и сжаться, подобно пружинам.

Поза лягушки – оставить стремление к успеху и постараться облегчить движение

В такой позе в полной гармонии происходит беседа между всеми суставными соединениями тела. Можно облегчить движения опускания и возвращения в исходное положение посредством незначительного отклонения от центра, как бы виляя плечами и бедрами из стороны в сторону, вперед и назад. Возможно, движение сдерживают колени или голеностопные суставы? Может быть, ответственность за выполнение части движения падает также и на грудную клетку?

Вытянуть правую руку вверх таким образом, чтобы предплечье вплотную прилегало к правой стороне головы. Левой рукой обхватить правый локоть сзади так, чтобы левый локоть прилегал к темени. В этом движении голова зафиксирована с двух сторон выпрямленным правым предплечьем и согнутой левой рукой. В таком положении начать рисовать правой рукой круги на потолке. Колени немного согнуты на том же уровне от пола, таз также зафиксирован в определенном положении. Привести в действие всю верхнюю часть спины как единый монолит, голова при этом остается неподвижной по отношению к рукам. Внимательно прислушаться и обнаружить, в каком отрезке позвоночника и в каких именно суставах позвонков происходит нечто подобное процессу размалывания кофе.

Аналогично начертить круг той же рукой в обратном направлении. Опустить руки и постоять минутку. Определить различие в ощущениях между правой и левой сторонами. Выполнить то же упражнение на другой стороне.

Исходное положение стоя, ноги на расстоянии ширины плеч. Позволить телу опуститься под тяжестью своего веса, при этом спина все еще выпрямлена. Расслабить колени, чтобы они могли амортизировать погружение тела.

Круги руками, когда голова зафиксирована между ними
Когда предплечья перекрывают любое движение в затылке, колени фиксируют положение таза на определенном уровне и ограничивают движение поясницы, у жесткой грудной клетки просто не остается выбора — она реагирует на круги, которые вычерчивают руки, начинает расслаблять суставные соединения и постепенно избавляться от жесткости.

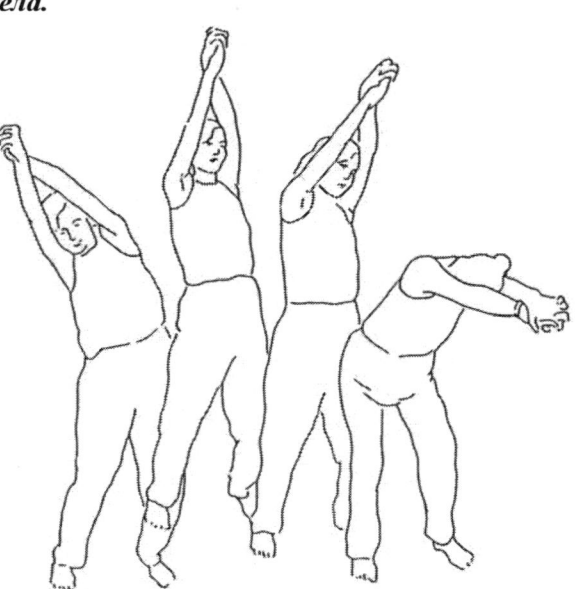

Вытянуть обе руки вверх. Скрестить запястья и повернуть ладони одну к другой так, чтобы можно было переплести пальцы. Приблизить руки к голове таким образом, чтобы она была зафиксирована между ними.

Это комбинация, преследующая цель предотвратить активное движение в затылке. Обычно, когда описывают круги верхней частью спины, движение в основном ведет затылок. Здесь же, наоборот, голова зафиксирована предплечьями, как костылями, когда конечности в гипсе, и затылок теперь вынужден отдыхать между ними в бездействии. Это приглашение для другой части тела присоединиться к действию.

Скрестив руки и переплетя пальцы, начать описывать круги на потолке. Колени остаются в одном и том же слегка согнутом положении, а таз на том же расстоянии от пола. Помнить, что главное – это не величина круга и не скорость выполнения движения, а то, чтобы оно оставалось в пределах комфорта и доставляло удовольствие.
Выполнить несколько кругов в обоих направлениях.

Возможно, теперь становится более понятным, где именно происходит процесс «перемалывания кофе». Движение затылка ограничивается предплечьями, положение таза и коленей осознанно зафиксировано, и таким образом, для определенного отрезка позвоночника между впадиной нижней части спины и изгибом затылка открывается возможность начать вносить свой вклад. Поскольку нет выбора, то это единственная область, которая сейчас может выполнять движение описывания кругов. Теперь отрезок позвоночника между лопатками не может уклониться так, как это происходит обычно в положении стоя. Что-то в этом месте начинает изменяться. Можно даже услышать хруст, и это сигнал того, что стоит замедлить движение и описывать круги меньшего диаметра.

Вернуться в исходное положение, выпрямиться и попробовать определить, какими качествами обладает постепенно проявляющаяся новая осанка тела. Обратить внимание на ощущения в грудной клетке и позвоночнике. Можно ли почувствовать, что теперь легче выпрямить спину? Затем еще раз вернуться к опусканию в позу лягушки и обратить внимание, как тело опускается сейчас. Стало ли движение более плавным, чем вначале?

Можно обнаружить, что таз теперь сам по себе погружается более глубоко, ноги готовы согнуться с большей легкостью и способны выдерживать вес тела более длительное время. Определить, изменилось ли качество движения выпрямления из позы лягушки.

Обратить внимание, как с каждым наклоном улучшается осанка. Присмотреться к взаимоотношениям между голеностопными суставами и областью лопаток. Для того чтобы пятки согласились опуститься и достичь прикосновения с надежной опорой на полу в позе лягушки, нужно обеспечить свободу движения не только в коленях, пояснице и затылке, но особенно в позвонках центральной части спины.

Именно это выпрямление спины в области лопаток и придает осанке стройность, которая теперь остается в теле сама по себе, как нечто само собой разумеющееся, потому что достигнута в результате переговоров со всеми частями тела во время осуществления функции движения. Все суставы, которые уже научились двигаться иначе или воздерживаться от движения в соответствии с тем, как это нужно для выполнения требующей тонкой чувствительности задачи описывания плавных кругов, уже умеют намного лучше регулировать свою причастность также и в оформлении осанки, когда тело находится в бездействии. Это и есть истинная стройность.

Спинка стула – дотронуться до истоков проблемы стройности

Если до сих пор вы ощущаете себя неуверенно при погружении в позу лягушки, можно получить удовольствие от того положительного, что есть в этом уроке, также и сидя на стуле. В методе д-ра Фельденкрайса есть бесчисленное множество замечательных уроков, которые можно выполнять сидя на стуле. Спинка стула, которая в представлении многих является символом слабости спины и зависимости от опоры, может послужить великолепным посредником в достижении стройности. Если краешек спинки стула доходит до области лопаток, это идеально осуществит изменение именно там.

Круги спиной по спинке стула – селективное разделение

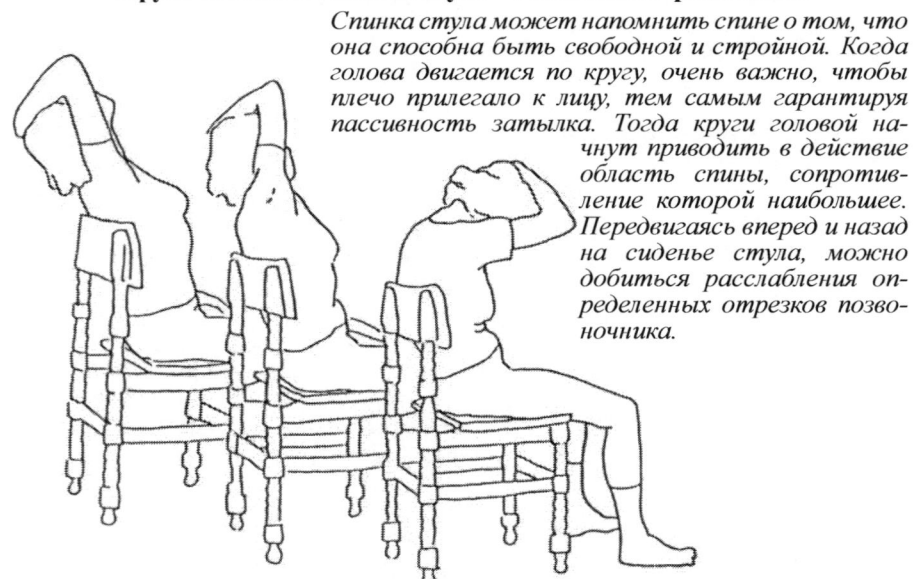

Спинка стула может напомнить спине о том, что она способна быть свободной и стройной. Когда голова двигается по кругу, очень важно, чтобы плечо прилегало к лицу, тем самым гарантируя пассивность затылка. Тогда круги головой начнут приводить в действие область спины, сопротивление которой наибольшее. Передвигаясь вперед и назад на сиденье стула, можно добиться расслабления определенных отрезков позвоночника.

Сесть на стул, опереться о спинку и вытянуть одну руку вверх. Точно так же, как и в упражнении стоя, прижать плечо к голове. Можно согнуть локоть так, чтобы и предплечье касалось головы, и она как бы была зафиксирована под углом локтя. Нет смысла прижимать также и ладонь к голове, можно позволить пальцам свободно висеть в воздухе. Вторая рука будет опорной, ею опираются на сиденье стула.

Начать описывать круги локтем на потолке или на стене, находящейся перед вами. Понятно, что все тело вынуждено сопровождать движение локтя. Обратить внимание на то, чтобы не приводить голову в движение по отношению к плечу. Все это время край спинки стула фиксирует границу, в соответствии с которой определенный позвонок присоединяется к описыванию круга. Можно время от времени менять положение позвоночника по отношению к спинке стула таким образом, чтобы процесс «перемалывания кофе» происходил точно в определенном позвонке.
Закончив описывать круги в направлении по часовой стрелке и против одной рукой, а затем и другой, можно обхватить голову двумя скрещенными руками так, чтобы затылок оказался нейтрализованным с двух сторон. Теперь описывать круги в таком положении, когда голова и верхняя часть спины представляют собой единое целое.

Время от времени передвигаться немного вперед на сиденье стула, чтобы позволить позвонкам верхней части спины присоединиться к движению. Именно таким образом можно «разгрузить» движение, чего сложно достичь в положении стоя. Так, например, когда в положении стоя намереваются выпрямить верхнюю часть позвоночника, то, скорее всего, приводят в действие участки, которые двигаются легко, а области, которые не привыкли двигаться, продолжают оставаться неподвижными. Можно предположить, что в этом случае с излишним напряжением работают позвонки плечевого пояса и затылка, и ровным счетом ничего не происходит в сжатых вместе позвонках выпуклости спины.

Смысл этого упражнения в том, чтобы задержать движение в шейных позвонках и плечевом поясе и направить действие расслабления в область, которая очень нуждается в нем - область верхней части лопаток.

Краешек кровати – методичное воспитание строптивых позвонков

Таким же способом можно использовать в качестве «воспитателя» стройности кровать. Лечь на спину на краешек кровати, голова и часть плечевого пояса как бы подвешены в воздухе. Поддерживать голову правой рукой и обратить внимание на то, чтобы рука поддерживала именно шар головы, а не затылок.

Левую руку вытянуть вверх, как продолжение тела, при этом она по возможности максимально прижата к голове, пальцы указывают на стену, находящуюся позади тела или на потолок. Описывать круги прямой рукой и позволить ей тащить вверх всю верхнюю часть тела вместе с головой, лежащей на согнутой руке.
Двигаться очень осторожно, прислушиваясь к ощущениям, стараться не применять усилие, для того чтобы поднять голову к потолку. Положительное здесь то, что когда голова опускается вниз к полу, спина удлиняется в дуге назад. В этом случае сгибание спины происходит не в плечевом поясе и не в затылке, а в том месте, где позвонки встречаются с краешком кровати. Ведь цель в том, чтобы произошло изменение именно в области лопаток. Каждый раз, когда голова опускается к полу, замедлить движение, не останавливая дыхание, и пригласить остальные части тела принять такой новый порядок.

После каждого изменения положения рук и направлений круга возвращаться в исходное положение. Можно вернуться полностью на кровать, разбив движение на этапы, приподнимая одну, затем другую стороны попеременно. Когда начинают в полной мере ощущать качество движения также при переходе от действия к отдыху и находят для них решения, которым сопутствует удовольствие, забывают о том, что выполняют упражнение и открывают для себя новый стиль жизни.

Возвращаясь к вычерчиванию кругов, можно время от времени опереться другим позвонком на краешек кровати. Это занятие настолько эффективно, что следует в полной мере осознавать, что именно ты делаешь, для того чтобы не поддаться искушению и не выпрямить всю спину полностью одновременно. Как всегда, желательно продвигаться в таком темпе, чтобы можно было почувствовать себя хорошо и на следующий день.

В повседневной жизни, если вы устали и есть возможность прилечь на несколько минут, можно использовать это время для улучшения осанки. Затем, когда уже есть опыт в описывании кругов, можно отдыхать и в положении, когда голова и руки находятся в подвешенном состоянии вне кровати. Когда затылок имеет надежную опору на краешке кровати, а голова находится чуть ниже него, происходит также поэтапное обновление в функционировании кровообращения в области лица и корней волос. Кроме того, такие осторожные и небольшие движения тренируют мозг, его способность выстоять при несколько большем давлении по сравнению с обычным. Люди становятся более устойчивыми к напряжению.

Можно некоторое время полежать так, отдыхая на спине или на животе. В этом положении лежа, в бездействии, когда только дыхание мягко прокладывает путь тонким изменениям в теле, можно уменьшить сопротивление подвешенной головы и получить дополнительное увеличение промежутков между позвонками. Не стоит беспокоиться о том, что в положении лежа на животе лопатки еще больше округлятся. Ведь если процесс расслабления промежутков между позвонками продвигается благополучно, в том направлении, в котором это возможно, то неважно, достигается это при выпуклости или при вогнутости их, в любом случае это улучшит состояние позвоночника и позволит ему принимать любую желаемую форму.

Вернувшись в исходное положение, лечь полностью на кровать и оставаться в нем столько, сколько потребуется, пока не появится ощущение, что эта область возвращается на свое место. Затем встать, предварительно повернувшись на бок, и определить, как сейчас ощущается осанка. Обратить внимание на положительные изменения, изучить их. Если приходит в голову слово, которым можно оценить это состояние, зарегистрировать его в сознании.

Вот какими словами люди обычно выражают свои чувства, оценивая этот урок: легкость, состояние плавания, парения, выпрямленность.

Идеальная осанка: полусидя - полустоя

Встать позади стула, спиной к его спинке или к столу. Присесть на спинку стула или краешек стола таким образом, чтобы это было одновременно положение полусидя и полустоя. Следует подобрать стул так, чтобы высота его спинки позволила расположить седалищную кость в точности на опоре и перенести таким образом вес верхней части спины, при этом ступни удобно расположены на полу. В случае если спинка стула слишком высокая, можно наклонить его так, чтобы он опирался на задние ножки. Иногда высота стола подходит для этого упражнения наилучшим образом.

Начать приподнимать одну пятку. Позволить тазу всем своим весом опереться о спинку стула или краешек стола. Вернуть пятку в исходное положение, затем выполнить это упражнение еще несколько раз.

Сидя на спинке стула, отрывать пятку от пола и возвращать ее на место

Можно наклонить стул так, чтобы его спинка в точности встретилась с седалищной костью, или сесть на краешек стола. Когда вес тела имеет такую опору, и при этом человек находится в вертикальном положении, нервная система убеждается, что можно избежать усилий-паразитов, к которым она привыкла в положении стоя. В контексте этого упражнения новая организация тела обосновывается и воспринимается ею. Затем можно испытать более идеальную осанку, в которой мышцы принимают гораздо меньшее участие, а скелет переносит тело как бы сам по себе.

Положить ладонь на впадину нижней части спины, при этом тыльная сторона ладони повернута к позвоночнику. Каждый раз, поднимая пятку, немного выпятить позвонки, на которых лежит тыльная сторона ладони. Делать это очень осторожно, движение почти незначительное. Таким образом приводят в действие нижнюю часть спины, наиболее уязвимую область позвоночника. Ладонь может почувствовать и подтвердить уменьшение впадины.

Повторив упражнение несколько раз, положить вторую руку на голову, для того чтобы зафиксировать ее на месте и предусмотрительно избежать движения в затылке, который всегда спешит и стремится уравновешивать все изменения, происходящие в теле. Теперь изменить модель движения. Каждый раз, когда пятка поднимается, немного углубить впадину нижней части спины и переместить ее немного вперед. Каждый раз, когда пятка возвращается на пол, округлить поясницу назад.

Повторить упражнение второй ногой. Стараться делать небольшие движения, сводя их к минимуму, максимально замедлив и исключив применение усилия.

Теперь продвинуться еще немного вперед, на самый краешек стула или стола так, чтобы правая ягодица висела в воздухе. Приподнять левую пятку и позволить правой стороне таза, висящей в воздухе, как бы погружаться под тяжестью своего веса вниз к полу. Голова может помогать сохранять равновесие, слегка наклоняясь влево. Выполнив движение несколько раз, положить одну руку на голову, зафиксировав ее на месте.

Также и в этом упражнении добавить выпячивание назад впадины нижней части спины каждый раз, когда пятка оставляет пол. Повторив упражнение несколько раз, изменить модель движения и углублять впадину спины, когда пятка возвращается на пол.

Выполнив это упражнение также и с левой стороны спинки стула, вернуться на ее середину. Начать переступать с ноги на ногу на месте, при этом опираемся всем весом на спинку стула. Подключить к движению плечи – одно впереди, одно сзади. Позволить коленям, в соответствии с необходимостью, пружинисто сгибаться. Положив руку на поясницу, можно ощутить внутреннее движение, происходящее там и повторяющееся при каждом шаге.
Прекратить движение и немного отдохнуть. Затем отодвинуться от стула и постоять минутку, чтобы оценить изменения.

Многие после этого урока находят, что вся линия осанки смягчилась и округлилась. В области нижней части спины и коленей это ощущается настолько четко, что теперь уже вряд ли захочется вернуться к прежней, жесткой осанке, при которой колени были прямые, а нижняя часть спины вогнута внутрь. Достигнув такой степени округления спины, уже совсем не сложно будет продолжить «округляться» дальше, чтобы принять позу лягушки.

Даже если не опускаются в позу лягушки, а просто начинают ходить, можно обнаружить, что в самом деле произошло изменение в стиле ходьбы. Все, что мешало движению, вдруг исчезло. Шаги стали более спокойными, и их смена происходит более мягко. Пружинистость голеностопных суставов ощущается в коленях, в паху, в каждом из позвонков нижней части спины и в затылке. Все тело представляет собой нечто целое и однородное. Даже взгляд стал мягче, и человека удивляют произошедшие в нем изменения.

Положительный результат этого изменения заключается в том, что теперь таз способен провиснуть под тяжестью своего веса, а спина свободна от того, чтобы удерживать его приподнятым. После того как нижняя часть спины научилась с легкостью воспроизводить выпуклость и вогнутость, она может провиснуть и освободиться по всей длине. В считанные минуты приобретается ощущение идеальной осанки. Часто у людей создается впечатление, вызывающее ассоциацию с округлыми и плавными движениями животного, способного бежать долго, без особых усилий, не уставая.

Голеностопный сустав, задающий тон осанке, или восстановление качества пружинистости

Несложно определить, что одна из трудностей погружения в позу лягушки сосредоточена в области голеностопных суставов, которые проявляют строптивость в действии глубокого сгибания. Существует ли связь между готовностью голеностопных суставов согнуться и способностью выпрямиться в положении стоя? Какое влияние оказывают голеностопные суставы на осанку?

То, каким образом распределяется вес тела на основание ступни, диктует характер, в соответствии с которым организуется все построение вертикальной оси над ней. Так, например, если перенести вес на наружные края стоп, область коленей примет форму колеса. Если же опереться на внутренние краешки ступней, то колени встретятся друг с другом, и, скорее всего, спина отреагирует увеличением поясничной впадины. Ступни, пальцы которых искривлены и согнуты, дадут команду также и тазу быть жестким, подобно им. Преобладающее давление на пятки потребует от всей цепочки позвонков сжаться. Затылок станет перемещать голову вперед, пытаясь амортизировать излишнее давление на пятки.

Каким же должно быть разделение опоры веса тела на ступню, чтобы оно способствовало формированию идеальной осанки? Когда давление веса тела распределяется равномерно и однородно, без акцентирования в определенных центрах, оно не остается в ступне, а продолжает струиться из нее дальше, к надежной опоре – земле. Тело остается нейтральным, свободным от того, чтобы реагировать определенным образом, и все это сопровождает ощущение легкости. Но для того чтобы тело могло осуществлять сложные изменения, необходимые для движения в пространстве, распределение давления на стопу следует производить таким образом, чтобы оно было способно с достаточной быстротой и чувствительностью перемещаться с места на место в соответствии с необходимостью действия.

Ступня постигает умение перемещаться, когда решение об изменении за голеностопным суставом. Давление тела тогда не утруждает ни одну часть ступни, оно сразу направлено к дуге краешка ступни, находящейся в приподнятом положении. С этой позиции голеностопному суставу гораздо проще «влить» и распределить давление на все точки стопы, а затем изменить направление.

Для того чтобы «послание» коленей упало не на пальцы ног, пятки или краешки наружной и внутренней частей стоп, а именно на свод стопы, голеностопный сустав должен оказаться под углом сгибания чуть острее, чем 90 градусов. Смысл в том, что один из ключей к достижению идеальной осанки – это гибкий голеностопный сустав, обладающий способностью легко согнуться, мягко преобразуя свой угол. Голеностопный сустав знает, что он может быть «пружиной».

Если голеностопный сустав станет лениться и уклоняться от выполнения задачи сложного регулирования в распределении давления на стопу, он может «окаменеть», стать жестким и строптивым. В таком случае коленям придется взять на себя заботу о распределении опоры в стопе. Скорее всего, это приведет их к усталости и стиранию хрящей. Затруднения в коленях повлияют на поведение таза, он не останется безразличным и не сможет доверять им, свободно провиснув. Он будет вынужден искривить осанку и мобилизовать нижнюю часть спины. При каждом движении спине придется считаться с ограничением, которое создают ноги. Это известная цепная реакция, начинающаяся от стоп и продолжающаяся до макушки.

Иногда голеностопный сустав сам по себе способен достичь сгибания под желаемым углом, только человек не приводит его в действие таким образом при ходьбе. Это относится к тому самому ограниченному понятию о движении, которое оформляется при монотонной ходьбе по полу. Для того чтобы немного освежить свое ограниченное восприятие, стоит время от времени представлять себе пружинистость голеностопных суставов, чтобы готовность к движению распространилась по всему телу. При этом найдутся люди, у которых всего лишь представление о пружинистости голеностопных суставов отзовется ощущением уменьшения напряжения в области спины. Другие почувствуют расслабление плечевого пояса, приятное ощущение облегчения в области глаз или челюстей. Значительное улучшение может произойти в коленях, они обретут забытую пружинистость.

Далее приведен урок, который напомнит голеностопным суставам об их роли в процессе ходьбы.

Опуститься на четвереньки, выгнуть вперед пальцы правой стопы и ступать на них. Приподнять правое колено и начать двигать его вперед и назад параллельно полу.
Вычерчивать коленом полукруг из стороны в сторону, затем полный круг в одной плоскости. Колено все это время сохраняет одинаковое расстояние от пола. Пригласить таз участвовать в движении. Прислушаться к движению в тазобедренном суставе и к возможности сгибания голеностопных суставов.

Эта тренировка взаимоотношений между голеностопным суставом, коленом и тазом происходит в несколько необычном контексте. В этом случае голеностопный сустав свободен от бремени веса тела, лежащего на нем. Кроме того, в этом упражнении он не является инициатором движения. В отличие от того, как это происходит при ходьбе, пальцы сейчас защищены на полу, а таз двигается в направлении голеностопного сустава.

После выполнения нескольких движений встать и прислушаться к разнице между сторонами. Действительно, поражает, насколько четко ощущается положительное изменение в голеностопном суставе за такое короткое время.

Нога, не принимавшая участия в движении, кажется сейчас тяжелой, и даже не верится, что это можно изменить. В сравнении с ней правая нога стала легкой по всей длине, увеличилась ее готовность мягко приблизиться к полу и так же легко выпрямиться.

По окончании урока многие находят, что стопа теперь в большей мере развернута вперед, и это для нее непривычно. Люди свидетельствуют о проявлении качества пружинистости в колене, голеностопном и тазобедренном суставах, в нижней части спины и даже в области ребер. Более того, все части этой стороны тела как будто знают о взаимозависимости и об определенной договоренности между ними.
Можно отдохнуть, опустившись на пол.

Когда люди встают на ноги, им вспоминаются ощущения далекого детства. Немного пройтись и обратить внимание, как теперь можно выполнять повседневные действия при такой свободе в суставных соединениях.

Возможно, должно пройти определенное время, пока эта свободная пружинистость станет привычной, и тело будет предпочитать ее жесткому «втыканию» ног в пол.

Расстояние между руками – осознание путем прикосновения

> *«Если осознают, что делают, могут делать то, что хотят».*
>
> Моше Фельденкрайс

На этом уроке действительно осознают, что происходит посредством обратной связи, которую обнаруживают руки, прикасаясь к спине. Именно руки помогают разобраться в поведении спины.

Сначала люди учатся прижимать руки к впадине нижней части спины различными способами, меняя их положение в соответствии с тем, как это будет объяснено далее. Исходя из ощущения, когда руки прикасаются к пояснице или когда их снимают с нее, можно сделать вывод о том, как работает спина, когда стоят или двигаются, сидят или ходят, нагибаются или прыгают. Наши ладони дают нам представление о деталях индивидуального оформления позвонков спины во время ее функционирования. Они дают человеку представление о том, под каким углом по отношению к спине находится его таз. Они проливают свет на то, где именно мобилизуется напряжение и как все изменяется во время движения.

Прикосновение рук дает возможность человеку с большей точностью привести в действие особые области спины и таким образом направить позвоночник по наиболее безопасной для него траектории. К углублению осознания путем движения присоединяют углубление осознания путем прикосновения к самому себе. «Слепой» спине как бы одалживается богатый опыт рук и их умение угадывать путем осязания. Прикосновение рук также дает мозгу наиболее полную картину организации тела в пространстве. Осознание этого прямого ощущения является дополнительным источником улучшения осанки. Тот же чувствительный и контролируемый механизм становится инструментом корректирования. Диагностика осуществляется с помощью тех же методов, которыми происходит «нащупывание» в желаемом направлении во время игры взаимоотношений между внимательным наблюдением и способностью приспосабливаться.

Человек занимается той областью спины, которая постоянно находится в стесненных обстоятельствах. Речь идет о пояснице – узком и уязвимом участке, находящемся между двумя жесткими частями тела. Поясница становится жертвой давления, усталости, монотонного действия, а иногда и боли.

С помощью прикосновения рук в области поясницы можно тренировать каждый из позвонков в отдельности, на разных уровнях впадины нижней части спины. Каждому из них напоминают о ранее не известной ему альтернативе, каким образом можно двигаться внутрь и выдвигаться наружу. В основном, тренируют способность каждого позвонка выйти из застывшего состояния, выпятиться наружу во время сгибания впадины внутрь и устроиться на оптимальной для него вертикальной оси, которая является непрерывным продолжением между тазом и спиной. Такая способность к маневрированию дает возможность оздоровить спину.

Жесткий отрезок позвоночника в месте слишком большого изгиба в поясничной впадине, который постоянно подвержен угнетению в одном и том же раздраженном месте, можно «перевоспитать», привив ему способность свободного маневрирования. Это позволит создать более просторные промежутки между позвонками. Во время цикличной ходьбы учатся использовать особый момент, в котором нижняя часть спины готова выпятиться назад. Это момент, когда снимается напряжение, и позвонки успевают отдохнуть перед возвращением во впадину. Волна движения при ходьбе продолжает извивать позвоночник, попеременно создавая то впадины, то выпуклости, как и положено естественной волне движения.

Использование прикосновения рук может сопровождать все функционирование, направляя его на надежный путь. Посредством прикосновения можно проверить не только осанку и ходьбу, но и динамику подъема и спуска по лестнице, то, как сгибаются, поднимая груз с пола, как садятся на стул и встают с него, а также и само положение сидя. Прикосновение рук может стать внутренним инструктором для каждого.

Процесс обучения не простой и, возможно, понятен не сразу. Его можно сравнить с тем, что происходит с музыкантом, репетирующим бесчисленное количество раз, стараясь овладеть каждым пальцем в совершенстве. Для того чтобы он мог привести в действие каждый из пальцев отдельно по своему желанию и в то же время в полном согласии с остальными, ему нужно терпеливо создать связь между каждым позвонком и сознанием. Внимательно прислушиваясь к движению и осознавая то, что отражает прикосновение руки, можно приобрести дополнительный ключ к благополучию.

Превращение новой, благополучной организации тела в естественное поведение человека, в его второе «я», требует времени. По мере того как организм познает полноценную волну движения посредством понятного ему языка прикосновения, что-то внутри него само по себе начинает возвращаться к такой организации движения, которая обещает наибольший комфорт.

Вначале для того, чтобы лучше овладеть свободой движения спины, используют руки. Впоследствии можно будет обойтись и без их помощи. Наступит этап, на котором мозг больше не будет нуждаться в такой обратной связи. Селективное приведение в действие одного позвонка в поясничной дуге в сочетании со способностью остальных частей тела приспосабливаться к этому становится более понятным. В собственном воображении маневрирование позвонками нижней части спины приобретает статус волевого движения. На этом прогрессивном этапе уже можно перемещать определенный позвонок с той же легкостью, с которой разжимают собственный кулак.

Возможно, различие в движении поясницы измеряется сантиметрами и настолько мизерно, что почти незаметно для постороннего взгляда, зато очень существенным будет изменение в ощущениях человека. Меняется стиль ходьбы, нижняя часть спины прекращает быть «слепой» и постоянно угнетенной областью, она познает чувства удовольствия и благополучия. Вот что обычно говорят люди после этого урока.

«Я говорила по телефону стоя и вдруг почувствовала, что мне не мешает то, что я стою! Вернулось забытое ощущение».

«Вчера я почувствовал, что начинает болеть спина. Я вспомнил об уроке и походил несколько минут, положив руки на поясницу. Боль прекратилась и больше не возвращалась».

«Ты научила меня этому на всю жизнь. Я всегда пыталась найти удобную позу в положении стоя. Теперь я обрела устойчивость. Я хожу иначе, даже одежда смотрится на мне по-другому».

«Поднимаясь по лестнице, я почувствовала себя так, будто кто-то смазал маслом шарниры моей спины».

Одолжить «слепой» спине способность ориентации с помощью рук

Распластаться на спине и немного отдохнуть в таком положении. Ощутить, как позвоночник встречается с полом. Определить, в каких местах он особенно отдален от него.

Согнуть колени и установить стопы на полу, при этом соблюдать удобное расстояние между ними. Положить правую руку на впадину нижней части спины с правой стороны так, чтобы внутренняя сторона ладони была повернута к полу, а большой палец лежал на линии пояса. Тыльная сторона ладони поддерживает таз сзади. Осторожно подтягивать таз к руке в направлении пола. Посредством прикосновения руки направлять таз таким образом, чтобы он смог как можно удобнее растянуться на полу.

Повторить упражнение несколько раз, уменьшая впадину нижней части спины и в то же время не поднимая копчик, не напрягая мышцы таза и живота и не прекращая дышать.

Освободить руку и вернуться к тому же движению без ее помощи. Уменьшить напряжение. Прекратить движение, выпрямить ноги и обратить внимание на изменения, которые произошли в самом положении лежа.

Снова согнуть колени, положить правую руку, как и раньше, с правой стороны под впадину спины, под линию пояса, а левую – с левой стороны впадины нижней части спины, на пояс. Мизинец левой руки находится на линии пояса, ладонь поддерживает нижнюю границу ребер.

Легко отталкиваться стопами от пола, прижимаясь к нему тазом. Делать это с ощущением удобства и мягко, не останавливая дыхание. Обратить внимание на выпячивание поясницы назад, когда она отталкивается, касаясь руки. Остаться в таком положении и, не меняя положения таза, медленно и поэтапно приблизить к полу также и часть впадины над поясницей. Обратить внимание на исчезновение впадины также и при давлении ребер на левую руку. Продолжать дышать и позволить пояснице постепенно вернуться в свое обычное положение.

Продолжать таким же образом, избавляясь от впадины в два этапа: вначале от поясницы и вниз, затем от ее верхней части. Обратить внимание, что такое разделение движения на два этапа позволяет улучшить его качество, придавая ему ощущение целостности.

Изменить положение рук и продолжать уменьшать поясничную дугу в два этапа. Постараться найти способ сохранять ощущение комфорта в области плеч, живота, лица и не задерживать дыхание.

Высвободить руки и определить, можно ли продолжать приближать нижнюю часть спины к полу в два этапа без их помощи. Остаться в таком положении некоторое время и локализовать движение. Если не двигаться резко и не применять усилие, то вероятность точности выполнения упражнения возрастает. Оценить, ощущается ли сейчас большая ясность в организации спины. Остановиться, выпрямить ноги и отдохнуть. Обратить внимание, как сейчас спина касается пола.

Встать на ноги. Обратить внимание, произошли ли изменения в осанке в положении стоя. Этот урок имеет продолжение в реальной плоскости – в положении стоя.

Урок «Расстояние между руками»

В положении стоя положить правую ладонь на заднюю часть таза. Большой палец свободно лежит на линии талии, остальные расположены чуть ниже пояса, на средней области таза. Немного согнуть колени. Осторожно подтягивать верхнюю границу таза назад, к руке. Особенно выпячивать поясничные позвонки, при этом крестец и копчик остаются на своих местах. Стараться дышать мягко и относиться к движению терпеливо, потому что процесс уяснения движения требует времени.

Обратить внимание на то, чтобы каждый раз, когда область поясницы перемещается назад, грудная клетка не опускалась, а тело не отклонялось от вертикальной оси. Ощутить, что таз и позвоночник находятся на одной непрерывной линии, постараться принять это как нечто естественное и свести усилие к минимуму. Не забывать, что колени должны быть немного согнуты, это позволяет спине свободно маневрировать.

Теперь положить левую руку на поясницу над правой таким образом, чтобы мизинец левой руки был расположен параллельно большому пальцу правой руки и касался его.

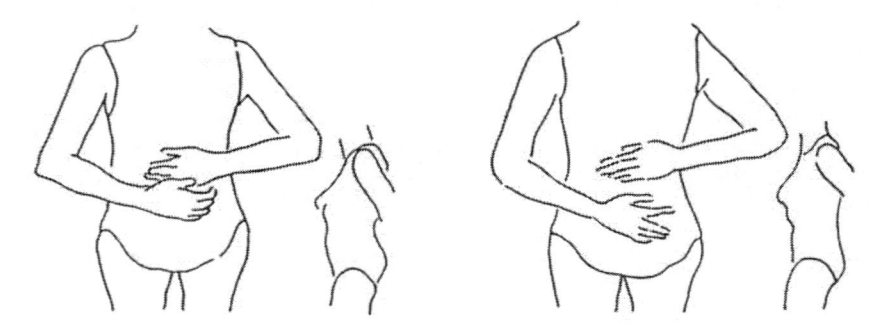

Расстояние между руками

Одалживаем «слепой» спине способность к ориентации, которой обладают руки. В соответствии с ощущением, которое дает прикосновение, можно научиться определять, когда нажимать на поясницу, а когда создать промежутки между позвонками.

Продолжать выполнять упражнение, уменьшая впадину нижней части спины в два этапа.
Можно убедиться в том, что с выпрямлением отрезка позвонков увеличилось и расстояние между руками. Ощущение разрыва между руками свидетельствует об уменьшении впадины спины.

Каждый раз, когда спина возвращается в исходное положение, руки тоже принимают прежнее положение и касаются друг друга. Соприкосновение рук подтверждает, что нижняя часть спины опять приобрела форму впадины.

Выполнить это упражнение еще несколько раз. Выпрямить спину и с помощью рук вновь убедиться в уменьшении впадины.
Положив руки на нижнюю часть спины, выпрямиться, руки находятся на расстоянии друг от друга. Задержаться на минуту в таком положении. Не меняя положение спины, снять руки с поясницы. Ощутить новую форму осанки, приобретенной после выполнения этого упражнения.

Новая осанка воспринимается как что-то непривычное. Постараться определить, появилось ли ощущение большего комфорта хотя бы в том отрезке позвоночника, который соединяет таз с грудной клеткой. Представить себе каждый из этих позвонков свободно подвешенным на вертикальной оси.

Теперь можно почувствовать, как другие части тела изменяются

в этой области, где ощущается сопротивление, а где уже есть облегчение.
Вернуться в привычное положение, не пытаясь ничего изменить. Обратить внимание, использует ли тело что-нибудь из того, чему оно научилось на этом уроке.

Снова положить руки на нижнюю часть спины - одну под линией пояса и одну над ним – при этом большой палец руки, находящейся снизу, прикасается всей своей длиной к мизинцу руки, расположенной выше.
Осторожно, не останавливая дыхание, пригласить верхнюю часть спины выпятить в два этапа позвонки назад и одну за другой снять руки. Одновременно, согнув колено, немного приподнять правую пятку. Это движение напоминает шаг вперед.

Возвратить стопу на пол и позволить спине также вернуться в ее обычное положение. Можно убедиться, что руки теперь касаются друг друга. Выполнить упражнение таким образом еще несколько раз, как бы начиная делать шаг, но оставаясь при этом на месте. Каждый раз, когда правая стопа отрывается от пола, округлять нижнюю часть спины, выпячивая ее наружу.

Поменять положение рук. Несколько раз приподнять левую стопу. Обратить внимание, как вся сторона тела воспринимает движение.
Попробовать сочетать поднятие ступни и округление нижней части спины в процессе ходьбы на месте, поочередно то левой, то правой стороной тела. При каждом шаге, когда одна нога в воздухе, привести нижнюю часть спины в такое положение, когда руки отдаляются друг от друга. Каждый раз, ступая на пол, когда обе ноги на полу, позволить спине вернуться в привычное положение и, соответственно, соединить руки.

Обратить внимание, каким образом можно оформить непрерывную линию спины, избавившись от впадины и не нарушая траекторию вертикальной оси всей осанки. Определить, какие еще части тела делают непривычные для них вещи для того, чтобы идеальное состояние поясницы не было достигнуто за счет непрерывности ходьбы. Возможно, нужно немного больше согнуть колено ноги, стоящей на полу.

Когда ты научишься придавать спине форму в соответствии со своим желанием, и остальные части тела в полной мере поддержат новое положение тела, способность вырабатывать хорошую осанку восстановится. Этот процесс требует много терпения и желания учиться, иначе не избежать разочарования. Кроме возможности улучшить состояние спины, можно также оздоровить способнос-

ти к учебе. Не следует с самого начала стремиться к немедленному успеху. Желательно уменьшить темп, пока не представится возможность понимать происходящее.

Повторять определенное движение до тех пор, пока оно не станет легким. Главное, оценить собственную интеллигентность, которая помогает справиться с необычным стремлением. Чем в большей мере движения в этом процессе непривычны для тела, тем большему оно может научиться.

Вернуться к положению, когда руки касаются друг друга, опять к впадине в нижней части спины. Руки – одна под впадиной, одна над. Поднять правую ногу. Оставить руки на том же месте, а спину в привычном положении. Оторвать правую стопу от пола и пригласить спину потихоньку толкать руки назад. В два этапа избавиться от впадины, при этом руки отдаляются друг от друга. Не останавливать дыхание, уменьшить излишнее напряжение. Левое колено все это время остается мягко согнутым.

Продолжать выполнять упражнение тем же образом: правая ступня отрывается от пола, впадина в нижней части спины увеличивается, руки касаются одна другой; правая ступня возвращается на пол, поясница выпячивается, а руки отдаляются друг от друга. Можно почувствовать, как ступня, возвращаясь на пол, дает пояснице силу толкать позвонки назад, избавляясь от впадины. Сохраняя минимальную выпуклость, уменьшить напряжение.

Выполнить это упражнение и для левой части тела.
Вернуться к той же модели при ходьбе на месте. Поднимая одну ногу, оставить руки в таком положении, когда они касаются друг друга. Убедиться, что нижняя часть спины сейчас имеет впадину. Возвращая ступню на пол, выпячивать впадину, создавая расстояние между руками. Продолжать упражнение таким образом, медленно переступая с ноги на ногу, как будто пропуская волну колебаний через увеличительное стекло. Движение немного замедлено и лишено любого усилия.

В положении стоя положить руки на область поясницы так, чтобы они прилегали к ней. Избавиться от впадины в два этапа. Медленно, не останавливая дыхания, толкать назад таз, затем впадину над линией пояса. Распознать ощущение расстояния между руками, когда избавляются от впадины. Сохранить существующее сейчас расстояние между руками и начать ходить по кругу. Позволить спине двигаться наподобие мягкой волны, как это и должно быть при обычной ходьбе, не углубляя впадину, но до полного приближения рук друг к другу. Обратить внимание на момент, когда предоставляется возможность увеличить расстояние между руками.

Таким образом, сохраняя расстояние между руками, можно направлять спину, чтобы она оставалась на непрерывной траектории вертикальной оси. Тогда можно почувствовать, что колебания во время ходьбы создают условия для удлинения нижней части спины, преимущественной тенденцией которой обычно является сжатие.

Время от времени можно переместить руки чуть выше по позвоночнику и дать также и другим позвонкам и ребрам возможность потренировать направленное расслабление. Важно, чтобы движения нижней части спины не были резкими и внезапными. Стоит сделать их более изящными и уменьшить до удобных параметров, чтобы обновленная ходьба стала плавной и естественной.

Постепенно ослабить прикосновение рук к спине. Попытаться достичь такого состояния, когда руки почти не касаются спины, но она помнит, что должна делать поясница. Теперь можно меньше опираться на реакцию рук и больше прислушиваться к внутреннему ощущению. Полностью снять руки со спины, но продолжать ходить, как будто они лежат на пояснице. Позволить нижней части спины вести себя так, как будто руки лежат на ней и между ними есть расстояние.

В этот момент можно ощутить нечто неожиданное. В дополнение к той положительной новости, что спина может устроиться комфортно, мы, возможно, в первый раз в жизни видим, насколько другие части тела способны организоваться иначе, когда каждая из них призвана содействовать благополучию спины.

Можно ощутить, как двигаются колени, когда спина спокойна. Можно ощутить, что колени менее прямые, чем обычно, до такой степени, что даже несколько странно доверять им.

Люди вдруг обнаруживают, что голеностопные суставы двигаются одновременно с расслабленной спиной. Возможно, и нога ступает теперь иначе. Люди начинают понимать, что для того, чтобы сохранить ощущение комфорта в области нижней части спины, достигнутое с помощью рук, ступня должна ступать на пол более мягко. Изменилось ощущение опоры в области подошвы. Ступни всей своей поверхностью с плавностью перекатывающегося колеса как будто припечатываются к полу, а человек над ними будто на велосипеде скользит дальше.

В дополнение к этому плечи ведут себя совершенно иначе, чем обычно, людям даже сложно узнать себя. В этот момент человек всеми тканями и волокнами своего тела в полной мере понимает, что больше всего спокойствию спины мешала не легко уязвимая впадина, а отсутствие готовности остальных «членов общества» тела отказаться от привычного стиля поведения и позволить нижней части спины находиться в удобном положении.

Естественно, возникает вопрос о том, применим ли такой стиль ходьбы в повседневной жизни. Суть урока, однако, не в этом. Метод д-ра Фельденкрайса не основывается на идеях, которые стараются воплотить в жизнь путем принуждения. Этот урок предоставляет в распоряжение учеников эффективные средства, которые можно использовать время от времени, когда возникает необходимость. В течение считанных минут удается напомнить спине о том, что она может устроиться гораздо более удобным способом. Применение в жизни происходит само собой, в особом индивидуальном темпе для каждой нервной системы и в соответствии с ее логикой.

Поддержка родителей – стремление к достижению или последовательность процесса?

Чем объясняется то, что люди, ведущие естественный образ жизни, растут стройными сами по себе и не имеют представления о необходимости исправления осанки? Каким образом это делает природа? На каком этапе осанка начинает портиться?

Рассказывают, что однажды на прием к Моше пришел мужчина, страдающий болями в спине, и обратился к доктору с просьбой помочь ему. Д-р Фельденкрайс, рассматривая рентгеновские снимки, которые принес больной, спросил его: « Вы старший сын в семье?». «Да, - ответил человек. – Но как вы узнали?». «Это понятно, когда смотришь на ваши снимки», сказал Моше.

Склонность родителей восхищаться и форсировать развитие детей, особенно когда это первый ребенок, может иногда привести к искажению осанки на всю жизнь. Родителям свойственно стремление быстро достигнуть чего-либо, и, как бы они ни любили ребенка, они ускоряют естественное поэтапное его развитие. В их понимании, успех ребенка – это их собственное достижение. Они приходят к ребенку из мира, где все спешат, в котором идеи схватываются в один миг с газетных заголовков, и часто забывают о терпении, которое требует естественное обучение. Они так гордятся показателями развития ребенка, что когда малыш еще только нащупывает возможность встать на ноги, они уже спешат похвалить его, поддержать и помочь, форсируют его желание стараться встать на ноги.

Представьте себе, что иногда именно похвала и поддержка могут все испортить. Ведь в этом случае задачу видят только в том, чтобы не упасть, хотя гораздо важнее позаботиться о развитии надежной устойчивости. В результате, ребенку приходится принести в жертву свой шанс развить идеальную осанку.

Тот, кто помнит, как он учился ездить на велосипеде, может извлечь из памяти резкие и странные изменения положения тела, которые, скорее всего, делал вначале. Таким же образом крошечное создание искривляет свой позвоночник, пытаясь хоть как-то сохранить равновесие. Ребенок резко углубляет впадину нижней части спины, размахивает руками, напрягает живот или другую часть тела, которая помогает ему не упасть в этот момент.

Если в результате раздается восторженный возглас его родителей, то все, что касается этого положения, запомнится ему как нечто достойное выполнения. Не обязательно траектория осанки отпечатывается в его мозгу, но сопровождающее ощущение беспокойства, дискомфорта, нетерпение в стремлении добиться успеха, поспешность, с которой он торопится исправить осанку, и общая атмосфера напряженности.

И всякий раз, когда жизнь будет ставить перед ним задачу найти равновесие в положении стоя, мозг будет приводить в действие программу напряженного положения, зарегистрированного в памяти, восстанавливая ту же атмосферу противоборства и все отношения, сопровождающие ее. Агрессивное искривление позвоночника можно будет распознать на рентгеновских снимках и спустя 50 лет.

Естественное обучение начала жизни построено на присутствии «свидетеля», который наблюдает за ребенком и как бы поддерживает его продвижение в развитии посредством накопления опыта подрастающим человеком. Индивидуальность развивающегося ребенка питает обратная связь с присутствующим «свидетелем». Его маленькие ушки великолепно воспринимают, что именно из того, что он делает, разрешается и поддерживается взрослыми. Он быстро учится заслуживать место в обществе. Он знает, какое влияние оказывает его улыбка, слезы и то, что ему удается встать и удержаться на ногах.

Награда окружающих для него значительно важнее, чем комфорт собственного тела. А для кого нет? С неутомимой энергией он направит свои усилия на то, чтобы угодить родителям и получить от них еще больше внимания, любви, а также громких похвал, когда он находится в центре внимания.

Его действия изменяются и сменяют друг друга, остается только впечатление, сопровождающее представление. Здесь имеется в виду, что ребенку приходится напрягать свое тело, жертвовать своим комфортом и своим индивидуальным темпом развития ради того, чтобы важные ему люди могли увидеть, отреагировать и оценить его достижения. Вместо того чтобы процесс поиска оптимальной осанки продолжал быть открытым для совершенствования в соответствии с внутренними ощущениями ребенка, для него становится более важным демонстрировать свои достижения. Таким образом, он становится одним из членов общества погони за зрелищами, процветающего в западной культуре.

Обстановка начального обучения – приобретение осанки

На первом году жизни, еще до того, как ребенок научится говорить, происходит обучение многим вещам, в определенном смысле превосходящее по своей новизне и многообразию все, чему человек может научиться в последующие годы своей жизни.

Из пассивного состояния беспомощности, зависимости от нескольких считанных рефлексов, которые служат укреплению основ его существования, он через 12 месяцев выходит на общественный уровень человека, приносящего окружающим воплощение их чаяний. Скопление большого количества беспорядочных движений в течение года превращается в методичное и направленное функционирование опорно-двигательного аппарата, появляется умение создавать множество эффективных движений, согласно желанию.

Качество этого длительного и сложного обучения определяет не только стиль функционирования организма ребенка и отношение к обучению вообще, но также и его осанку.

Способ, которым младенец, лежа на животе, начинает перемещать голову, пытаясь раз за разом стабилизировать ее над телом - это часть курса подготовки к устойчивости в положении стоя. То, как он постигает каждый из этапов своего развития, как, например, перевороты со спины на живот, попытки приподняться и сесть, раскачивания в положении стоя на коленях или ползание - все это развитие его индивидуального стиля координации и сообразительности при нахождении решений, для того чтобы совладать с собственным весом и сохранить равновесие. Уровень его эффективности в каждом из этих навыков, который приобретается в первый год жизни, представляет собой собственно подготовку стройной осанки в будущем.

В организации осанки важное значение придается взаимодействию между всеми частями тела, с помощью которых младенец достигает положения стоя или, другими словами, тому, в какой степени каждая часть тела умеет оказывать содействие одна другой, для того чтобы извлечь из движения то, что необходимо. Например, качество движения ползания определяет также и способность каждого суставного соединения передавать силу, приводящую в движение все тело от стоп до головы.

Однако если у ребенка не было достаточно возможностей развивать взаимоотношения между отдельными частями тела в разнообразных направлениях и положениях; если он, подрастая, спал на мягком и плоском матраце; если он часами оставался в одном и том же положении полусидя, привязанный в коляске, лишенный возможности маневрирования в пространстве, или вместо того, чтобы перемещаться, его носили в мешке на спине матери, то он может встать на ноги раньше, чем внутри него созреет понимание того, как следует относиться к побуждениям окружающих. Тогда ему придется вступить в противостояние с силой земного притяжения в вертикальном, еще не надежном для него положении раньше, чем он успеет развить чувствительность к экономному и точному движению в наиболее удобном для него положении на подготовительном этапе к достижению равновесия. Скорее всего, он решит это, соблазнившись возможностью приложить больше силы. Таким образом, встав на ноги, ребенок обретет цивилизованную привычку избытка тяжеловесной агрессивности, привычку пренебрегать возможностью получать удовлетворение от движения. Он поверит, что за то, чтобы удержаться на ногах, нужно бороться. Шелдон Фирс в своей замечательной книге «Magical Child» («Чудо – ребенок») посвятил целую главу описанию этого возможного упущения.

Выпрямление, когда ребенок созрел для этого, и бескорыстная любовь

Иногда родители стараются помочь ребенку, вмешиваясь в процесс поэтапного развития. Так, например, они тянут ребенка за ручки, побуждая его подняться прямо вперед и сесть. При этом они не учитывают преждевременности такого действия. В этом случае появляется опасность развития ограниченной модели функционирования. Они лишают ребенка возможности самостоятельно искать разнообразные пути, из которых он смог бы извлечь более совершенные решения, к примеру, возможность прийти в положение сидя путем перекатывания на сторону.

Понятно, что поддержка родителей, их беспокойство и преданность, которыми они выстилают ребенку его путь, существенны и важны для его развития. Эту любовь родителей к детям, для которых мама и папа – весь мир, эту безграничную любовь не смог заглушить даже технический прогресс. На этой любви стоит все человечество.

Без поддержки родителей дети, скорее всего, вообще не смогли бы встать на ноги. Возможно, идея встать на ноги и привести тело в вертикальное положение – это вообще изобретение человека, которое передается из поколения в поколение путем личных наставлений и подражаний. Существуют свидетельства тому, что дети, выросшие среди волков, в период развития все еще ползают на четвереньках, несмотря на то, что они обладают потенциалом находиться в вертикальном положении. Возможно, осанка и ходьба в вертикальном положении являются всего лишь результатом человеческого обучения, у которого нет явно выраженного кода в программе периода, предшествующего рождению. Как и любая другая программа обучения, она уязвима в плане ошибок и разнообразна.

Возможно, у положения стоя есть меньше эволюционного опыта по сравнению с остальными действиями, которые предшествуют ему. Природа предпочитает развитие в движении, например, перекатывание на бок, перевороты или ползание посредством самостоятельных энергичных отталкиваний в том же порядке и форме, как это происходит в любом месте в мире. По мере того как приближается этап приведения тела в вертикальное положение, увеличиваются различия в оформлении функционирования каждого ребенка. Уже в процессе ползания проявляются различия в стиле самого действия, включая полное проскакивание этого этапа. При отсутствии соответствующих условий многие младенцы «перепрыгивают» этот утомительный этап, особенно если им так или иначе уготавливают позицию обзора окружающей жизни с высоты.

Невозможно преувеличить значение этапа ползания, и нет ничего, что может заменить уроки, которые получает тело в процессе ползания, когда ребенок учится приводить в движение все части тела во взаимодействии. Такие последующие этапы развития младенца, как приведение тела в вертикальное положение, первые слова, даже переход в положение стоя на коленях задерживаются и нарушаются, если они не опираются на умение ползать.

Жизненно необходимые условия для ползания – это не только пол, достаточно твердый, чтобы вернуть обратный толчок, и не только пространство, которое дает больше вдохновения, чем манеж, но также и родители, умеющие терпеливо наблюдать, как ребенок встает на ноги. Природа снабдила родителей стремлением защищать своих детей от любой опасности, а детей – неутомимым любопытством исследовать неизвестное. Так же, как и при прививании других воспитательных ценностей, родители стоят перед проблемой, требующей высокой чувствительности: когда помогать, когда не помогать, когда разрешить, когда предотвратить действие. Здесь требуется чувство меры, которое можно черпать только из безграничной любви.

Необходимо проявить достаточно уважения к процессу обучения человека в младенческом возрасте, для которого все является чужим и новым. Не стоит чрезмерно умиляться бутонами успеха, особенно, когда ребенок встает на ножки и начинает ходить, ведь именно на этом этапе существует опасность искривления. Соблюдение этих условий позволит ребенку созревать своевременно, принимая положение стоя тогда, когда он научился и готов к этому, и ему осталось только улучшать качество этого действия. Он сможет получить прочную платформу на всю жизнь благодаря более прямой траектории своего позвоночника, легкости, удобства осанки и способности приведения тела в действие. У него будет возможность расти и преодолевать все жизненные препятствия с ощущением, что он навсегда освобожден от необходимости заслуживать любовь к себе путем определенных действий, которые он выполняет или не выполняет. Ребенок сможет поверить, что сам факт его рождения – уже достаточно веская причина для того, чтобы его любили.

Первые движения – восстановление процесса, которым природа готовит ребенка к зрелому функционированию

Одним из путей обучения метода д-ра Фельденкрайса является восстановление модели развития ребенка. Первые движения служат надежным источником обучения, точным по динамике, которую эволюция использует для того чтобы развивать систему суждений новорожденного и готовить его к самостоятельному и зрелому функционированию.

Каждый из уроков восстановления первоначального движения посвящен определенному принципу функционирования и может включать все движения из тех, что делает младенец. Например, сосание, поднятие головы из положения лежа на животе, переворот с живота на спину, обхватывание руками голеностопных суставов и подтягивание ног, перевороты из стороны в сторону, а также вперед и назад, приближение большого пальца ноги ко рту, движение, напоминающее бодание головой кроватки, ритмичные раскачивания, переход из положения стоя на коленях в положение сидя и все разнообразие движений в пространстве - от извивания рыб и движения клевания кур до ползания пресмыкающихся, движений обезьян, медведей и тигров, эхо которых отзывается в походке человека.

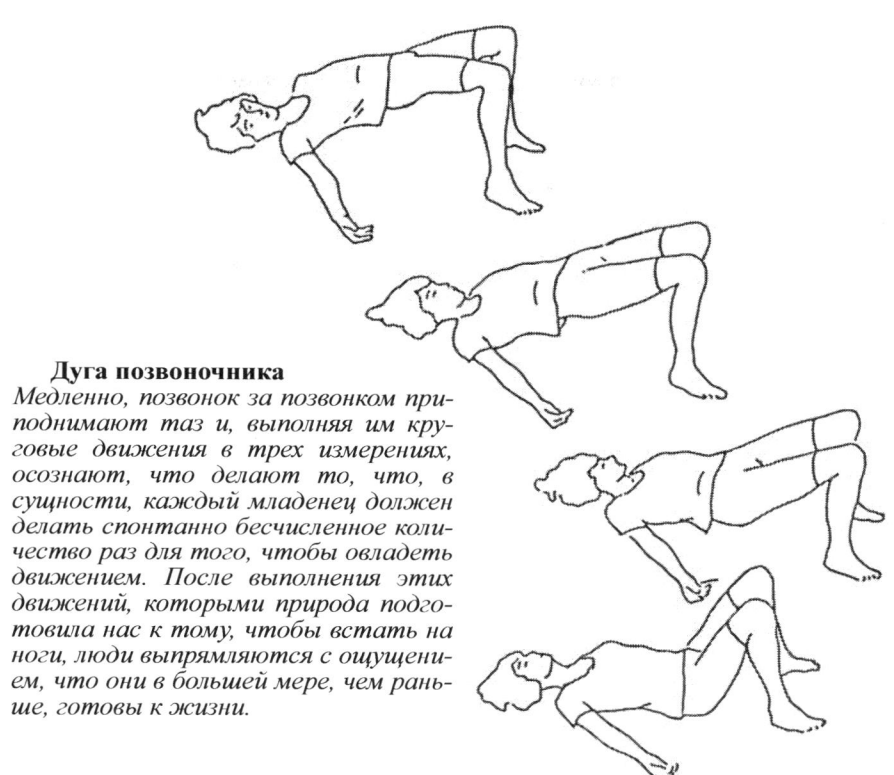

Дуга позвоночника
Медленно, позвонок за позвонком приподнимают таз и, выполняя им круговые движения в трех измерениях, осознают, что делают то, что, в сущности, каждый младенец должен делать спонтанно бесчисленное количество раз для того, чтобы овладеть движением. После выполнения этих движений, которыми природа подготовила нас к тому, чтобы встать на ноги, люди выпрямляются с ощущением, что они в большей мере, чем раньше, готовы к жизни.

Каждый из этих уроков проводит людей по тем же этапам, которыми природа готовила их к тому, чтобы встать на ноги и принять вертикальное положение. Их медленно возвращают к движениям, которые каждый из них умел делать в грудном возрасте, и которые забылись в процессе взросления. Теперь людям предстоит обнаружить в себе способности, которые не получили развития после младенческого периода. Они должны справиться с состояниями, которые были заложены в них природой, как, например: нахождение равновесия в различных положениях, нахождение наиболее эффективной траектории для любого движения в соответствии с индивидуальным строением тела, умение найти правильный темп, соответствующий дыханию, согласованность с движением глаз и так далее. Когда прислушиваются ко всем этим ощущениям и принимают их во внимание, приходят к более совершенным решениям, как это было в далеком детстве. В отличие от того, как это происходило в грудном периоде, теперь осознание присутствует, ждет и записывает в памяти выводы.

После урока люди встают с новыми впечатлениями, достижениями, и, конечно же, их осанка отличается от прежней. Откорректированная осанка каждого сейчас является истинной потому, что она - результат поиска эффективного решения в разнообразии возможностей функционирования в том направлении, в котором это предполагала природа.

Процессы восстановления первоначальных движений – тема обширная и увлекательная, об этом можно написать отдельную книгу. Приведенные здесь примеры не являются указаниями для выполнения, они только для того, чтобы иметь представление о нераскрытых возможностях работы в этом направлении.

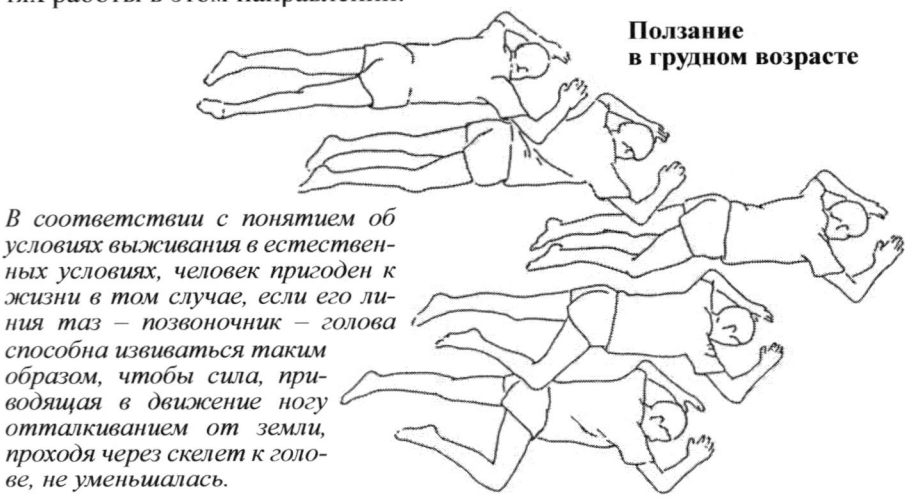

Ползание в грудном возрасте

В соответствии с понятием об условиях выживания в естественных условиях, человек пригоден к жизни в том случае, если его линия таз – позвоночник – голова способна извиваться таким образом, чтобы сила, приводящая в движение ногу отталкиванием от земли, проходя через скелет к голове, не уменьшалась.

Раскачивать позвоночник из стороны в сторону как единое целое

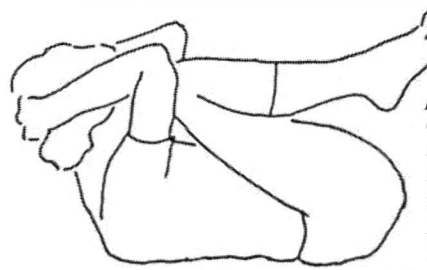

Выгнуть позвоночник колесом и совсем немного прижимать его к полу, слегка раскачиваясь из стороны в сторону, что способствует развитию согласованности движения. Под тяжестью веса тела каждый позвонок заново уравновешивается на подходящей траектории. Можно обвязать длинные полоски ткани вокруг коленей и головы, чтобы быть уверенным, что расстояние между ними остается постоянным, вместо того, чтобы напрягаться, доставая локтями колени.

Оздоровление взаимосвязи между коленями и спиной в движении первобытного плавания

На этом уроке людям предлагают поэтапно испытать себя в динамике первобытного плавания и привести колени в движение в соответствии с истинной моделью, задуманной природой. Удобно устроившись лежа на спине, они восстанавливают модель движения в положении лежа на животе, как это происходило когда-то давно в океане. Человек подтягивает колени в стороны, согнув их и воображая, что он лягушка. Так использует колени младенец до того, как он принимает вертикальное положение, начинает ходить и сгибать колени только вперед.

Отличие заключается в том, что в состоянии равновесия на колено, согнутое в сторону, не ложится задача поднять одновременно вес бедра, как это происходит в положении стоя. Это значительное облегчение для колена, и каждый, кто однажды травмировал его, может подтвердить это на основании своего опыта.

Вначале несколько раз подтягивают только одно колено, определяя, каким образом «гребущее» в сторону колено приводит к определенному повороту таза и позвоночника. Поддерживают эти взаимоотношения между коленом и спиной и повторяют их до тех пор, пока все начнет осуществляться согласованно, легко и приятно.

Люди находят в себе возможность расслабиться и создать такую внутреннюю атмосферу, как будто движение выполняется в воде. Когда колено подтягивается через сторону, движение напоминает греблю в воде, стопа при этом скользит, соприкасаясь с полом, и это не утомляет. Действие как бы совершенствуется с каждым разом само по себе.

Продолжая движение и подтягивая колени поочередно – раз правое, раз левое, ощущают, как таз раскачивается из стороны в сторону, будто в гамаке, и действия головы и колена согласованы. Все части тела как бы слились в едином и ритмичном движении.

Когда одновременно подтягивают оба колена в стороны, у спины появляется возможность ощутить «гамак» в другом направлении – вперед – назад. Тогда возникает ощущение, что таз становится все более и более осведомленным о своих возможностях, а тело - более интеллигентным.

Возвращая коленям такой способ их функционирования в совокупности со всем телом в соответствии с истинным и естественным их предназначением, приносят им облегчение в ходьбе прямо вперед по жестким бетонным покрытиям. Можно убедиться в том, что и спина выигрывает в движении, если колени служат ей.

В возращении к древним моделям движения всегда находят возможность совершенствования. Стремление к комфорту и способность к согласованности в своевременном взаимодействии всех частей тела отсеивает лишнее от основных действий в жизни и делает их эффективными в эволюции. Это и есть цель гармонии функционирования.

Такая готовность привести тело в движение с помощью коллектива частей тела, который принимает участие с должной чувствительностью, дает человеку впоследствии установку, что каждая из частей его тела умеет быть ответственной и выполнять свою роль и при вертикальном положении тела.

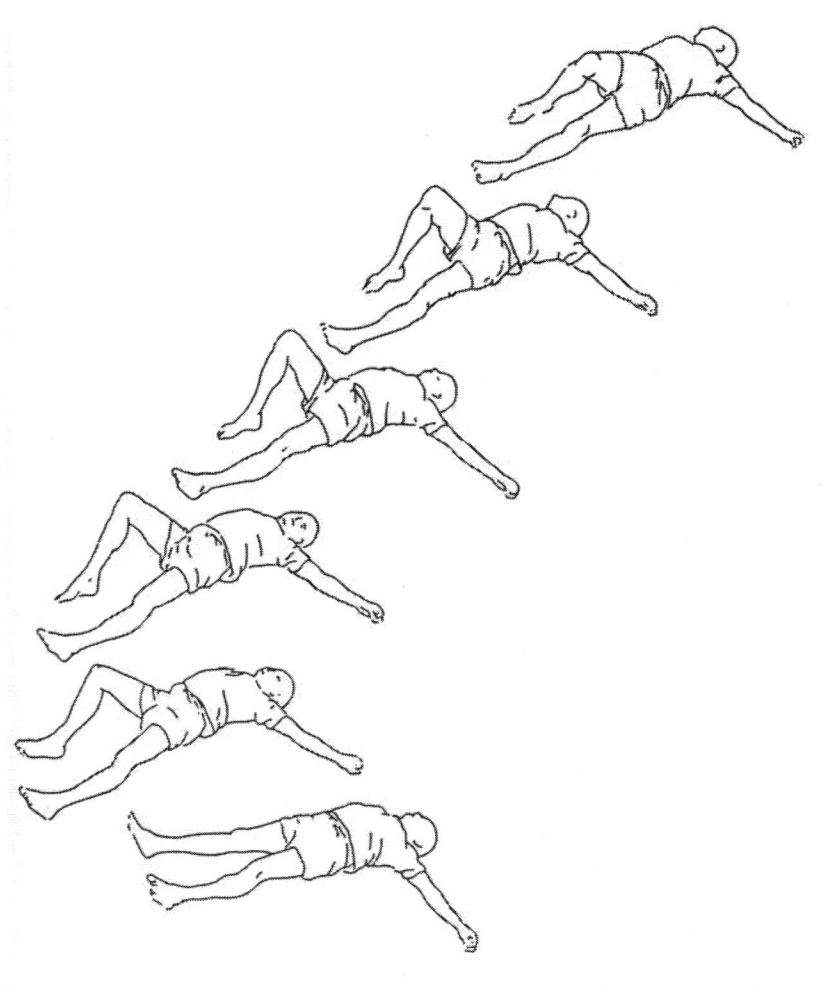

Взаимосвязь между коленом и спиной в древнем движении плавания
Посредством движения колена приводится в действие таз и позвоночник. Движение ротации приглашает одну сторону позвоночника удлиниться по всей его линии, в то время как оно становится умеренным и безопасным.

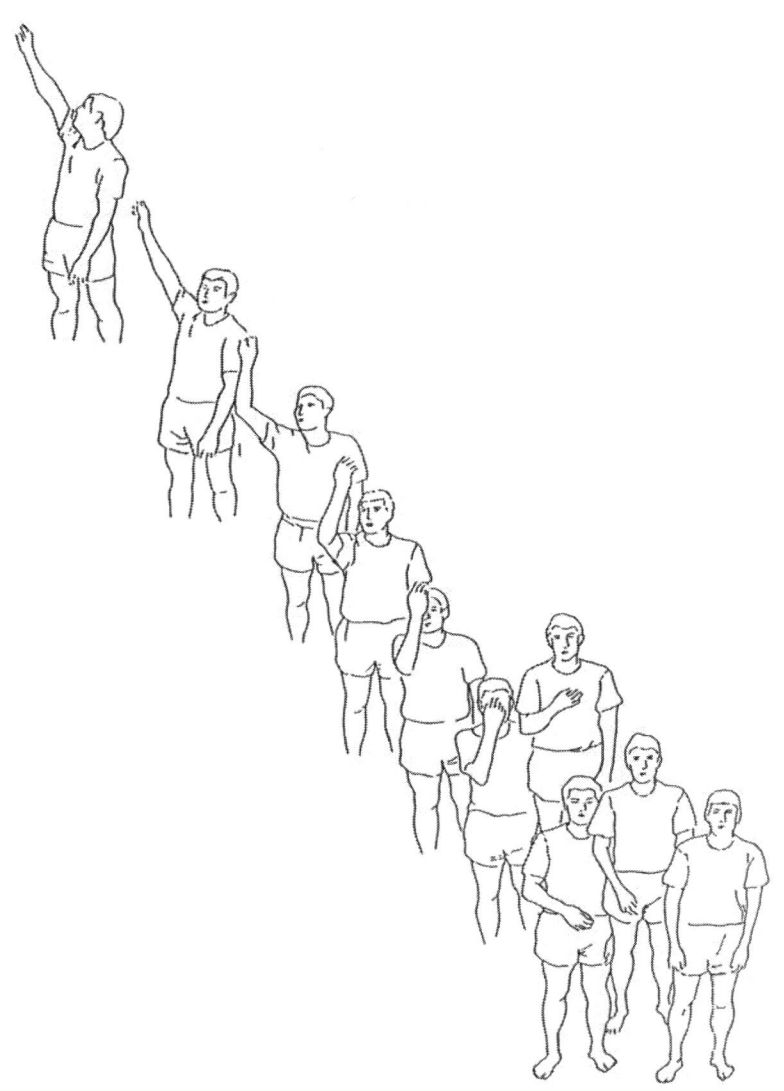

Каким образом поднять плечо, уменьшив сопротивление до минимума?
Вначале поворачиваем ладонь к лицу. Это привычное движение при еде и никакой сложности не представляет. Затем выполняем вращательное движение руки вокруг своей оси, что облегчает вытягивание ее вверх.

Эффективная траектория вытягивания руки вверх

Даже такое простое движение, как вытягивание руки вверх, может стать отдельной темой для целого исследования в лаборатории осознания движения. В положении лежа повторяем движение, еще и еще раз поднимая руку, подобно ребенку, пытающемуся схватить что-то. Урок представляет собой обзор различных вариантов. Ученики сосредотачивают внимание на деталях и определяют траекторию, которая требует наименьшего усилия.

Люди убеждаются в том, что траектория, формулирующая невысокую и однородную степень готовности при плавном движении, создает свободно текущие формы в линиях, которые изгибаются в пространстве и извиваются вокруг самих себя. Никто не сможет заранее предопределить вам карту этого пути. Зато каждый человек в состоянии обнаружить ее самостоятельно посредством собственной чувствительности к разнообразным более легким вариантам.

Люди смогут обнаружить, что самый легкий путь совместного приведения в действие лопатки, плеча, предплечья и ладони – это направление ладони ко рту. Такое жизненно важное действие тело принимает с большим желанием.

От рта продолжаем поднимать плечо вверх, разворачивая его при этом в винтообразном движении. При этом ладонь разворачивается вперед, и таким образом постепенно достигается полное вытягивание руки над головой. Все это время под весом руки плечевой сустав расслабляется, находясь в подвешенном состоянии и, опускаясь, ищет опору. Если люди позволяют себе прикасаться к собственному телу, то они могут пройти часть этого пути, когда рука, отдыхая, скользит по поверхности груди, шеи, головы.

Даже плечо, которое болит так, что не позволяет выполнить такое простое действие, как расчесывание, может согласиться с этим путем и начать двигаться с большей легкостью, чем раньше. Цель, состоящая в направлении движения по приемлемой и легко выполнимой траектории, помогает человеку подняться на ноги наиболее простым и эффективным образом.

С живота - на спину – сочетание всех измерений

Когда родители, оставив младенца лежащим на животе, вдруг находят его перевернувшимся на спину (или наоборот) – это не только хорошая причина радоваться новому этапу, но также и свидетельство того, что развитие моторики ребенка идет по правильному пути. Переворот с живота на спину и со спины на живот сочетает в себе прекрасно согласованное использование трех измерений пространства при чувствительном ощущении равновесия между весом, целью, направлением, выбором времени и взаимосвязью между всеми частями тела. Каждый здоровый человек, несомненно, умеет переворачиваться с живота на спину и наоборот. Но все ли умеют делать это в плавном движении таким образом, чтобы ни один позвонок не смог уклониться от участия в нужное время в общем вращении, чтобы все это происходило в полном соответствии с движением глаз, дыханием, а каждая из конечностей при этом прижималась и отталкивалась от земли в соответствии с необходимостью?

Научившись переворачиваться с живота на спину различными способами, ощущают, что начинает восстанавливаться координация движения. Результат этого урока можно впоследствии почувствовать в любом действии и положении тела, в том числе, и в осанке.

Цикличные движения – сокращение усилия и точность в выборе времени

У детей грудного возраста можно наблюдать цикличные движения, которые повторяются снова и снова в ритмичной периодичности. Так, например, они подолгу раскачиваются из стороны в сторону или вперед и назад, обхватив себя за ноги. Повторяющаяся ритмичная волна улучшает координацию движения и приводит его к наиболее эффективной организации.

Переворот со спины на живот – возможность улучшения функционирования

Переворот со спины на живот и обратно требует серьезного умения и чувствительной согласованности между частями тела для нахождения экономной траектории движения в пространстве, точности при приложении усилия, когда требуется преодолеть силу земного притяжения. Когда учатся переворачиваться в гармонии, совершенствуют интеллигентность движения и для любого другого вида функционирования тела.

В восстанавливающем процессе посредством осознания через движение ученики рассматривают составляющие этой волны деталь за деталью. Например, в положении лежа на спине сворачиваются клубочком, подтянув колени к груди, и начинают переворачиваться на сторону. Определяют, в какой части переворота есть смысл двигаться активно, а в какой позволить движению произойти пассивно. Направляют движение таким образом, чтобы спина полностью была прижата к полу, не отрывалась от него при движении, и чтобы движение было плавным. В этом упражнении учатся избавляться от излишнего напряжения тела.

Таким же образом можно исследовать процесс перекатывания вперед - назад. Учатся подготавливать спину, располагая ее подобно колесу, которое сможет плавно катиться. В этом упражнении постигают различие между этапом подготовки, которая дает возможность выполнять движение в медленном темпе, и движущей силой, имеющей свою собственную частоту. Ощущают, как инициатива движения перемещается от центра тела к периферии при полном согласии между постепенностью подготовки и определенной скоростью размаха. Учатся правильно использовать ноги, анализируя, когда следует оторвать их от пола, а когда взять размах.

Определяют, какое положение по отношению к телу должна принять голова во время переворота. Пробуют сделать это различными способами и обращают внимание на то, каким образом каждый из них влияет на непрерывность движения. Начинают раскачивания, обхватив сначала только одно колено, затем оба сразу. Затем увеличивают размах раскачивания до того, чтобы можно было перекатиться вперед и сесть, затем возвращаются в положение лежа на спине, перекатившись назад таким образом, чтобы ноги были над головой.

Размах, не позволяющий перевороту быть медленным, развивает находчивость энергичного движения. Действие как бы струится от одной части тела к другой, и темп движения не мешает ему. Люди учатся ощущать, когда именно наступает нужный момент, чтобы приложить необходимое усилие в нужном месте, и когда следует прекратить это.

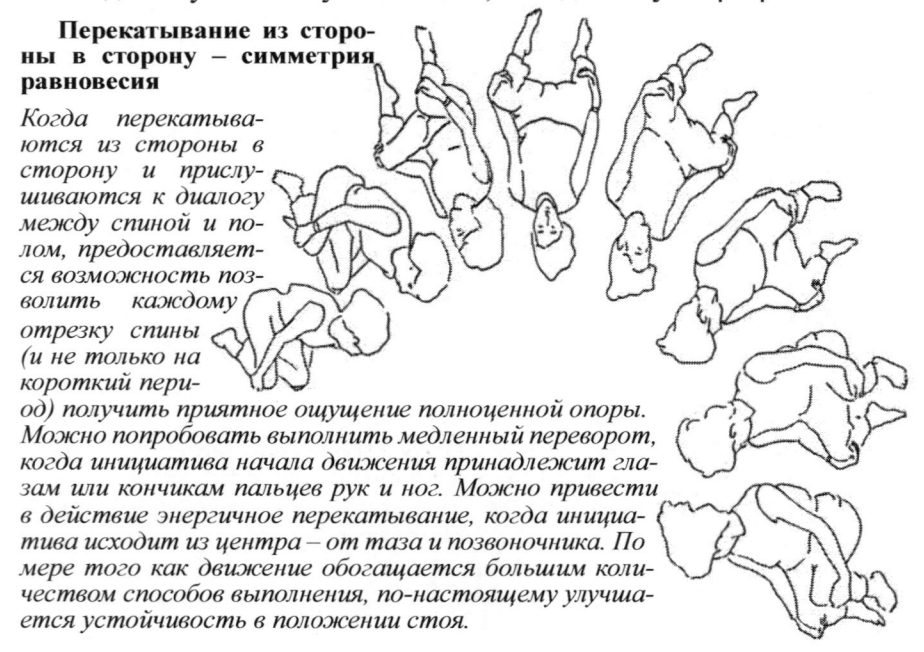

Перекатывание из стороны в сторону – симметрия равновесия

Когда перекатываются из стороны в сторону и прислушиваются к диалогу между спиной и полом, предоставляется возможность позволить каждому отрезку спины (и не только на короткий период) получить приятное ощущение полноценной опоры. Можно попробовать выполнить медленный переворот, когда инициатива начала движения принадлежит глазам или кончикам пальцев рук и ног. Можно привести в действие энергичное перекатывание, когда инициатива исходит из центра – от таза и позвоночника. По мере того как движение обогащается большим количеством способов выполнения, по-настоящему улучшается устойчивость в положении стоя.

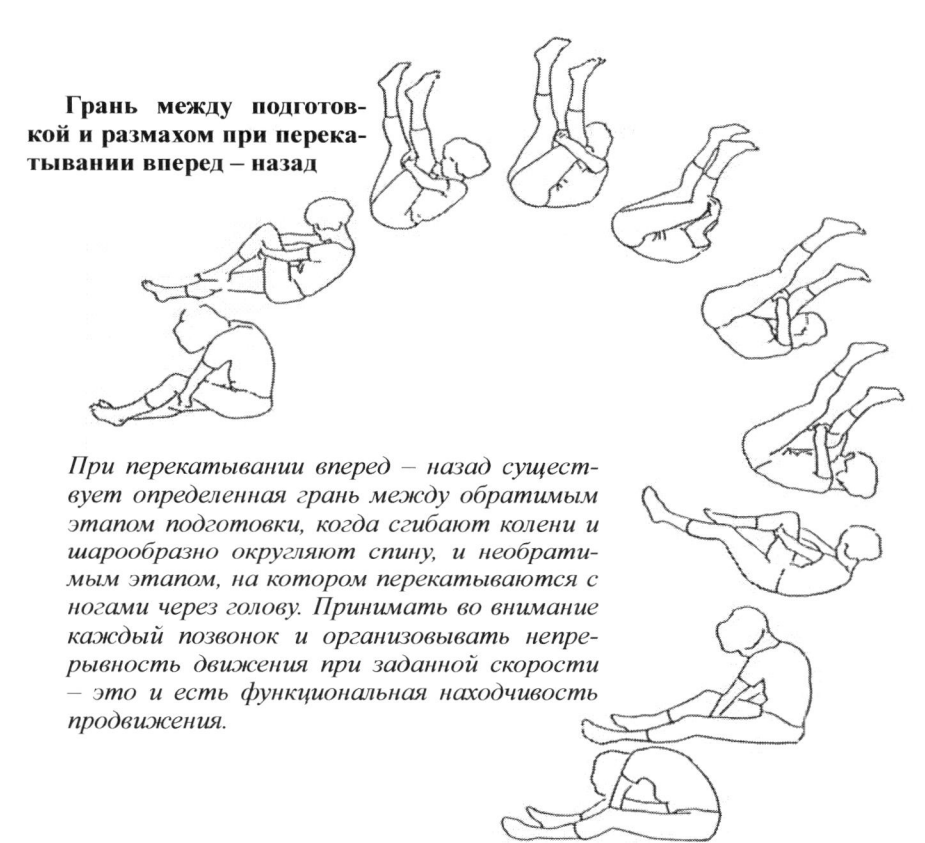

Грань между подготовкой и размахом при перекатывании вперед – назад

При перекатывании вперед – назад существует определенная грань между обратимым этапом подготовки, когда сгибают колени и шарообразно округляют спину, и необратимым этапом, на котором перекатываются с ногами через голову. Принимать во внимание каждый позвонок и организовывать непрерывность движения при заданной скорости – это и есть функциональная находчивость продвижения.

Все эти уроки помогают научиться быть экономным в контексте динамики времени. После того как развивают более острую чувствительность соответствия в выборе времени в процессе энергичного движения, уже не представляет сложности обрести устойчивость в положении стоя.

Фиксирование головы – вклад в формирование осанки

На определенном этапе развития младенца его можно найти перекатывающимся через голову из положения стоя на коленях раз за разом, различными способами, в течение длительного времени. Когда пытаются восстановить это движение на уроке, становясь на колени и переворачиваясь через затылок, появляется возможность привести в действие шейные позвонки в различных направлениях, что невозможно при обычном положении тела. В этом упражнении можно четко ощутить, что голова защищена на полу, и все тело должно быть организовано новым и особенным образом для того, чтобы найти для головы нужное по отношению к позвоночнику место. Когда встают на ноги, ощущают, что затылок приобрел форму, отличающуюся от привычной.

Младенцы любят спать в такой позе, опираясь на голову. Каждый раз, отдыхая в процессе урока, можно расслабиться и свернувшись, найти полный покой в этом положении, которое навевает ощущение интимности. В этом положении человек защищен от внешнего мира и как бы отрешен от него. То, что видят вдалеке, успокаивает, отрешает от повседневной суеты, нейтрализует мысли и волнение. В этом положении невозможно сердиться. Когда встают на ноги после такой медитации, появляется ощущение, что начинают с чистого листа. Для взрослого человека ощущение фиксирования головы на полу является необычным впечатлением.

На протяжении многих лет цивилизованному человеку может не представиться возможность позволить голове взять на себя инициативу движения, оттолкнувшись ею от жесткого пола, что напомнит всему телу о радостном впечатлении забытого движения бодания. Затылок, который устал от вечных поисков места в пространстве для головы по отношению к телу, приободряется и ведет себя в осанке тела уже совсем другим образом.

Возвращение к движению ползания – новое расставание с основными традициями организма

Один из наиболее важных уроков в устойчивом положении стоя – это, может быть, и есть восстановление этапа ползания. Успешное и согласованное ползание в пространстве стимулирует способность двигаться. Когда на уроках рассматривают различные виды ползания, то каждый раз сосредотачиваются на другой теме. Это может быть проверка того, каким образом, лежа на животе, фиксируют стопу на полу так, чтобы из этого положения было легко стартовать вперед. Обнаруживают, что можно использовать ногу в качестве рычага для приведения в действие позвоночника. Это движение предъявляет особое требование к тазобедренному суставу. Угол между ногой и тазом отличается от того, каким он бывает при ежедневной ходьбе.

Все остальные суставные соединения также должны подготовиться определенным образом, для того чтобы отталкивание ноги смогло передаться дальше и пройти через каждый из них к голове. Людям предоставляется возможность обнаружить, в какой области приостанавливается плавное течение движения, они знакомятся с суставами, которые принимают меньшее участие в нем и которым требуется больший выбор вариантов, чтобы тренировать свои способности.

На уроке люди учатся определять, чем один шаг отличается от другого. Когда сосредотачивают внимание на действиях каждой из сторон в отдельности и наблюдают за каждой из них некоторое время, становится понятно, что движение одной ноги легкое и плавное, а второй – кажется странным, как будто связь между ногой и головой расплывчата и теряется в пути.

Это различия, которые сложно распознать в попеременном и ритмичном движении ползания, когда его динамика должна перекрыть ненормальную работу недостаточно развитой стороны посредством более активного участия противоположной. Методичный процесс проясняет эти детали, преувеличивая их до крайности. В целом, осознание уменьшает различие между сторонами и предупреждает накопление искажений и напряжения, которые могут создать проблему.

Путем такого внимательного рассматривания учатся приводить в действие превосходный биологический разум, который может создать необходимую перемену внутри, чтобы извлечь из пространства симметричное движение (хотя, в общем, строение симметричным не является). Точно так же учатся создавать симметрию в ритме.

Эта работа самым непосредственным образом оказывает влияние на исправление отклонений при неустойчивости. Например, если одна стопа привыкла в повседневной жизни уклоняться от того, чтобы полностью опираться на подошву, и отрезок времени опоры на нее более короткий, то в результате ползания она сможет самостоятельно повторить и извлечь древний толчок, появится возможность использовать стопу иначе. Для того чтобы стопа смогла сделать шаг вперед из положения стоя на четвереньках, прежде всего поясница должна определенным образом отодвинуться назад. Это отступление поясницы назад, которое невозможно выполнить в вертикальном положении тела, представляет собой действие, ободряющее во всем теле готовность двигаться. Впоследствии также и в положении стоя эта ступня станет лучше переносить вес тела, и время опоры на нее будет такое же, как и у второй ноги. Цепочка компенсаций во всех частях тела, которая была необходима еще и для того, чтобы извлечь первобытную модель использования стопы, теряет сейчас свою актуальность. Обновление настолько всеобъемлюще, что люди могут даже ощущать некоторое замешательство.

Дополнительное впечатление обновления может быть также и в области плеч. При ползании на четвереньках плечевой пояс подобен верхней части таза, потому что лопатки выполняют функцию передних ног. На уроке внимательно прислушиваются к диалогу между «ступающей» рукой и полом. Учатся определять различия, которые появляются при шаге на жестком или согнутом локте. Наблюдают за тем, как каждая лопатка оказывает давление на позвоночник. В этой области происходит мягкая разгрузка, которая не может иметь места в выпрямленном вертикальном положении тела, когда свободно размахивают руками.

Иногда самое сложное в восстановлении модели ползания это возможность сосредоточиться на построении движения. Каждое действие, которое осуществляют не традиционным путем, или даже пытаются воспроизвести его, но теперь гораздо медленнее обычного и осознавая, что делают, - это существенное вмешательство в основные принципы организма. Протягивание правой руки и левой ноги, когда голова повернута вправо или влево, это мягкие и простые движения в том случае, если выполнять их, не задумываясь. Однако как только мы пытаемся контролировать их, тут же ощущаем некоторое замешательство.

В действительности, это возможность для каждого из нас проверить свое отношение к процессу обучения. Вместо того чтобы снова быть учеником, поспешно исправляющим в панике свои действия и не совсем понимающим, что именно от него требуется, он может продвигаться в своем индивидуальном темпе. Он может также повторить всю программу столько раз, сколько необходимо, пока не придет к пониманию и не овладеет ею. Тогда ученик находит не только определенную модель, но также и атмосферу, поддерживающую совершенствование.

Терпение при изучении чего-то помогает найти эффективный путь достижения цели. Постепенно действие становится простым и плавным, отпадает необходимость стараться быть терпеливым. Ощутив, что волна движения течет самостоятельно и плавно, можно повторять его, обогащенное и исправленное, не задумываясь.

Для этого мы получаем поддержку от самой природы. По мере перехода от сознательного движения к спонтанному настроение изменяется. Как правило, на уроке ползания в определенный момент люди вдруг начинают смеяться здоровым заразительным смехом. Это вызывает у них ощущение озорной внутренней свободы – эхо радости ребенка, способного ползать. Такое откровение очень редко посещает взрослых.

Вставая на ноги после этого урока, ощущают легкость. Каждая часть тела чувствует себя бодрой уже потому, что она не должна что-то делать. Люди стоят по-настоящему устойчиво, их индивидуальная осанка является идеальной на данный момент. Теперь становится понятным, что все, что было предпринято в процессе урока ползания на полу, впоследствии позволило улучшить устойчивость в положении стоя.

Возможно, не каждому жизнь предоставила в свое время достаточно условий, поддерживающих стремление экспериментировать, проверять и тренировать наиболее оптимальный вариант устойчивости. Однако никогда не поздно в большей или меньшей степени заняться совершенствованием. Каждый человек может позволить себе опуститься на пол и попытаться методично восполнить пробел, освежить механизм, умеющий самостоятельно находить нужные решения. Любой из нас обладает этим механизмом, который способен постоянно учиться, изменять способы обучения и учиться заново. Это занятие учебой – одно из наиболее воодушевляющих видов времяпрепровождения для души человека.

РАЗДЕЛ ШЕСТОЙ

Находчивость - дочь беды

В этом разделе приводятся разнообразные эффективные уроки, посредством которых можно позволить природе оказать помощь человеку, страдающему проблемами спины. Каждый сможет почувствовать, что именно подходит ему, доставляет удовольствие, и затем время от времени будет возвращаться к тому, что кажется существенным и может научить чему-то. Читателю предлагается поэтапно и в индивидуальном темпе познакомиться с описанными ниже уроками.

Поясничные позвонки между молотом и наковальней

Мягкие, немного согнутые колени обеспечивают безопасность спины. Однако в современном цивилизованном мире человек передвигается по ровным поверхностям, что и является основной причиной жесткости чрезмерно выпрямленных коленей. Ну а если бы людям пришлось ходить по ухабистым дорогам, преодолевать препятствия скал и оврагов? Смогли бы колени оставаться прямыми в таких естественных условиях?

Пружинистость коленей приглашает к подобной пружинистости все остальные суставные соединения. Когда колени изменяют свое положение на вертикальной линии, у каждого из позвонков появляется возможность динамики увеличения и сжатия промежутков между ними. Если колени прямые, застывшие на одном и том же уровне, позвоночнику гораздо сложнее поддерживать состояние пружинистости и приспосабливаться к изменяющемуся положению тела. Или, другими словами, спина может быть гибкой и жизнеспособной при условии, что и колени обладают этими качествами.

Когда колени полностью выпрямляются, таз как бы поднимается вверх и приближается к позвоночнику, в результате чего возникает давление в поясничной впадине снизу вверх. Кроме того, в направлении сверху вниз на нижнюю часть спины постоянно оказывает давление вес верхней части тела. Таким образом, область поясницы, постоянно находящаяся как бы между молотом и наковальней, лишена возможности найти для себя удобное положение.

Фактор давления веса тела на нижнюю часть спины сверху невозможно изменить, но можно уменьшить угол сгибания между спиной и тазом. Тогда это соединение будет расположено на свободно продолжающейся линии, позволяющей весу тела беспрепятственно передаваться от позвоночника к тазу, оттуда дальше – ногам и в конце опираться на землю. Критический угол соединения между нижней частью спины и тазом, который способен, подобно плотине, перекрыть волну движения, удается изменить, если прекратить удерживать таз приподнятым из-за излишнего выпрямления коленей.

Только когда сгибают колени и опускают их, у таза появляется возможность погрузиться на глубину, как бы продолжая линию спины, которая теперь стала более непрерывной и меньше выпячивается назад. Освободившись от необходимости находиться в приподнятом положении по отношению к спине, таз ведет себя пассивно и напоминает подвешенную гирю. Скольжение таза на глубину спасает позвонки нижней части спины от напряжения и болезненного сдавливания. Вес тела последовательно передается через поясничные позвонки и достигает опоры – земли, как это и должно происходить со здоровым телом.

Влияние коленей на состояние спины

Каждый из нас может посредством прикосновения рук убедиться в том, в какой мере сгибание коленей оказывает влияние на судьбу спины.

Представить себе траекторию спины в профиль в положении стоя. Можно сделать это, рассматривая себя в зеркале. Постараться определить, насколько линия спины позволяет волне движения течь свободно. Обратить внимание на искривления, нарушающие ее непрерывность. Внимательно присмотреться и ощутить характер соединения между черепом и затылком, затылком и спиной, спиной и тазом.

Встать на ноги и положить ладонь на нижнюю часть спины в области талии таким образом, чтобы тыльная сторона ладони прилегала к телу. Исследовать ею область нижней части спины и определить направление, которое таз создает по отношению к позвоночнику. Почувствовать текстуру тканей крестца, нижней части спины и тканей, расположенных по сторонам позвоночника.

Расслабить колени и совсем немного согнуть их. Что при этом происходит с поясничной впадиной? Можно ли с помощью прикосновения рук обнаружить, какова реакция спины на изменение положения коленей?
Несколько раз повторить это упражнение. Можно ощутить, что при каждом сгибании коленей у таза появляется возможность провиснуть и опуститься.

Теперь выпрямить колени полностью до такой степени, чтобы ощутить напряжение сзади под ними. Проанализировать, что при этом происходит со спиной и тазом. Посредством прикосновения рук можно убедиться в том, что выпрямление коленей мобилизует спину, она становится жесткой и создает впадину. Таз в это время выпячивается назад в движении, выталкивающем копчик наружу.

Определить реакцию спины на поведение коленей с помощью рук

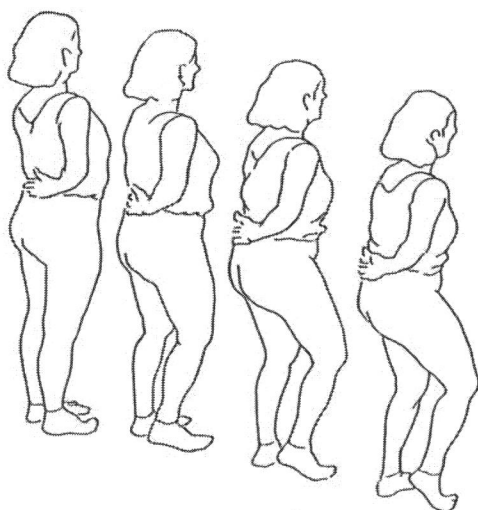

Рука ощущает, в какой мере возможность спины быть спокойной зависит от готовности коленей перестать быть жесткими, расслабиться и пружинисто согнуться. Когда, тренируясь, легонько выпячивают область поясницы назад и с такой же легкостью могут углубить впадину спины, втягивая ее внутрь, восстанавливают первоначальную волну движения, что способствует улучшению качества ходьбы.

Продолжать попеременно сгибать и выпрямлять колени, осознавая, каким образом это влияет на поведение спины. Какое из состояний является наиболее удобным для поясницы: выпячивание или углубление впадины? Когда спина обретает возможность свободно маневрировать, а когда «перекрыта»? На этом этапе уже можно ощутить, что каждый раз, когда колени согнуты и опускаются, напряжение покидает область поясницы, и, наоборот, при выпрямлении коленей она напрягается.

Привычка полностью выпрямлять колени в положении стоя налагает на спину утомительную задачу и делает ее легко уязвимой. Это очень важная информация для любого человека, который хочет улучшить состояние спины. Даже если забывают обо всем остальном, но помнят о том, что жестко выпрямленные колени – враг спины, это уже великолепно и для спины, и для циркуляции энергии в организме.

Положение стоя на немного согнутых коленях может вначале вызвать странное ощущение ненадежности. В таком случае кажется, что уже нельзя на них полагаться и можно упасть. Люди не всегда готовы облегчить состояние спины ценой пренебрежения привыч-

ным беспокойством о том, как мы выглядим в глазах окружающих.

Нетрудно убедиться в том, что и на согнутых коленях можно ощущать себя уверенно. Стоит попробовать и ощутить то положительное, что это может дать, и проанализировать, действительно ли усилие, прилагаемое обычно при выпрямлении коленей, так уж необходимо.

Позволить голеностопным суставам «уравновесить» спину

Существует возможность легко добиться удобной осанки при не совсем прямых, но и не слишком согнутых коленях, когда инициатива маневрирования передается голеностопным суставам.

Попробуем разобраться в этом. В положении стоя представь себе, что ты стоишь на неустойчивой поверхности, например, на палубе плывущего парохода и готов к раскачиваниям и поворотам. Обрати внимание, как реагируют голеностопные суставы в этом положении. Постарайся ощутить, как изменяется тонус в суставах краешка стопы, обрати внимание на изменение в прилагаемом усилии и на отношение к этому. Теперь это не только сгибание голеностопного сустава, но и готовность энергично отреагировать на любое неожиданное изменение условий окружающей среды.

Теперь вспомни, что ты стоишь на твердой поверхности пола, и голеностопные суставы реагируют, как бы копируя его свойства, постепенно возвращаясь к своей привычной жесткости.

Несколько раз в воображении перейти от одного образа к другому. Оставаться некоторое время в каждом из положений, для того чтобы почувствовать себя в них и ощутить тонкие различия в реакции тела на каждое.

Обратить внимание, что каждый раз, когда голеностопные суставы отзываются на изменение окружающей обстановки (в данном случае, это раскачивание на палубе корабля в море), они «вспоминают» о присущей им естественной способности к пружинистости и способствуют уравновешиванию тела. Колени тоже расслабляются, немного сгибаясь. Если сгибание голеностопных суставов и коленей находит для себя оптимальный путь, при котором они не слишком выпрямлены и не слишком согнуты, то это действие сопровождает ощущение, свободное от принуждения.

Если удается прекратить постоянно думать о том, что нужно что-то исправить и подойти к вопросу о функционировании тела с точки зрения возможности приспособиться к изменяющимся условиям окружающей среды, то нервная система будет готова принять действие сгибания коленей.

Положить тыльную сторону ладони на поясничные позвонки и дать руке ощутить, насколько состояние спины зависит от голеностопных суставов. Можно почувствовать, что в тот момент, когда голеностопные суставы «смягчаются», таз прекращает переносить свой вес и становится пассивной массой, провисающей под своей тяжестью. Таз, оседающий всей своей массой, освобождает сдавленные ранее позвонки. Прислушаться к скрытому и слабо ощутимому течению движения в нижней части спины. То, что происходит там, увеличивает промежутки между позвонками, таз тянет их за собой по прямой линии, подчиняясь силе земного притяжения.

Можно наблюдать, как всякий раз, когда представляют себе, что стоят на жестком полу, и голеностопные суставы жестко фиксируются (это ограничивает способность их сгибания), колени тоже не могут согнуться, и все зависящее от них тормозится: таз не может опуститься, у поясничных позвонков нет перспективы освободиться от сдавливания, и они ощущают усилие, которое прикладывает спина, чтобы защититься. Если голеностопные суставы «упрямятся», оставаясь жесткими, шансы спины быть спокойной сводятся к нулю.

Вернуться к движению спокойного сгибания и фиксирования голеностопных суставов. Проверить, насколько нужно их согнуть, для того чтобы и в самом деле «освободить» таз от спины. Найти минимальное движение, которое повлечет за собой существенные изменения. Продолжать так до тех пор, пока не станет понятно, что функционирование спины начинается, в сущности, в области голеностопных суставов.

Снять руку со спины и проанализировать, что произошло с осанкой. Обратить внимание на ощущение в мышцах ног: возможно, теперь они более работоспособны. Не забывать анализировать состояние нижней части спины. Освободилась ли она от своей постоянной и энергичной причастности к движению?

Немного пройтись и обратить внимание на то, что голеностопные суставы теперь в большей степени готовы сгибаться, а колени воспринимают идею пружинистости. Представь себе, что ты идешь по неустойчивому веревочному мосту, и ситуация полна неожиданностей. Насколько стопы способны развивать живой диалог с нестабильной опорой под ногами?

Можно почувствовать, что произошли изменения в самой ходьбе. Постараться не упустить при этом изменения в ощущениях спины. Вполне возможно, что реакция спины на пружинистую ходьбу обогатилась большим количеством измерений, стала жизнерадостнее и здоровее.

Представить себе, как пружинистость в ногах может позволить телу подниматься, карабкаться, нащупывать, замедлять скорость или благополучно лавировать между ухабами и рытвинами.

Для того чтобы это стало понятным, стоит выполнить обратное действие. Каждый раз, делая шаг, толкать колено назад, как бы полностью «закрывая» его. Обратить внимание, как голеностопный сустав жестко утыкается в пол. Представить себе, как можно выполнить названные выше действия, когда ноги ведут себя подобно деревянным костылям. Подумать о том, какой штраф приходится платить спине за то, что ноги шагают по плоским покрытиям, что не позволяет им использовать свое качество пружинистости.

Изменение привычной для положения стоя и ходьбы осанки – это цель, достижение которой потребует осознания предмета и возвращения к повторению в изменяющихся вариантах. Возможно, потребуется длительный период ознакомления с непривычной для ног организацией тела. Стоит попытаться найти такое положение для коленей и голеностопных суставов (когда они не слишком выпрямлены), которое станет наиболее удобным в повседневной жизни.

Научившись мягкой и плавной ходьбе, при которой ноги обладают свойством пружинистости, а спина спокойна, люди обнаруживают в себе силу тростникового бамбука, который способен согнуться и выпрямиться, не ломаясь. Однако не так уж просто убедить свободную личность в том, что стоит принять такую идею, воспроизвести в воображении ходьбу, обладающую большей способностью к приспособляемости и меньшим сопротивлением побуждениям самой жизни.

Работа с голеностопными суставами является очень существенным моментом при лечении болей в спине. Преимущество такого подхода прежде всего в том, что можно на время оставить в покое раздраженную область, обратившись к беззаботному и, может быть, даже несколько ленивому партнеру, отдаленному от спины, и привести в действие голеностопные суставы (раздел 5, подраздел «Голеностопные суставы задают тон осанке»). Как только голеностопные суставы начинают ощущать себя более гибкими, спина становится мягче и проявляет большую готовность избавиться от застывшего состояния напряженности. Голеностопные суставы способны уравновесить спину, они просто должны вспомнить о присущем им свойстве пружинистости и согласиться согнуться.

Как ноги «подводят» спину

То, каким образом выпрямляются из согнутого положения, имеет существенное значение для безопасности спины. Если ноги не выполняют свою работу, выпрямление может стать критическим действием для спины, особенно если сгибаются с целью поднять груз с пола и прибавляют к усилию спины его вес.

Каким образом ноги «подводят» спину?

Полностью выпрямленные колени теряют способность к маневрированию и не могут оказать достаточно ощутимое давление на пол. В результате, тело не получает ответный толчок от земли, который должен, не снижая свою силу, вернуться через пружинистые колени дальше вверх.

Если в функциональной памяти мозга стерта способность коленей свободно действовать на различных уровнях сгибания в положении стоя, то невозможно будет использовать эластичную силу, поднимающую тело, и спине придется мобилизоваться во всю длину, выпрямляясь с помощью только своих мышц. Работа мышц спины в дополнение к весу поднимаемого груза и с учетом напряжения из-за наклона вперед может привести к такому резкому усилию, что весь организм срочно встанет на ее защиту. С той же силой, с которой мы вынуждаем мышцы спины напрячься и удлиниться, они могут сократиться и замкнуться. В течение длительного времени они будут хранить свое неприятие и строптиво отказываться вернуться к привычной длине, не соглашаясь даже на самое незначительное удлинение и оставаясь в состоянии, которое принято называть «зажатой спиной».

А ведь можно избежать этих неприятностей, если не забывать о свойстве пружинистости голеностопных суставов и коленей.

Взаимоотношения между спиной и коленями

У некоторых народов принято в повседневной жизни постоянно ходить с не полностью выпрямленными коленями. Если присмотреться к традиционной походке японки, плавно передвигающейся вперед маленькими шажками, можно увидеть, что и это является одной из возможностей для человека. Пока стопа одной ноги, подобно колесу, всей своей нижней частью прижимается к земле, вторая нога делает шаг вперед и продолжает выполнять то же действие на своем месте. В этой ходьбе есть непрерывность как в темпе, так и в траектории. Голова почти все время остается на том же уровне по отношению к земле, а разницу в высоте колебаний ходьбы вбирают в себя гибкие суставные соединения позвонков, колени, голеностопные и тазобедренные суставы.

В конце урока по осознанию через движение люди обнаруживают готовность ходить с несколько согнутыми коленями. При этой ходьбе единственное направление – немного наклонить верхнюю часть спины, тогда стопа сама по себе выходит вперед, подобно опорному клину, и тормозит падение. Эта ходьба будет более плавной и вместе с тем более энергичной, чем та, которая сдерживается при переступании с ноги на ногу. Хотя стиль этой ходьбы, на первый взгляд, кажется безалаберным - ноги как будто приходят вперед в последнюю минуту и топчутся - зато колени и голеностопные суставы при этом расслаблены. Преимущество такой ходьбы в том, что спина может отдыхать. Таз провисает под тяжестью своего веса, и от чувствительной области, соединяющей их, не требуется никакого напряжения.

Людям, страдающим болями в спине, будет интересно оценить эффективность этого стиля ходьбы. На пределе невысокой чувствительности они смогут получить надежный и точный отклик на реакцию тела при каждом движении. Рассказы людей свидетельствуют о том, что после ходьбы с немного согнутыми коленями спина перестает быть проблемным местом. Интересно, что когда те же люди возвращаются к своему привычному стилю ходьбы, приятное ощущение сопровождает их еще некоторое время. Это очень интересный и вселяющий надежду момент. Возможность найти более удобные условия для определенного способа функционирования, когда можно избежать нанесения ему ущерба, позволяет улучшить это функционирование и при других, менее комфортных условиях. Действительно, организм – создание эрудированное. Нужно всего лишь позволить ему воспринять впечатление от другого способа организации таким образом, чтобы это было наиболее понятно ему, тогда прекратится принуждение, которое препятствует приведению этого способа в действие. Небольшое изменение, которое мозг учится совершить в области коленей и голеностопных суставов в тепличных условиях, напоминает ему о том, что у него также есть выбор, и эта информация немедленно проливает свет на все сферы его действия в реальности.

Простой путь напомнить коленям о присущем им свойстве пружинистости

Исходное положение – стоя у стены немного повернувшись вправо. Правая нога впереди, левая сзади. Положить руки на стену в качестве опоры, приблизить ноги одну к другой таким образом, чтобы левое колено оказалось в ямке под правым. Опереться головой о стену.

Согнуть левое колено так, чтобы оно согнуло правое. Колено, находящееся сзади, работает, оно активное, а переднее – пассивное. При каждом сгибании медленным и комфортным движением повернуть верхнюю часть спины и лицо вправо, плечо и поясница левой стороны тела приближаются к стене.

После короткого отдыха продолжить упражнение. Каждый раз, когда заднее колено толкает переднее, сгибая его, опустить голову вниз. Немного скользить головой по поверхности стены в направлении пола и обратно таким образом, чтобы каждый раз, опускаясь, спина округлялась и выпячивалась назад.

Можно также выполнить это упражнение, подняв голову вверх, тогда при каждом опускании коленей спина округляется, а дуга в нижней части спины увеличивается.

Можно вычерчивать головой круги на поверхности стены. Нет смысла вычерчивать большой круг, лучше двигаться комфортно, прислушиваясь к тому, как спина приспосабливается к каждому изменению уровня сгибания.

Теперь скользить вниз и головой, и руками. Позволить спине реагировать свободно, когда лоб вычерчивает на стене различные импровизированные формы или «пишет» имя.

Почувствовав, что тело научилось чему-то, можно освободить ноги, отодвинуться от стены и обратить внимание, проявляется ли внутренняя склонность коленей стать мягче и вести себя подобно пружинам. Отдохнув немного, выполнить движение, скрестив ноги наоборот. Теперь позволить второму колену быть пассивным впереди в то время, как все тело присоединяется к движению.

Рулон под стопой – научить тело приспосабливаться

Существует простой путь напомнить голеностопному суставу о спектре его движения путем перекатывания стопой рулона диаметром 8 – 10 см из жесткого картона или дерева. Это упражнение, которое можно выполнять в положении сидя даже во время беседы, чтения книги или смотря телевизор.

Поставить одну ногу на рулон и очень медленно перекатывать его некоторое время вперед и назад. Нет смысла перекатывать рулон весь путь от пятки до пальцев, можно остановиться на определенном участке и работать там небольшими движениями, приспосабливая этот участок стопы к форме рулона.

Встать на ноги и оценить, действительно ли ощущается результат. Можно почувствовать, что одна нога растянута на поверхности пола больше, чем другая.

Опять сесть и таким же образом перекатывать рулон стопой второй ноги. Определить, в чем различие отклонения от направления вперед между двумя стопами.

Встать на ноги, немного пройтись. Обратить внимание, стала ли ходьба более пружинистой, доставляет ли она большее удовольствие, чем ранее.

При выполнении этого упражнения в положении стоя появляется возможность в большей степени оттачивать взаимоотношения между голеностопным суставом и спиной. Любое положительное изменение, происходящее в этом случае, самым непосредственным образом улучшает осанку.

Встать возле стены и перекатывать рулон одной ногой. Если можно почувствовать себя уверенно, подниматься время от времени на рулон обеими ногами, останавливаясь там. Обратить внимание, каким образом организуется все тело, стараясь сохранить устойчивость, когда сгибание голеностопных суставов происходит под влиянием реальной тяжести веса тела в вертикальном положении.

Медленно, стараясь уловить внутренние ощущения, несколько раз подняться на рулон и спуститься с него. Искать наиболее плавный и непрерывный путь, заключающийся в округленных и петлеобразных формах движения. Подниматься на рулон во время поворота верхней части спины винтообразным движением в сторону.

Проверить, можно ли, стоя на рулоне, расслабить колени. Можно убедиться, что гораздо проще найти равновесие, когда колени пружинят.

Встать на рулон одной ногой, затем присоединить к ней другую. Правую ступню выдвинуть немного вперед так, чтобы можно было опираться больше на пятку. Левую ступню отодвинуть немного назад, при этом опереться на переднюю часть стопы. В таком положении осторожно, небольшими движениями раскачиваться вперед и назад, тренируя голеностопные суставы. Теперь можно почувствовать не только улучшение качества опоры, но и плавность свободно текущего движения.

Перекатывая рулон вперед и назад, можно подключить все части тела в их полном взаимодействии. При каждом перекатывании вперед поднять голову, посмотрев вверх, при движении назад опустить ее. Ощутить, как спина и таз присоединяются к движению головы.

И наоборот, можно при каждом перекатывании вперед опустить голову и посмотреть вниз, а возвращаясь, поднять взгляд и все, что присоединяется к нему, вверх.

При переходе из одного состояния в другое важно не забывать, что полностью выпрямленные колени (что для многих является привычным состоянием) не позволят голеностопным суставам извлечь какую - либо пользу из этого упражнения. Кроме того, прямые колени не дают научиться чему-то новому, они лишь усиливают старую привычку.

Описанное выше упражнение не является легким, стоит отдыхать каждый раз после нескольких движений. В перерыве пройтись немного, анализируя новое ощущение, возникающее при ходьбе.
Можно также устроить рулон на сиденье стула. Сесть на стул верхом лицом к спинке, опираясь на нее руками. Перекатывать рулон тазом вперед – назад. Таким образом можно хорошо прораба-

тывать область нижней части спины, когда волна движения проходит через нее. *Ноги отталкиваются от пола, а нижняя часть спины учится плавно перемещаться вперед и назад между выпуклым и вогнутым состоянием.*

Выборочное фиксирование мышцы

Выборочное фиксирование мышцы посредством прикосновения руки или, выражаясь более просто, защипывание мышцы, это самая эффективная помощь, которую люди, страдающие болями в спине, могут оказать себе самостоятельно. Такая методика может пригодиться при болях после работы в саду или при посещении музея, когда состояние спины не позволяет получать удовольствие. Это пригодится также, когда сидят на работе и не находят себе места на стуле или когда лежат в кровати и знают, что существует движение, которого стоит остерегаться.

Защипывание проблемной мышцы нейтрализует ее в то время, когда тело продолжает обычное функционирование, и это именно то, что помогает уменьшить боль. Фиксирование мышцы позволяет выполнить более легко то действие, которое ранее было болезненным.

Изоляция какого-то одного составляющего при движении является одним из принципов метода д-ра Фельденкрайса. Она успешно используется как в индивидуальных уроках по улучшению функционирования, которые учитель проводит с помощью прикосновения рук, так и в групповых уроках осознания путем движения. Далее приводятся рекомендации совмещения прикосновения рук с движением, для того чтобы человек мог оказывать себе помощь самостоятельно.

Изменение в пропорциях при разделении труда

Не так-то просто изменить собственное представление о пропорциях разделения функций между различными мышцами в процессе их функционирования. Например, если мышцы затылка постоянно находятся в очень напряженном состоянии, и каждый поворот головы сопровождается болезненными ощущениями, то человеку будет сложно самостоятельно найти движение, в котором вызывающая неприятные ощущения мышца не принимает участия.

Часто, ощущая необходимость «встряхнуть» затылок и вывести его из угнетенного состояния, люди описывают им круги, причем резко, даже если присутствуют скрежет и напряжение. В этом случае проблемная мышца полностью участвует в движении, и нагрузка на нее увеличивается. Однако иногда этот спасительный круг затылком приносит желанное облегчение. Тогда люди повторяют это движение снова и снова, не особо задумываясь об убогости результата.

Сама идея о том, чтобы встряхнуть тело и привести его в действие, действительно может способствовать облегчению. Однако движение, в котором затылок вынуждают выполнить полный круг, несмотря на всю сложность, не повлечет за собой изменения в программе действия и не внесет ничего положительного во взаимоотношения между различными частями тела. При банальном движении, когда голова двигается по окружности, позвонки верхней части спины не приглашаются к тому, чтобы пробудиться и взять часть работы на себя. Спина остается застывшей (такой, как она привыкла быть), а все напряжение падает на ту же чувствительную область затылка. Когда при выполнении движения применяют усилие, для того чтобы преодолеть боль, лишь укрепляют тот способ организации, который способствует возникновению этой боли.

В методе д-ра Фельденкрайса свободный от боли путь можно найти и понять посредством осознанного наблюдения за областью непривычного действия. Когда человек самостоятельно или с помощью учителя защипывает уязвимую мышцу и фиксирует ее, не позволяя присоединиться к действию, которое продолжают выполнять другие части тела, создается цепочка передачи функций. В результате организм изыскивает пути, для того чтобы организоваться новым способом, позволяющим избежать болезненных ощущений. Направление этого обучения – от движения в пространстве – внутрь, к мозгу.

Плавание и ходьба – изменение качества или принципа ?

Является фактом, что само движение тела еще не обещает положительных результатов. До тех пор, пока не существует направленного разделения, изолирующего болезненную мышцу, она в определенной мере участвует в движении и подчинена обычной программе, подготовленной мозгом, которая «приговаривает» ее к трудностям. Даже во время плавания, когда движение становится наиболее полноценным и естественным, шансы избавиться от недостатков в симметрии строения или функциональных различий между сторонами тела (когда одна сторона привыкла выполнять большую часть работы, а вторая ведет себя паразитическим образом) являются ничтожными.

Даже если человек плавает, является гибким и может организовать свое тело в пространстве различными способами в соответствии со своим желанием, его нервная система имеет тенденцию постоянно возвращаться к привычному ей образу действий. Выполняя старательно и машинально действие плавания, когда самое главное – это количество пройденных дорожек или время плавания, человек использует несбалансированную программу разделения функций, постоянно усиливая ее модель. Такой программой он будет пользоваться снова и снова, при том же отсутствии симметрии и при той же организации тела.

Точно так же и само действие ходьбы еще не гарантирует улучшение движения в принципе. Человек ходит всю жизнь, не осознавая, что общее движение всех частей тела в этом действии дает ему возможность каждый раз заново вносить изменения в организацию тела, он «прилипает» к привычному способу ходьбы. Он верен селективности, с которой приводят в действие одни части тела и воздерживаются от использования других, даже если в другом способе действия есть преимущества. Он продолжает опираться всем своим весом на те же участки стопы, а это может быть по-разному для обеих стоп.

Он продолжит посылать каждое из коленей в определенном направлении и сгибать или выпрямлять их под разными углами. Он будет дышать одной и той же областью грудной клетки. Он немного наклонит голову в сторону и будет время от времени возвращаться к той же модели. Он будет верен тому же темпу, тому же преобладанию и той же синхронности, которые существуют между различными частями тела. Его позвоночник повторит ту же траекторию линии спины со всеми ее отклонениями, искривлениями и сдавленностью позвонков на отдельных участках. Его таз с каждым шагом заново будет вычерчивать каждой из сторон ту же траекторию в пространстве при тех же взаимоотношениях между ногами и спиной. Его индивидуальный стиль ходьбы можно будет безошибочно узнать издалека.

Тайные партнеры привычки

Приобретенные качества привычки, к которым человек склонен возвращаться впоследствии согласно тому же преобладающему внутреннему соглашению, сопровождают всю его деятельность. Похоже на то, что мозг постоянно придерживается какого-то одного и того же договора, принятого им на основании его индивидуального предыдущего опыта. А что если удастся дать шанс более удачному соглашению, которое станет более совершенным образом служить жизни, и которое можно будет использовать вместо существующей привычки?

Привычка – это западня. Почему? Действительно, привычка экономит энергию на решение и время на выполнение действия. Однако по мере того как увеличивается угроза для жизни, организм нуждается в спасительной находчивости, то есть, в нахождении нового способа движения (ведь обычный способ и явился причиной неприятностей). Система начинает защищаться, она ищет безопасное решение, в панике хватается за существующее знакомое, то, что находится в ее распоряжении и в любом случае спасет ее уже сегодня; она не позволяет себе рисковать, занимаясь поиском новых направлений.

Мастерство учителя как раз и заключается в том, чтобы сопровождать ученика в ситуации угрозы и поддерживать его. Учитель создает атмосферу надежности, в которой становятся возможными новые открытия. Без помощи человек привыкает страдать, оставшись один на один с состоянием напряжения, а это укрепляет привычку защищаться обычным путем, что только усиливает беду.

Чтобы искоренить привычку, угрожающую определенной части тела, нужно принять в расчет, что корни привычки заложены в функционировании остальных частей тела. Если, например, человек страдает от боли в области определенного позвонка нижней части спины, то все его тело вынуждено быть готовым к защите травмированного участка. Если бы травма была в более отдаленной от центра области, то, скорее всего, человек постарался бы уменьшить чувствительность за счет изолирования местного функционирования на короткое время или даже на продолжительный период. Но перекресток нижней части спины принимает активное участие в любом действии. Даже в состоянии покоя нижняя часть спины продолжает находиться в состоянии готовности. Будет истинным достижением, если в положении лежа нижняя часть спины сможет прекратить нести свой вес и распластается на полу. При ходьбе с болями в спине, кроме спазмированных мышц, которые пытаются остановить малейший сдвиг в области травмированного участка, стопа ступает на пол с соответствующим ограничением, а голеностопный сустав не использует свою способность пружинистости. Продолжительность опоры на одну сторону сокращается, и переход с одной стороны на другую обостряется дополнительным торможением. Колено пытается предупредить угрожающее спине движение и накапливает жесткость. Таз прерывает движение в пространстве, а грудная клетка застывает, лишенная свободы действия в критический момент ожидаемой боли. Одно плечо, а возможно, и оба, напрягаются, взгляд ужесточается. Голова не осмеливается свободно поворачиваться в ту сторону, опора на которую угрожает травмированной области, и таким образом происходит цепная реакция, посредством которой тело пытается избежать страданий. Это общее и сложное сплетение, в котором каждая из частей тела не свободна от влияния остальных. Другими словами, естественная связь здесь проявляется в том, что опасность тела быть травмированным задает тон всем остальным проявлениям существования.

Такое общее искривление страдающей спины, когда это поддерживается жизненными показателями, усиливается с каждым шагом и устанавливается как необходимая программа для того, чтобы справиться с этой ситуацией. Она может оставаться в силе также и после того, как последствия самой травмы исчезли. Для многих людей проблема заключается в том, как избавиться от элементов, сопровождающих защиту от боли, которые находятся на периферии, в отдаленных частях тела. Ведь иногда готовность к защите продолжает обслуживать последствия травмы, которых уже просто не существует.

Травма в контексте остальных частей тела

Комбинация фиксирования мышцы относится именно к этой взаимосвязи между уязвимостью в определенном месте и реакцией остальных частей тела. Она является ответной реакцией организма на опасность для травмированной области. Положительный эффект заключается в том, что при этом все тело не должно искривляться. При защипывании тканей нижней части спины или затылка в двух противоположных направлениях, когда приближают ткани от концов к центру чувствительной области, рука как бы сгребает мышцу внутрь. В сущности, она выполняет действие пассивного сжатия, подобного тому, которое происходит при защите от боли.

Когда нервная система воспринимает, что кто-то делает работу вместо нее, она готова прекратить прикладывать усилие. Мышца, находившаяся в ожидании боли и готовая при признаках этой боли сжаться, теперь в определенном смысле нейтрализована и спокойна. Остальные части тела могут «вспомнить», как они действовали до травмы.

Поскольку общее функционирование всего тела продолжается, другие мышцы освобождаются, для того чтобы взять на себя работу нейтрализованной мышцы. И совсем не обязательно, чтобы эти мышцы испытывали болезненные ощущения или угнетающее беспокойство. Таким образом создается новая модель движения. Человек убеждается, что действие, которое обычно приносило неприятные ощущения, теперь происходит благополучно. Защипывание, нейтрализующее мышцу, спокойно и просто организует тело новым способом. Вместо того чтобы мышца, находящаяся под угрозой, напрягалась в противодействии, она защищена рукой, освобождающей ее от необходимости принимать участие в действии. Вместо того чтобы страдающая и возбужденная мышца продолжала двигаться по отношению ко всему телу, застывшему в ожидании боли, искривляя его, можно сделать обратное: нейтрализовать эту мышцу, позволив остальным частям тела свободно двигаться вокруг нее.

Необходимое удлинение для движения обеспечивают окружающие мышцы. Происходит как бы встряхивание всего тела от замороженного состояния готовности к самозащите и, как результат, его свободное функционирование. Когда все больше и больше частей тела ведут себя соответствующим их возможностям образом и менее зависят от травмы одной из них, появляется существенный шанс для выздоровления.

Наступает момент, когда человек начинает использовать альтернативные решения, что он не осмеливался делать до сих пор. Является фактом то, что выборочное фиксирование мышцы происходит одновременно с продолжением общего функционирования всего тела и в соответствии с внутренним убеждением, которое может быть и другим. Комбинация защипывания определенной мышцы вносит элемент безопасности в ситуацию напряжения. Она помогает в нахождении новых путей, которые приведут не только к избавлению от боли, но и к оздоровлению общего функционирования всего организма.

Пример беспокойного начальника

Можно воспринять комбинацию щипка как методику обучения утомленного начальника: как научить его оставить постоянное беспокойство, которое подрывает его силы и мешает работе его помощников. Если этот руководитель уверен, что никто не может его заменить, он находится в постоянном состоянии беспокойства, старается все выполнять своими силами, убежден, что следует принести в жертву все удовольствия жизни. Его хроническое напряжение не позволит ему отдыхать даже тогда, когда он ничего не делает. Он теряет способность к инициативе и блестящим идеям. Все его помощники также находятся в напряжении, они не способны добиться результатов, которых могли бы добиться при условии спокойной работы. Можно было бы несколько облегчить положение, отправив такого начальника в отпуск, но где гарантия, что, вернувшись, он не будет снова с ускорением нагнетать бесплодное напряжение? Безусловно, каждый из нас знаком с кем-нибудь, кто может быть героем этого рассказа. Каким образом помочь ему?

Вполне возможно, что такому руководителю следовало бы усесться посреди своей фабрики, предварительно придя к заключению, что он не станет ни во что вмешиваться. Так он смог бы убедиться, что работой могут управлять и без него. Он смог бы увидеть, что его помощники справляются с задачей, и у них появляются собственные идеи. Наблюдение со стороны позволило бы ему понять разрушительную напряженность в реальной перспективе. Этот опыт, возможно, смог бы убедить его уменьшить беспокойство и степень излишнего вмешательства, а также избавиться от невротического напряжения, которое неприемлемо и подрывает эффективность работы.

Фиксирование приносящей неприятности мышцы в то время, когда все тело продолжает функционировать, подобно ситуации, в которой руководитель прекратил работать и стал наблюдать со стороны. Ему не позволяют вмешиваться, он может только видеть, что работой могут управлять и без него, и даже более успешным образом. Нервная система оценивает положительный результат и воспринимает преимущества предложения. И вот доказательство: когда освобождают мышцу в области затылка или спины от защипа, вдруг ощущают в этом месте значительное облегчение. Вся сторона тела, где фиксировали мышцу, ощущается более длинной, полной жизни и бодрой. Плечо этой стороны спокойно опускается, стопа более устойчиво стоит на полу. После урока продолжительностью в 15 минут люди ощущают значительные различия между двумя сторонами тела. Сторона тела, с которой не работали, является отражением модели, которой она привыкла нести себя по жизни, выражает готовность к самозащите и сохраняет напряженную осанку. Сторона, на которой фиксировали мышцу, приглашает взглянуть на беззаботную наивность, которую она могла бы разделить со второй стороной.

Фиксирование в определенном месте при продолжении общего функционирования

Можно зафиксировать мышцу в любом доступном месте тела. Это может быть травмированный участок нижней части спины, таза, с обеих сторон копчика, позади затылка и с двух его сторон, между лопатками, на колене и в области сустава челюсти. Фиксирование мышцы выполняется во время обычного ежедневного действия, например, во время ходьбы, подъема по лестнице и так далее. Таким образом устраняется отрицательный компонент движения и прокладывается путь для более совершенной координации.

Сочетание фиксирования мышцы и продолжения общего действия достигает редкой эффективности в области лица. Можно защипнуть уголки губ, брови или щеки, позволив при этом лицу функционировать обычным образом, - улыбаясь, разговаривая и совершая другие действия. Фиксирование может размыть существующее выражение лица и вернуть его к первоначальному и спокойному. Работая с лицом, следует соблюдать особую осторожность.

Защита в определенном месте одновременно с общим движением – это принцип, которым руководствуются при производстве различных поясов и колодок. В старые добрые времена, когда в распоряжении людей находились только простые домашние средства, было принято лечить боль в спине подобным способом. Так, например, использовали длинную полосу шерстяной ткани, которую оборачивали вокруг поясницы в несколько слоев. Травмированного человека с обернутой таким образом спиной усаживали на лошадь, бегущую в ритме между шагом и галопом. Фиксирование страдающего участка позвоночника в сочетании с пассивным движением тела помогало спине избавиться от беды.

Фиксирование мышцы – самостоятельное лечение нижней части спины

Защипывание мышцы спины можно легко выполнять в положении стоя и во время ходьбы. Встать на ноги, прикрыть глаза и обратить внимание на то, как мы стоим. Прислушаться к спине и услышать ее жалобы. Где этот критический участок, который свидетельствует о существующем противостоянии сил?

Встать удобно, колени чуть согнуты. Начать исследовать обеими руками поверхность страдающей стороны тела: область поясницы, рядом с позвоночником, между ребрами и тазом и в любом месте, где концентрируется боль. Сгрести там кожу и ткани между ребрами и защипнуть. Можно удерживать мышцу обеими руками между большими и указательными пальцами, при этом пальцы одной руки обращены к другой. Большие пальцы сверху, со стороны ребер, остальные снизу, со стороны таза. Сгрести мышцу в том месте, где сосредоточена боль, и осторожно зафиксировать ее.

Начать осторожно отрывать одну стопу от пола. Поднять хотя бы пятку и позволить колену согнуться. Вернуть стопу на пол и повторить это упражнение несколько раз. Каждый раз, поднимая стопу, повернуть верхнюю часть стопы в сторону. Ощутить, как при поднимании стопы удерживаемые рукой ткани пытаются освободиться. Таким образом можно помочь им немного удлиниться.

Теперь заняться второй ногой, поднять ее и обратить внимание на ощущение при этом. Продолжить упражнение еще немного, затем освободить зафиксированные ткани. Какие новые ощущения появились в области спины? Оценить расслабление, начинающее проявляться в зафиксированном ранее месте. Это подобно началу компромисса.

Защипывание мышцы – выборочное фиксирование травмированного участка

Можно зафиксировать травмированную мышцу и нейтрализовать ее (в то время, как все тело продолжает функционировать), переступая при этом с ноги на ногу. Этим способом воспитывают умение распределять обязанности, что исключает накапливание ощущения боли.

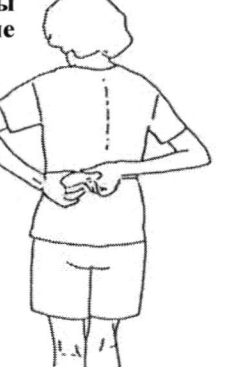

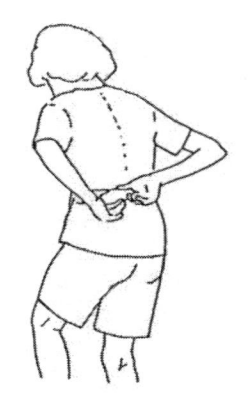

**Опять защипнуть мышцу в том же месте с одной стороны нижней части спины или в центре, когда обе руки удерживают ее сзади.
В этом упражнении приходится немного пожертвовать комфортом рук ради спины. Если тяжело достать руками место, которое нужно защипнуть, можно сжать обе ладони в кулаки. Кулаки, сжатые подобно улитке, одной стороной - указательными пальцами - касаются тела, а другой прижаты к стене.**

Сгрести немного ткани снизу вверх и удерживать их таким образом в приподнятом состоянии. Поддерживать участок, находящийся немного ниже сосредоточения боли. Собирать и поднимать ткани в направлении к чувствительной области, это приносит ей облегчение. Поддержка дает болезненному месту ощущение удлинения мышцы и улучшает маневренность мышц, которые менее ограничены.

Ходить на месте, перенося вес с одной ноги на другую. Поднимая ноги, стараться замедлить движение. Позволить всему телу присоединиться к движению, поворачиваясь из стороны в сторону. Обратить внимание, что при переносе веса тела зафиксированная мышца с каждым шагом пытается высвободиться из захвата. Выполнив упражнение несколько раз, прекратить движение, опустить руки и прислушаться к ощущениям в области спины, оценивая «новую» осанку.

Фиксирование во время движения позвонков

Исходное положение – стоя. Обе руки защипывают мышцу спины сзади или поддерживают ее кулаками. Позволить голеностопным суставам согнуться, коленям опуститься, а тазу провиснуть под всем своим весом. Проверить, можно ли пренебречь напряжением в области плеч.

Начать подталкивать назад зафиксированную область. Приблизить позвонки к рукам и выпятить наружу зафиксированный участок, как будто приглашая спину отталкивать руки. Делать это осторожно, не нарушая ощущения комфорта, постепенно и не останавливая дыхание. Движения могут быть небольшими, даже символическими. Ощутить их значимость внутри, не стараясь сделать движение заметным. Представить себе, как время от времени позвонки отклоняются назад, стараясь уменьшить впадину спины, и выстраиваются на линии, которая теперь является более непрерывной – на линии спины и таза. Ощутить, как вместо двух отдельных частей, которые как бы наталкивались друг на друга в месте своего напряженного соединения, создается нечто цельное и спокойное. Стараться свободно дышать в новом положении.

Попытаться также выполнить и обратное действие. Каждый раз, когда спина возвращается в свое обычное положение, продолжить движение и немного углубить впадину, как будто позвоночник теперь пытается отдалиться от рук, двигаясь к передней части тела. Не останавливая дыхание, прислушаться к ощущениям.

Осторожно продолжать движение, поочередно увеличивая впадину и выпячивая область поясницы. Каждый раз, отталкивая нижнюю часть спины назад и округляя ее, поднимать другую ногу. Поднять пятку и дать колену немного согнуться. В этом положении привести спину с зафиксированной мышцей к округленному положению, как будто собираются присаживаться на стул. Представить себе хвост, спускающийся на пол, на конце которого подвешена гиря. Выполнив упражнение несколько раз, поменять ногу. Завершить упражнение ходьбой на месте. Каждый раз, когда нога опускается на пол, углубить впадину спины, каждый раз, когда нога поднимается, мягко опуститься, как бы желая сесть. Нет смысла выполнять большие движения. Именно небольшими движениями можно добиться изменения ощущения в зафиксированных тканях.

Остановить движение. Очень медленно расслабить защип и опустить руки. Попробовать отталкивать назад определенное место в нижней части спины без прикосновения рук. Постараться уловить, проявляется ли в области спины начало нового движения, которому уже известно его направление. Стала ли более понятной тема приведения в действие определенных позвонков, которые раньше не подчинялись волевому желанию?

Если задача, состоящая в том, чтобы убрать впадину спины в соответствии с волевым желанием, до сих пор не прояснилась в сознании, лучше продолжить использовать руки для фиксирования тканей в том же месте. Использовать помощь рук столько, сколько требуется, ведь это в некотором смысле создание тепличных условий для развития индивидуальных возможностей. Наступит момент, когда можно будет обойтись и без помощи рук. Если мозгу предоставляется возможность выучить урок как следует, он научится мысленно перемещать определенный позвонок и уравновешивать его на более удобной линии. В результате последовательной работы можно будет только с помощью воображения расслабить усталую спину во время ходьбы, в положении стоя или сидя на стуле.

Зафиксировать с помощью рук ткани той стороны нижней части спины, которая беспокоит, или поддержать их с помощью кулаков с двух сторон над тазом и пройтись таким образом в стиле свободной ходьбы. Можно так ходить по улице или по выставке, почувствовав, что спина подает сигнал о необходимости самозащиты.

Ощутить, как колебания тела в процессе ходьбы поощряют фиксирование и ободряют всю внутреннюю организацию нижней части спины. Чем меньше и осторожнее движения, тем они эффективнее.

Прекратить движение и остановиться там, где вы находитесь. Обратить внимание, как область поясницы воспринимается сознанием. Чувствует ли она себя более комфортно? Возможно, теперь нет необходимости полностью выпрямлять колени в положении стоя.

Немного пройтись и определить, можно ли говорить о большей свободе движения в ранее зафиксированной области. Немного подумать о том, насколько может улучшить состояние спины изучение функционирования организма при условии изолирования одного существенного компонента.

Каждый из этапов этого урока можно применить к другой стороне спины или защипнуть ткани с обеих сторон позвоночника на том уровне, на котором ощущается необходимость облегчить ее состояние.

Высвобождение нижней части спины из области постоянного напряжения тренирует способность организма маневрировать своим строением в поисках комфорта. Это существенное совершенствование качества собственной жизни, происходящее в контексте общего функционирования организма (например, в процессе ходьбы). Вначале совершенствование стиля может потребовать многократного и терпеливого повторения. Впоследствии можно будет осуществлять это в считанные минуты во время повседневных действий.

Кулаки на области таза (поддержка снизу вверх) помогают нижней части спины сжаться

Осторожно собирая ткани нижней части спины в направлении вверх, помогают спине выполнить действие сжатия от боли. Когда нервная система понимает, что кто-то другой выполняет функцию защиты вместо нее, она прекращает активно участвовать в действии сжатия, и спина расслабляется.

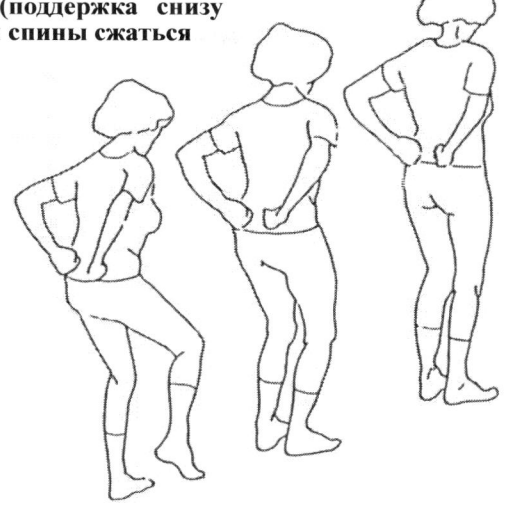

Круги ногой – действие во время перемещения веса тела
Можно добиться большей свободы движения в области спины посредством описывания кругов ногой. В положении стоя зафиксировать чувствительную область (допустим, что она находится справа) двумя руками. Перенести вес тела на более надежную левую ногу. Немного согнуть ее, оторвать от пола правую стопу и начать описывать круги на полу по часовой стрелке и против.
Остановившись, немного отдохнуть и прислушаться к тому, как сейчас ощущается опора. Опять зафиксировать область боли. Теперь перенести вес тела на страдающую сторону, то есть, опереться на правую ногу. Немного согнуть правое колено и пригласить тело полностью опереться на правую стопу.

Постепенно освободив от веса левую сторону, начать описывать круги левой ступней на поверхности пола. Описывая круги, левая ступня только прикасается к полу, не опираясь на него. Обратить внимание, как правая сторона самостоятельно организовывает перенос веса тела. Если тяжело сохранять равновесие, можно опереться бедром или тазом правой стороны обо что-то устойчивое или головой о стену.

Обратить внимание на изменения, начинающие проявляться вследствие описывания кругов ногой в зафиксированной области. Это упражнение, обучающее спину способности привести тело к равновесию в процессе приспосабливания к изменению движения и состоянию действительного переноса веса. Закончить движение.

Обратить внимание на ощущения при ходьбе после урока.

Фиксирование мышцы в положении лежа на кровати

Даже в том случае, если боли в спине приковывают человека к постели, можно попытаться самостоятельно облегчить состояние посредством фиксирования мышцы.

Лечь на бок, выбрав ту сторону, на которой удобнее. Скорее всего, это будет менее уязвимая сторона, например, левая. Стоит положить под верхнее (в данном случае, правое) колено подушку, уменьшив этим напряжение болезненного участка спины. Попытаться поочередно немного округлить спину, а затем углубить впадину. Локализовать область боли, которая оказывает сопротивление движению.

Протянуть правую руку назад к спине и защипнуть болезненную область с правой стороны. Очень медленно вернуться к тому же движению выпячивания и углубления поясничной впадины спины, к действию, которое раньше приносило неприятные ощущения. В случае если боль продолжается, продолжать выпячивание назад до тех пор, пока не будет найдено место, защипывание которого нейтрализует неприятные ощущения даже при движении. Для того чтобы найти это место, требуется терпение. Оно может находиться на линии поясницы, на ягодицах, рядом с крестцом или копчиком.

Одновременно с локализацией области боли медленно и осторожно проанализировать возможности движения при выпячивании и углублении впадины спины. Если пальцам тяжело оставаться в положении защипа, можно подталкивать кулаком ткани таза в направлении линии пояса снизу вверх. Это аналогично фиксированию в одном и том же направлении.

Выполнив упражнение несколько раз, снять руку и отдохнуть. Теперь попробовать двигаться, не фиксируя мышцу. Оценить, проявляется ли облегчение. После небольшого отдыха вернуться к движению и методично искать центр сопротивления движению, стараясь нейтрализовать его. В процессе упражнения постепенно наступает расслабление. К этой проверке можно добавить движение коленом, находящимся сверху, похожее на греблю прямо перед собой и назад, с целью лучше распознать движение позвоночника.

Каждый раз, выпячивая спину, позволить рту быть немного приоткрытым. Это не только освобождает больше пространства для движения затылка, но и разрушает модель отступления из-за страха перед болью. Убедиться, что живот, ягодицы и задний проход при этом не напрягаются. Пребывать в таком положении до тех пор, пока дыхание станет свободным и можно будет ощутить реакцию тела на уменьшение впадины спины. Затем прекратить движение и убрать руку.

Вновь осторожно вернуться к движению, но теперь без фиксирования мышцы. Проанализировать, готово ли теперь тело принять это движение? Стало ли это движение более свободным?

Впоследствии, возвращаясь к повседневным действиям, лучше делать некоторое время только то немногое, что является необходимым. Достигнутые изменения – вещь новая и очень хрупкая, и малейшая угроза поспешит привести в действие предыдущую программу. Цель заключается в том, чтобы достичь уверенного равновесия в возможном движении, исключив драматические преувеличения и отступления.
Для многих людей фиксирование мышцы спины в положении лежа явилось важным поворотным пунктом от страха и бессилия к возвращению уверенности в себе и реабилитации функций.

Освобождение затылка

Нет такого человека, который отказался бы немного расслабить и успокоить область шеи. Ее можно назвать сосудом двигательного функционирования. Это относительно хрупкая область, представляющая собой соединение между большой массой верхней части спины и черепом. Она покрывает двигательный дефицит и упущения всех партнеров, ответственных за осанку. Форма затылка при перемещении головы подчинена поведению остальных частей, а возможности его движения отражают уровень функционирования всего тела.

Эту зависимость между шеей и телом можно использовать в обратном направлении, маневрируя движением затылка. Действительно, сложно оказать влияние и каким-то образом изменить поведение массивного тела посредством действий такого хрупкого участка позвоночника, но до тех пор, пока этого не произойдет, всем остальным позвонкам, тазу и конечностям будет тяжело избавиться от вредных привычек и превратить их в полезные.

Руки напомнят затылку о том, что он может быть беззаботным, и это позволит остальным частям тела вернуться в прежнее состояние и функционировать более рационально. Заниматься оздоровлением затылка можно самостоятельно в положении сидя.

Сесть на стул, удобно опираясь на его спинку в более или менее выпрямленном положении. Для того чтобы можно было сидеть так длительное время, не уставая, проверить, стоит ли подложить подушки в качестве опоры. Если вы предпочитаете сидеть на полу, можно облегчить положение спины, усевшись на подушки. Подушка приподнимает таз и позволяет коленям скользить в направлении пола по диагонали. Таким образом, спина не должна растягиваться, для того чтобы кости таза касались пола.

Немного подождать, ощутить затылок в состоянии покоя. Затем начать поворачивать голову в одну, потом в другую стороны, пы-

таясь определить различия. Постараться не переходить границу свободного движения. Повторить несколько раз только ту часть упражнения, которая выполняется совершенно свободно и без всякой угрозы. Оценить в сознании границы безопасной области, которая имеется в распоряжении затылка с каждой из сторон. Какая сторона позволяет выполнить большее количество движения?

Если с правой стороны количество движения поворота меньше, положить левую ладонь на правое плечо в месте, соединяющем плечо с шеей, левый локоть согнут перед грудью.

Позволить пальцам в течение нескольких минут исследовать эту напряженную область. Делать это мягко, оставаться некоторое время в каждой точке, ощущая строение тела в этом месте. Ощупать пальцами всю гряду плеча, выпуклость кости лопатки, ткани между лопаткой и позвоночником. Дотрагиваться до верхней части позвонков затылка и искать линию черепа. Познакомиться со связками, которые держат голову на плечах. Довериться пальцам, пусть они найдут места напряжения. Дотрагиваться до напряженных мест терпеливо, не пытаясь расслабить их силой. Наталкиваясь на твердый клубок, дотрагиваться до него, не пытаясь изменить, почувствовать его, быть готовым подождать, пока прояснится ощущение. Отдохнуть.

Опять положить левую руку на правое плечо. Начать осторожно собирать там ткани и стягивать их постепенно между пальцами и запястьем. Некоторое время пребывать в таком зафиксированном положении. Удерживать мышцу осторожно, но вместе с тем решительно, не допуская боли. Проверить, можно ли при этом избавиться от напряжения в обоих плечах, позволив им спокойно опуститься. Правое предплечье провисает всей своей длиной, локоть прямой.

Удерживая зафиксированные мышцы, начать поднимать правое плечо, двигаясь им в направлении уха, затем расслабить и разрешить ему опуститься.

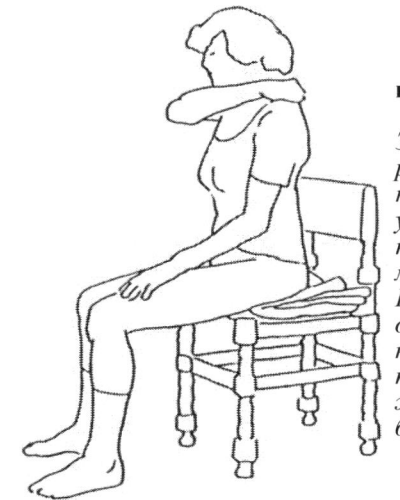

Фиксирование мышцы между затылком и плечом

Защипывание напряженной мышцы изолирует ее из общего действия. То, что можно функционировать и в таком положении, убеждает нервную систему в отсутствии необходимости хронического напряжения мышц, и она разрешает им расслабиться. После этого упражнения контраст между ощущением плеч подобен раздвоению личности. Сторона, с которой не работали, показывает тебе, как ты несешь себя по жизни, противоположная сторона – каким бы ты мог быть.

Продолжать упражнение. *Защип постоянный, и плечо небольшими движениями перемещается внутри него. Обратить внимание на то, чтобы не было резких движений. Сопровождать движение плеча, когда оно опускается. Наблюдать, куда оно возвращается каждый раз под тяжестью своего веса.*

Поднимая плечо, *поворачивать все предплечье спиральным движением вокруг своей оси, тыльная сторона ладони при этом поворачивается к телу. Опуская плечо, позволить предплечью повернуться обратно.*

Выполнив упражнение несколько раз, *осторожно попробовать делать то же в обратном направлении. Каждый раз, поднимая плечо, развернуть предплечье таким образом, чтобы внутренняя сторона ладони повернулась наружу, затем позволить ей вернуться обратно, когда плечо опускается. Постепенно уменьшать количество движения и прийти к символическому движению, которое составляет малую часть потенциального и совсем не выглядит как упражнение.*

Замедлить, *а потом и прекратить движение, освободив зафиксированные мышцы. Разжать пальцы и позволить руке свободно скользить, касаясь тела. Возможно, такое скользящее прикосновение послужит компенсацией пальцам за длительное нахождение в неподвижном положении.*

Отдохнуть, *позволить дыханию пройти через грудную клетку. Закрыть глаза, прислушаться к ощущениям в правом плече. Изменилась ли его реакция на силу земного притяжения? Готово ли оно теперь опуститься ниже, чем левое? Это не так уж мало, если в* *течение считанных минут удается «уговорить» плечо отказаться от привычки растрачивать излишнюю энергию, сопротивляясь силе земного притяжения.*

Вернуться к упражнению и защипнуть левой рукой область между грядой плеча и затылком справа в том месте, где есть ощущение, что это центр напряжения между ними.

Теперь каждый раз, поднимая плечо и легко поворачивая его, приблизить голову к плечу. Голова и плечо не обязательно должны дотрагиваться друг до друга. Приближать и отдалять их друг от друга во всевозможных направлениях и различными способами. Время от времени касаться плеча разными участками лица. Приближать к плечу то подбородок, то ухо, то затылок, и все это делать движениями, совершенно лишенными напряжения. Разрешить рту приоткрыться, а челюсти несколько отвиснуть. Позволить голове и руке «плясать» навстречу друг другу, вокруг руки, которая обвивает мышцу в неожиданных направлениях, что похоже на движение водорослей.

Оставить плечо поднятым кверху и приблизить место за ухом к руке, обхватывающей мышцу плеча. Теперь голова и плечо как бы приклеены друг к другу. Начать перемещать верхнюю часть спины в пространстве. Обратить внимание на то, чтобы голова и плечо находились в таком приближенном друг к другу положении, подобно монолиту. Немного раскачивать тело округлыми движениями маятника, наклоняясь вперед и отклоняясь назад.

Немного отдохнуть. Прикрыть глаза и подождать, пока представление о плечах проявится в воображении. Обратить внимание, уравновешен ли сейчас плечевой пояс. Куда теперь направлено правое плечо, какова его длина? Если бы потребовалось в точности описать положение плеч, как бы это выглядело? Каково ощущение при неуравновешенном положении плеч? Можно «услышать» мольбу левого плеча, которое тоже хотело бы почувствовать свободу.

Изменение, происходящее при фиксировании мышц плеча – это не только физическое улучшение движения, выражающееся в расслаблении затылка с этой стороны. Кроме того, это изменение в отношении к жизни. Если прислушаться к тому, что происходит с каждым плечом в отдельности, можно определить различия между двумя сторонами. Как можно оценить настроение правой стороны, чем оно отличается от настроения левой? Возможно, правая сторона усвоила, что в жизни должно быть место удовольствию, беззаботности и ощущению комфорта. Левая, скорей всего, до сих пор уверена, что жизнь неизбежно полна трудностей и следует постоянно соблюдать дисциплину, быть готовым к самозащите и находиться в постоянном напряжении. Это редкий момент, когда человек может увидеть себя выбирающим из этих двух возможностей. Одна сторона позволяет увидеть, как человек повседневно справляется с переносом тела в пространстве, другая дает возможность взглянуть на то, как это могло бы быть.

Прежде чем проделать то же с другой стороной, следует убедиться, как затылок двигается теперь. Потихоньку начать поочередно поворачивать голову вправо и влево. Увеличилось ли количество движения по сравнению с началом урока? Возможно, что сигнал о прекращении движения появляется теперь позже, чем прежде? Попытаться определить, произошло ли изменение также и в качестве движения. Возможно, оно стало более плавным, простым и непринужденным, а затылок живет теперь в большей гармонии с плечами, позвоночником и глазами. Некоторые ощущают, что затылок перестал быть обособленным отрезком, полным проблем, и постепенно включается во взаимоотношения со всем телом.

Если воспринимается тот факт, что в определенном направлении произошло улучшение, стоит уделить минутку тому, чтобы спланировать путь, которым можно будет в будущем осуществлять то, чему научились. Если предоставить это случаю, то логика может сделать вывод о том, что комфорт в области затылка уже достигнут, и нет необходимости больше трудиться над этим. Следует помнить, что затылок нашел облегчение в результате последовательного прохождения всего процесса и, что особенно важно, в результате осознания движения. Можно доверять процессу и осознанию, которые руководят человеком в стремлении к новым достижениям.

Модель беззаботного движения

Модель восстанавливающего движения можно создать не только на основании рекомендаций и уроков, приведенных здесь, но и исходя из арсенала имеющихся в собственной «коллекции».

Нервная система реагирует на субъективные ощущения при движении и воспринимает степень сложности или легкости действия. Легкость в области спины – это характеристика того же качества, в котором выполняется улучшенное движение.

Для того чтобы показать нервной системе модель обстановки, способствующей совершенствованию действия, можно выбрать любое движение, которое представляет собой сложность при выполнении и вызывает болезненные ощущения. Это может быть подтягивание колена к животу, поворот спины по отношению к тазу, переворот со спины набок или любое другое движение.

Несколько раз осторожно выполнить это движение, для того чтобы улучшить и локализовать сам его ход и составляющие. Иногда удивляет, что не всегда боль появляется в соответствии с желани-

ем возбудить ее в определенном месте. Но это хорошие новости.

Если боль возникает в процессе движения, можно попытаться избавиться от нее. Можно вспомнить, как пытались справиться с болью, превзойти ее путем принуждения и усмирить, применяя силу. Вспомнить ощущение, которое сопровождало эту борьбу. Возможно ли вообще оздоровить движение, применяя силу? Готовы ли мы заменить применение силы большей чувствительностью к движению? Тот факт, что существует движение, реагирующее на боль, дает точный указатель для ориентации. Боль может помочь найти выход из лабиринта.

Оптимальное действие – использование 20 процентов потенциала

Подождать немного и повторить в воображении движение, причиняющее боль. Только после этого осторожно выполнять ту часть движения, которая не возбуждает боль. Уменьшать количество движения, постепенно дойти до минимума – приблизительно 20 процентов возможного. Можно даже повторять выполнение только начала движения. Точно так же, как для успешного приготовления пищи важно правильно подобрать нагрев, для успешного движения важно оптимальное взаимодействие частей тела.

Двигаться очень медленно, терпеливо и комфортно, прислушиваясь к ощущениям тела. Неторопливое движение позволяет внутреннему разуму разобраться, где возможно облегчить состояние. И если действительно будет достигнуто облегчение в определенном месте, то свидетельством этому станет более свободное дыхание. Повторить движение снова и снова на этом уровне, отдыхая в перерывах.

Может быть, только теперь становится понятным, что причиной боли является не определенное действие, а применение силы при его выполнении. Это подходящий момент заново убедиться в существовании собственной тенденции стремиться к максимуму.

Расслабляющие движения всегда осторожные и небольшие, иногда они вообще скрыты от постороннего глаза. Они требуют многократного повторения для того, чтобы нервной системе стала понятна их цель.

Выполнив упражнение 10 – 20 раз по сокращенной модели определенного движения, можно повторить все движение полностью с самого начала и ощутить, как это происходит теперь. Желательно не перестараться при этой проверке и сохранять стиль осторожного движения, особенно за пределами безопасной зоны.

Если человек обладает чувствительностью к тонкостям, он обязательно определит, что произошли изменения. Возможно, те-

перь сигнал «стоп» зажигается после выполнения большего, чем прежде, количества движения? Скорее всего, и боль стала менее острой. Можно условно оценить это уменьшение болевых ощущений с отметки 7 до отметки 4.

Люди, не обладающие способностью в точности оценивать тонкие изменения, могут разочароваться в этот момент, потому что остаточные явления боли все еще присутствуют. Восстановление диалога между человеком и его организмом учитывает не только обучение тому, как двигаться, не травмируя тело, но также и уважение к ритму, в котором организм может учиться, позволив процессу изменений продолжаться столько времени, сколько требуется.

Оттолкнуться от базисной программы

Такие движения, как ходьба, ползание и плавание, если они выполняются в медленном темпе, могут быть использованы в качестве прекрасного средства для восстановления организма.

Так, например, если человек лежит в кровати на боку и не может перемещать спину, ему следует вспомнить о том, что для него нет никакой проблемы привести в действие голеностопный сустав. Начать сгибать и выпрямлять голеностопный сустав одной ноги, не применяя усилие. Это движение чем-то напоминает ходьбу. Можно к каждому сгибанию голеностопного сустава присоединить легкое движение плеча, немного приподняв его в направлении головы. Через некоторое время вместо легких подтягиваний выполнять небольшие круги плечом (в соответствии с движением стопы).

Когда эти движения выполняются в едином синхронном ритме, в мозгу проявляется знакомая модель полноценного движения, которая побуждает все позвонки от таза до черепа прийти в состояние пружинистости. Еще немного, и спина тоже присоединится к попеременному движению позвонков наружу и внутрь.

Понятно, что если стараются выполнить большие движения плечом и стопой, то единственное, чего добиваются – это напряжения. Ущерб от этого напряжения не только в отсутствии приятных ощущений для тела, но и в упущении положительного эффекта, который можно получить от естественного движения. Код плавной, свободной от борьбы ходьбы в мозгу не может сочетаться с агрессивным действием.

Вместо того чтобы вынуждать двигаться голеностопный сустав, плечо, спину или любую другую часть, стоит положиться на тело, которое само знает, как следует организоваться для выполнения такой серьезной функции, как ходьба.

Природа заложила в организме партитуру гармоничного функционирования каждой клетки. Цель исправления состоит в том, чтобы направить движение к тому первоначальному коду, который способен прийти также и к проблемной области, в которой произошло нарушение. Это не случается мгновенно и не произойдет только потому, что существует правильный рецепт движения. Здесь нужен чувствительный поиск того, что легко и подходит, терпеливое отсеивание естественного движения от того искусственного, что «прилипло» к нему.

Действовать в соответствии с необходимостью – сделать борьбу ненужной

Если человек пытается выпрямиться в положении стоя, но что-то внутри сопротивляется этому и удерживает тело в согнутом состоянии, стоит прекратить борьбу с телом и попробовать повиноваться ему. Наилучший путь освободиться от этой борьбы – найти опору, которая расслабит тело, освободив его от напряжения, возникающего при переносе веса в вертикальном положении. Можно удобно устроиться, стоя на четвереньках возле кровати, когда колени находятся на полу, а вся верхняя часть спины полностью отдыхает на кровати.

Встать возле кровати и медленно опуститься на четвереньки. Вначале можно опереться руками на стул. Согнуть колени больше, чем верхнюю часть спины. Опуститься вначале на одно колено и только потом на второе, разворачивая при этом тело в сторону. Не следует опускаться резким движением, причиняющим боль, стоит позволить весу тела руководить им, мягко погружаясь в удобном направлении.

Выполняя небольшие движения погружения при условии пружинистости коленей, можно определить направление погружения. Каждый выдох – это возможность освободиться от боли и еще больше опуститься на глубину. Совсем не обязательно, чтобы это погружение было симметричным или прямым. Можно остаться в любом удобном положении. Постараться услышать внутренний сигнал, который сообщает, когда можно продолжать опускаться. Такое погружение занимает много времени. В конце концов, опускаются на колени на пол, а верхняя часть спины устроена на кровати.

Это положение спины по отношению к ногам является предшествующим положению стоя на коленях, при этом грудная клетка и живот полностью опираются на находящуюся под ними кровать, что позволяет спине прекратить работать и отдыхать. Позволить себе в полной мере ощутить облегчение в таком положении, которое само по себе является первоначальным этапом развития, этапом, на котором у человека, скорее всего, не было возможности остановиться и воспринять его.

Прислушаться к ощущениям тела в таком положении, к тому, как реагирует спина, когда она имеет полноценную опору. Возможно, вызывает удивление тот факт, что существует это забытое и удобное положение. Впервые за длительный период люди ощущают, что могут дышать полной грудью.

Дыхание является достоверной реакцией на то, что происходит с человеком. Дыхание может быть спонтанным, оно возникает само по себе и распространяется до краешков легких. Это свидетельствует о том, что организм готов сейчас находиться в полном согласии с тем, что происходит с ним, в состоянии, которого ему постоянно недостает, и он приходит к расслаблению и к равновесию.

Положение стоя на коленях

Можно использовать эту позу в качестве положения для отдыха. Оставаться в ней столько, сколько это удобно. Возможно, в определенный момент появится желание двигаться в таком положении. Помнить о том, что при травмах можно добиться эффективности движений только в том случае, если они выполняются пассивно. Если выполнять их привычным активным образом, они приведут в действие обычную модель, подталкивающую тело к постоянной боли. Для того чтобы двигаться, не нанося организму вред, нужна чувствительность к тонкостям. Есть больше шансов преуспеть в этом, когда двигаются медленно и осторожно, с минимальным усилием, напоминающим пассивность.

Можно положить руку на чувствительное место в области впадины спины и легко подталкивать таз вверх, что помогает уменьшить напряжение в зоне поясницы. Использовать тыльную сторону ладони или кулак со стороны большого и указательного пальцев. Несколько раз вернуться к этому движению, задерживаясь некоторое время при подталкивании таза вверх в направлении головы, и ощутить, как это избавляет спину от необходимости сжиматься собственными силами.

Скорее всего, одно колено имеет тенденцию отрываться от пола. В этом случае стоит немного увеличить давление подушечки стопы на пол, в результате чего спина продвинется вперед и получит возможность быть менее напряженной. В сущности, мы помогаем спине сжаться. Она избавляется от необходимости удерживать жесткой область, страдающую от боли. Опирающаяся на пол нога выполняет работу вместо спины, тем самым снимая с нее напряжение. Если и в самом деле выполнять движение, внимательно прислушиваясь, можно получить в награду комфортное дыхание.

Возможно, находят, что движение одного колена приносит удовлетворение, в то время как второе все еще беспокоит. В таком случае лучше продолжать движение на благополучной стороне. Цель состоит в том, чтобы поддержать то движение, которое возможно выполнить, не принуждая тело к сложным действиям. Продолжать упражнение, нащупывая другие направления колена. Всего несколько градусов вправо или влево могут изменить положение тела и помогут найти то, что ему и в самом деле нужно.

Положение стоя на коленях с поддержкой

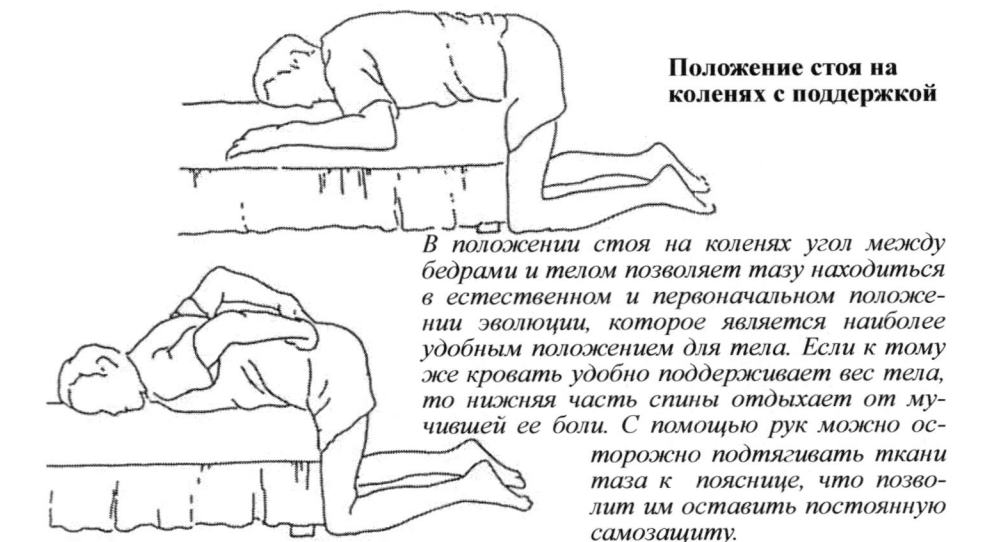

В положении стоя на коленях угол между бедрами и телом позволяет тазу находиться в естественном и первоначальном положении эволюции, которое является наиболее удобным положением для тела. Если к тому же кровать удобно поддерживает вес тела, то нижняя часть спины отдыхает от мучившей ее боли. С помощью рук можно осторожно подтягивать ткани таза к пояснице, что позволит им оставить постоянную самозащиту.

Можно также поднять стопу в воздух, когда колено остается в безопасности на полу. Передвигая голень мягкими округлыми движениями в различных направлениях, можно почувствовать, как движение происходит соответственно и в области позвоночника. Возможно, в таком положении, когда снизу есть опора – кровать, а сверху прикосновение руки, спина будет готова начать движение, не пробуждая боль, а это уже начало выздоровления.

Скорее всего, на определенном этапе голова начнет искать новое положение для затылка, тогда ее следует поворачивать очень осторожно, в индивидуальном темпе, в другую сторону. Будет неплохо, если к противоположной стороне голова придет небольшими и повторяющимися движениями. Можно повернуть голову, когда колено приподнимается, а стопа толкает бедро. Бедро подталкивает таз, тот, в свою очередь, позвоночник, а позвоночник уже толкает голову вперед, и волна движения объединяет заново все тело.

В этом положении не стоит делать много движений, но каждое из них должно давать ощущение полноценного действия. Гораздо важнее, чем извлечь определенные движения, двигаться, как бы повинуясь чему-то, поднимающемуся изнутри, что помнит, как прийти к улучшению состояния. Это насколько возможно незначительные, медленные и плавные движения. Постараться исключить торопливость и принуждение, только ощущать, в каком направлении можно двигаться.

Так люди беседуют со своим внутренним разумом. Он начинает руководить жизнью прежде, чем люди научатся говорить и понимать. Обычно его приглашают принести то, что он знает, после того, как в шуме и повседневной суете, в которых привычки приобретают право голоса, к нему не хотели прислушиваться. Если принять его во внимание тогда, когда это нужно, начинают ощущать, что именно необходимо. Действительно, пренебречь трезвой инициативой и быть готовым на некоторое время стать пассивным – это одна из самых сложных вещей в нашем обществе, которое верит только в маневрирование и комбинации. Однако именно пассивный путь позволяет найти безопасный способ выполнения движения.

Каждый человек, умеющий внимательно прислушиваться к себе, знает, когда нужно отдохнуть, когда можно прервать отдых и встать. Теперь медленно и поэтапно принять вертикальное положение, поворачивая при этом тело в сторону так, чтобы можно было в любой момент прерваться и устроиться в этом месте, а затем вернуться или продолжать дальше. Встать и ощутить, стала ли спина более спокойной.

Положение, обратное положению стоя на коленях

Можно принять положение, обратное положению стоя на коленях. Лечь на спину, голени обеих ног положить на сиденье стула или кровать. Таким образом можно создать прямой угол между спиной и бедрами, что подобно положению стоя на коленях.

Люди, страдающие от того, что длительное время не могли найти положение, которое могло бы дать им отдых от боли, приятно удивлены, найдя опору для ног на стуле, ведь это избавляет спину от постоянного состояния самозащиты, ведь теперь она готова растянуться на полу и отдохнуть.

В этом случае вес тела распределяется между ногами и спиной. При таком положении поднятые вверх голени позволяют нижней части спины провиснуть наоборот. Позвонки нижней части спины от таза по направлению к грудной клетке находятся в подвешенном состоянии, и, кроме того, пол служит им опорой. Возбужденная область боли сразу же отзывается на уменьшение давления и реагирует расслаблением. Так можно даже спать, если это единственный способ успокоить боль.

Положение лежа на боку – надежное убежище

Положение лежа на боку, когда все тело мягко округлено – надежное убежище от боли для многих людей. Подушка, уложенная между согнутыми коленями, уменьшает реакцию спины на движение и дает ему больше свободы.

Можно немного успокоить боль, скрестив колени. Так, например, свернувшись клубочком на правом боку, отодвигают правое колено назад, левое (верхнее) подтягивают перед собой. Если есть необходимость, можно немного приподнять его, подложив на подушку.

Лежа на боку, можно опереться на подушку и свернутое одеяло, уложенное позади спины. Ощущение опоры, даже если не располагаются на ней всем весом тела, позволяет спине ослабить внутреннее напряжение, непрерывно сопровождающее ее, совершено незащищенную и одинокую в открытом пространстве.

Плавность движения, достигнутая с помощью рулона
Если беспокоит спина, можно выполнять множество эффективных движений в положении лежа на боку с округленной спиной.

Положить рулон из картона диаметром с большую бутылку между коленями таким образом, чтобы он опирался на бедро и голень нижней, согнутой в колене ноги. Начать медленно перекатывать рулон верхним коленом.

Ощутить, как мягкое движение колена, подобно гамаку, раскачивает таз и спину. Это позволяет верхней части поясницы ощутить свободу своего движения по отношению ко всему телу, пребывая при этом в спокойном состоянии. Рулон поддерживает нижнюю часть спины и вычерчивает для нее непрерывный и плавный путь, который вряд ли она осмелилась бы проделать самостоятельно, особенно если есть боль.

Для того чтобы сделать движение более комфортным, можно использовать верхнюю руку, поворачивая рулон в одну сторону, затем в другую. Таким образом, спина находится в пассивном состоянии и при этом воспринимает движение точно так же, как и во время индивидуального урока, проводимого учителем.

Переход из одного положения в другое
Иногда проблема состоит даже в том, чтобы просто лечь на бок, не провоцируя при этом острую боль. Во многих случаях человек может ходить, стоять, сидеть, лежать на спине и на боку, не ощущая при этом боли. Неприятные ощущения появляются при переходе из одного положения в другое.

Точно так же, как следует прислушиваться к протесту живота, который болит после того, как съедено что-то неподходящее, можно воспринимать сигнал движений, которые причиняют боль, и искать способы избежать ее. Каждый человек вправе стремиться к непрерывному совершенствованию без срывов, а любая боль является именно таким срывом и отбрасывает его назад. Переходы из положения лежа в положение сидя, из положения сидя в положение стоя, переворот на бок – все это функции, к которым стоит относиться чувствительно и терпеливо.

Даже такое простое движение, как сгибание коленей, можно выполнить либо эффективным способом, либо травмируя тело. Колени необходимо согнуть до того, как начинают вставать, и прислонить их к стулу, или до того, как перекатываются на сторону для того чтобы встать. Каким образом можно благополучно согнуть колени при скованной болью спине, когда малейшее движение колена отзывается болью на другом конце бедренной кости, и это сотрясает проблемную область? Можно ли двигать ногами, сохраняя безопасность спины?

Сгибание коленей методом первобытного плавания
Что происходит, когда в положении лежа с выпрямленными ногами хотят изменить положение тела, согнув колени так, чтобы стопы стояли на кровати?

Осознают ли люди, каким образом они привыкли это делать? Возможно, они привыкли сгибать оба колена одновременно? Какова траектория сгибания ноги? Может быть, стопы оставляют опору и, отрываясь от нее, проделывают весь путь в воздухе? Понятно, что реакцией на такое движение будет острая боль в спине, что можно рассматривать как сообщение о том, что движение таким способом выполнять не следует. Однако не стоит спешить с выводом о том, что сгибание коленей всегда является угрозой спине, можно рассмотреть другие варианты, которые позволят привести колени в то же положение, не провоцируя боль.

Люди, страдающие от боли, обязательно должны быть осторожными и внимательно прислушиваться к тому, что происходит внутри собственного тела, делать только то, что удобно и безопасно, стараясь найти такой путь самостоятельно. Вначале немного поворачиваются только в одну сторону, например, вправо, при этом обе стопы повернуты вправо. Правое колено сгибается все больше и больше, оно до сих пор повернуто вправо, стопа при этом не отрывается от поверхности кровати. Таким образом, стопа не должна мобилизоваться, для того чтобы переносить вес ноги. Когда правое колено достаточно согнуто, и стопа, которая до сих пор находится в соприкосновении с кроватью, приближается к левому колену, гораздо легче поднять колено в направлении потолка. На этом этапе уже вся площадь правой стопы касается поверхности кровати.

Продолжая упражнение, наклоняют всю верхнюю часть спины и ноги влево, согнутое правое колено над телом помогает повороту влево. Вытянутая левая нога также повернута влево, как коленом, так и стопой. Когда нога повернута таким образом в сторону, это позволяет подтянуть ее через сторону влево и углубить сгибание колена, которое до сих пор находится на кровати, а затем свободно найти в пространстве удобное расстояние от кровати в приподнятом положении. Можно использовать подушки в качестве опоры для коленей. Они будут способствовать более удобному подтягиванию коленей через сторону.

Теперь, когда оба колена достаточно согнуты влево, а спина выгнулась и округлилась, поднимаем оба колена на середину в устойчивое для них положение.

Голова участвует в движении, она поворачивается в направлении, противоположном коленям, что является результатом поворота, происходящего в области грудной клетки. Основная идея заключается в относительном улучшении взаимосвязи между центром тела и периферией.

Вначале поворот ног используется в качестве рычага для приведения спины в движение. Затем таз и грудная клетка реагируют, отзываясь на движение поворота, что помогает ногам подтянуться.

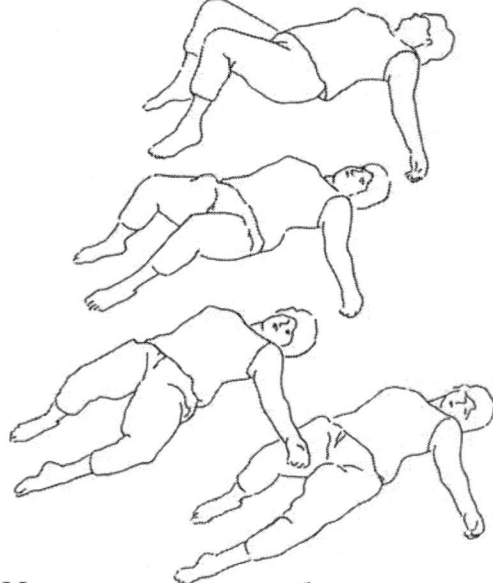

До того, как встают с постели
Как согнуть колени, не травмируя спину? Безопасный путь для перехода из выпрямленного положения ног в согнутое и наоборот находят в соответствии с собственными ощущениями, когда подтягивают стопы по поверхности кровати, сначала одну и только потом вторую. При этом каждое из коленей развернуто в сторону, и вся верхняя часть спины помогает повороту. Стоит несколько раз повторить движение, чтобы позволить попеременному плавному изгибу создать «хорошее настроение» для спины на предстоящий день.

Можно использовать более короткий путь. Подтянуть правое колено через правую сторону и привести его в вертикальное положение, а затем, согнув, наклонить влево. Точно таким же образом подтянуть и привести в вертикальное положение левое колено. Теперь оба колена находятся в вертикальном положении на срединной линии. Колени приходят в такое положение каждое со своей стороны, подобно попеременному движению плавания. Спина, как гамак, раскачивается из стороны в сторону, находясь при этом в полной безопасности. Ведь вес ног в этом движении несет кровать, поэтому спина ощущает себя свободной. Точно таким же образом от начала до конца позволить ногам выпрямиться. Движение должно быть скользящим, каждое колено выпрямляется со своей стороны.

Когда в процессе обучения люди повторяют подтягивание коленей через сторону, в этом цикличном движении, подобно шелковому шарфу, раскачивается верхняя часть спины. Редкая гармония движения находит глубокий отклик в человеческом сердце, и это, в сущности, является переходом к пониманию. Движение доставляет удовольствие, и хочется продолжать его бесконечно.

Чрезмерная старательность
Ну, а если спина не беспокоит, если не появляется сигнал острой боли, помогающий найти оптимальный путь? Каким образом такой че-

ловек приведет колени в вертикальное положение?

Многие люди отрывают стопы от кровати, когда ноги еще прямые, при этом оба колена сгибаются одновременно. Сравнив оба способа приведения коленей в вертикальное положение, можно убедиться, что, сгибая оба колена, когда стопы находятся в воздухе, заставляют спину резко мобилизоваться – ведь она должна справиться с этой нагрузкой. Не всем известно, что существует и другая возможность. Большинство людей используют сложный путь, не пытаясь найти более эффективный. Эта машинальная привычка превращается в кредо, поскольку движение становится акцией преодоления, и нужно примириться с этим, ведь вся жизнь – борьба.

Безусловно, такой подход не позволяет искать пути к снижению напряжения. Даже в том случае, если спина уже травмирована, человек не всегда принимает способ подтягивания ног через стороны и не готов позволить опоре переносить их вес, вместо того чтобы нагружать страдающую спину.

И наоборот, те немногие люди, которые сумели пренебречь привычкой, придя к компромиссному решению и благополучно сгибая колени, не склонны думать, что нашли более легкий путь. Им кажется, что они балуют себя, или что они делают это от безысходности, потому что не могут позволить вести себя так, как остальные, что еще больше утверждает их в том, что они физически неполноценны. Им невдомек, что найденный легкий путь является правильным, и другие должны учиться у них эффективному движению.

Творческий подход к осторожности

Когда у человека начинает что-то болеть, чувствительность к этой боли и осторожность помогают ему отдалиться от того, что может нанести вред. Таким образом, сама природа посредством языка боли защищает его. Готовность внимательно прислушиваться к болевым ощущениям является началом пути к выздоровлению. Творческое наблюдение за собой стоит лелеять. Вначале осторожность может выглядеть как некоторое отступление от темпа жизни, поскольку все следует делать медленно, больше наблюдать, чем двигаться. Однако приходит момент, когда начинают ощущать себя уверенно и могут позволить себе меньше остерегаться и больше делать.

Для страдающих от боли людей существует опасность: излишняя осторожность может превратиться в привычку остерегаться. Такие люди утверждают для себя осторожность в качестве стиля жизни и «застревают» в ней так же, как и в любой другой привычке. Осторожность перестает быть творческим исследованием и превращается в препятствие. Вместо чувствительного диалога с возможностями тела движение становится неприятным, его стараются избежать.

При таком подходе осторожность не является рычагом к выздоровлению, наоборот, ущерб для организма возрастает. Другие части тела, у которых нет никаких причин для осторожности, также тормозят свои движения, стараясь приспособиться к травмированному участку и защитить его. Понимание того, когда можно двигаться, а когда нужно остановиться, находят только путем собственного опыта, в движении, цель которого отдалиться от принуждения.

Восприятие всего этого приходит в процессе длительной работы посредством осознания через движение. В каждом из уроков люди тренируют свою способность к находчивости, стараются обнаруживать все новые и новые возможности тела на данный момент.

Как перевернуться в кровати, не провоцируя боль

Иногда уязвимая область является препятствием именно в постели. Обычно после ночного отдыха боль успокаивается. Проблема просыпается, когда хотят встать. Начало движения может стоить острой боли, которая перечеркивает все надежды на успешный день. Это может произойти и с человеком, который не собирается вставать, а только хочет изменить позу.

Например, вы лежите на спине и хотите перевернуться на бок. Вместо того чтобы сбросить одеяло и немного перекатиться на другую часть кровати, люди иногда стремятся вернуться на нагретое место, на котором лежали до этого момента. Они отрывают таз от кровати, поднимают его в воздух и разворачивают вокруг своей оси прежде, чем снова опускают на кровать, чтобы лечь на бок. При этом маневре плечи остаются лежать на кровати и только от чувствительной нижней части спины требуют выполнить движение внезапного поворота при переносе веса таза в воздухе. Все это проделывают очень сложным для тела способом, причем, задача возлагается на нижнюю часть спины, которой непросто это выполнить. Кроме того, все это без участия в движении остальных частей тела.

Так происходит, когда привычке позволяют руководить телом. Это путь, которым мозг воспринимает волевое желание. Он выбирает привычную программу, готовую для такого случая, и вновь возвращается к ней до тех пор, пока его не научат делать это иначе.

Люди, готовые к тому, чтобы проверить эффективность привычки вставания с постели, могут испробовать другой путь. Во-первых, нужно сбросить одеяло, чтобы оно не мешало перекатываться на кровати. Уже сам факт наличия одеяла мешает движению перекатывания произойти даже в воображении.

Можно позволить тазу тащить за собой спину, если она имеет под собой опору, кровать, и остается пассивной. При этом руки и ноги способны выполнить всю работу. Оба колена, которые уже умеют подтягиваться с двух сторон, поворачиваются в сторону, а руки расположены по обе стороны таза в области паха. Позволить рукам направлять таз и помогать ему в перекатывании. Повернуть голову в сторону раньше, чем это сделает таз, и таким образом мобилизовать глаза, которые будут служить рулем для позвоночника.

Нахождение зоны безопасного движения

Безопасную зону движения для любого человека можно определить не путем полученных рекомендаций по поводу той или иной его траектории, а только на основании индивидуального опыта. Выполняют небольшие движения на одном и том же отрезке действия и повторяют их в различных положениях до тех пор, пока не проявится изменение. Умение резко перемещать тело из одного неподвижного состояния в другое, при этом с первого раза достигая желаемого уровня, не растрачивая силы на агрессивность и не провоцируя боль в травмированном месте, требует особой искусности и применения различных комбинаций. Совсем не обязательно обладать таким умением.

Если это так, то каким образом можно выполнить переворот на сторону поэтапно? Допустим, у человека есть опыт острой боли при резком повороте. Можно попытаться выполнить очень осторожно только начало движения. Совсем немного начать передвигать сначала одно колено, почувствовать, насколько можно опустить его прежде, чем появится сигнал боли в спине. Оценить угол поворота колена и пройденное им расстояние. Локализовать точные границы безопасной зоны.

Продолжать движение, не поддаваясь искушению нарушить границы безопасности. Приводя колено в движение, важно приобрести доверие системы организма, доказать ей, что опасения напрасны, и предоставить время остальным частям тела организоваться и принять это действие наиболее оптимальным образом. Если движение действительно создает спокойную и безопасную обстановку, система дыхания отвечает положительной реакцией. После выполнения нескольких движений дыхание становится полным и равномерным. Отсутствие такой положительной реакции системы дыхания является признаком того, что следует немного уменьшить радиус движения и темп. Иногда необходимо свести к минимуму начальное движение, выполнять его почти лишь в воображении. По мере того как уменьшают интенсивность и стремление к окончательному результату, появляется больше шансов исключить программу для критической ситуации в функциональной памяти, что позволяет легко выполнить переворот.

Сдержанное участие – принципиальная основа обучения

Вполне возможно, что такой подход вызывает опасение – не придется ли человеку вести себя таким образом всю жизнь. Безусловно, нет. Здесь лишь имеется в виду, что такой осторожный стиль выполнения требуется только на начальном этапе в посттравматическом периоде. Когда находят безопасное и удобное движение, которое сопровождается равномерным дыханием, можно проверить, готово ли тело к тому, чтобы увеличить радиус движения. У многих людей вызывает удивление тот факт, что не только движение становится свободнее, но исчезает сама боль. Подобным образом можно продвинуться к следующему этапу той же функции.

Важно помнить, что на начальном этапе делают только то, что возможно. Задача состоит в облегчении движения. Когда сделано все возможное по облегчению движения, можно обратиться к проблемной области и осторожно ее прощупать, преследуя цель превратить невозможное в возможное. Достичь этого можно тогда, когда часть движения начинает доставлять удовольствие.

Легкости добиваются легким путем, а безопасности – безопасным. Следует в основном сосредоточиться на таких характеристиках движения, как качество, ощущение комфорта, применение наименьшего усилия, ритм, который не торопит человека и не вынуждает его пренебрегать самим собой.

Возможно, все это как раз не то, что принято в жизни. Людям больше нравится полностью отдаваться тому, что они делают. Исследование собственных ощущений, которое не вынуждает их выкладываться, возможно, кажется им неполной отдачей. Они предпочитают такое действие, в котором не требуется ограничивать свою причастность. Готовы ли они искренне спросить себя, какую цену им приходится платить за это?

Резко переворачиваясь энергичным усилием мышц, когда тело еще не готово к этому, человек угрожает телу и пугает его. В этом случае организм приводит в действие систему защиты, еще больше замыкается в себе, с опасением относится к каждому изменению. Какой от всего этого прок?

Пугая организм, не прислушиваясь к нему, действуют по сценарию известной детской игры, в которой, перепрыгивая через ступеньки, поднимаются по лестнице и тут же вынуждены опять спуститься на линию старта. Как известно, там сидят и ждут до тех пор, пока не появятся соответствующие условия, позволяющие вернуться и присоединиться к игре.

Настоящая проблема заключается в готовности людей двигаться, не напрягаясь и не принуждая себя. Насколько люди способны доверять внутреннему разуму организма, который смог бы высвободить тело из крепких обручей, стягивающих его, и помог бы человеку убедиться, что в них нет необходимости. В сущности, успех зависит от того, насколько человек терпеливо относится к самому себе.

Игра подготовки созревания движения

Рекомендации о том, каким образом продолжить переворот на сторону и затем подняться в положение сидя, можно найти в первом разделе этой книги. Точно так же и встать с кровати можно эффективным способом, если использовать процесс, в котором есть игра подготовки и повторений. Этот процесс сам по себе приводит движение к созреванию.

Собираясь встать из положения лежа на спине с согнутыми коленями, стоит попробовать начать движение с головы. Перекатить голову на сторону, с которой намереваются встать, вернуться к этому несколько раз. Пригласить все тело привыкнуть к мысли о перекатывании. Телу необходимо время, чтобы организоваться. Если уважать эту его необходимость, верхняя часть спины начнет все больше и больше принимать участие в движении, раскачиваясь потихоньку почти незаметными движениями от стороны к середине. Продолжать попеременное чередование движений в индивидуальном темпе без всякого стремления прийти к конечному результату. Ощутить тенденцию к вращению, которая все больше и больше направляет тело развернуться в направлении пола. После 10 -20 раскачиваний тело готово самостоятельно увеличить количество движения. Переместить одно плечо в положение перед грудью для того, чтобы помочь перевороту.

Продолжая перекатываться дальше в том же направлении, в определенный момент ощущают, что можно доверять перевороту, он приведет тело в положение сидя. Не пытаясь встать усилием воли, позволить произойти этому процессу самостоятельно, перекатиться в непрерывном движении переворота. Ведь чем меньше активное участие тела в этом движении, тем меньше будет стремление спины к самозащите.

Перекатываться туда и обратно до тех пор, пока лицо повернется к полу. Если лицо обращено к полу, голова продолжает округлое движение, подобное тому, как чистят что-нибудь щеткой, до тех пор, пока она не приподнимается с кровати. Перекатываться, не останавливая движение и зная, что кровать продолжает нести вес тела на всем продолжении пути движения. Используя руки в качестве опоры, находят себя в положении сидя, спина при этом не страдает от привычной боли.

Встать со стула винтообразным движением

Если хотят встать со стула и опасаются того, как спина отреагирует в решительный момент поднятия веса тела, важно вспомнить о том, что можно выполнить начало движения поэтапно. Встать сразу так, чтобы движение было благополучным и гармоничным, особенно если направление движения прямо вперед, - задача, требующая большого умения и согласованности действий всех частей тела. Стоит посвятить немного времени повторению начала движения подъема, как бы раскачиваясь вперед-назад, еще до того, как отрывают вес тела от стула.

Облегчить этот этап можно, поставив одну ногу перед другой. Это даст понять телу, что можно действовать в соответствии с моделью ходьбы. Теперь действие подъема со стула снабжено знанием программы основ ходьбы, в которой организм хорошо разбирается и сможет ее использовать.

Когда сидят на передней части стула (ноги находятся одна впереди другой) и раскачиваются вперед, можно определить, что верхняя часть тела двигается по определенной диагонали. Вся верхняя часть спины имеет тенденцию развернуться по диагонали в сторону.

Естественная диагональ – обязательный код начала петлеобразного движения спирали, и в этом ее преимущество. Любое движение по диагонали в области таза приведет к увеличению промежутков между позвонками с одной стороны и приблизит их один к другому с противоположной. Увеличение промежутков между позвонками, происходящее таким образом с одной стороны позвоночника, намного существеннее, чем то, которое происходит, когда обе стороны работают одновременно и симметрично, если встают прямо вперед.

В процессе ходьбы такой процесс увеличения промежутков между позвонками по диагонали происходит сам по себе, что позволяет каждой стороне в свое время попеременно сжаться и расслабиться, а переход из состояния в состояние происходит мягко. Поочередное отдаление и приближение между ними со всем спектром пружинистости на языке организма означает возможность жить полной и эффективной жизнью.

Выполнив таким способом движение несколько раз, можно изменить положение ног на противоположное и продолжать раскачиваться. Определить, с какой ноги удобнее начать движение поворота при подъеме. Проследить, каким образом движение поворота в позвоночнике тянет сначала одну сторону таза оторваться от стула. Если не прекращать движение поворота, чуть позже оторвется от стула также и вторая половина таза, и это произойдет без всякого усилия. Поэтапное отрывание седалищной кости от сиденья стула позволяет встать легко и безопасно.

Из каждого движения поворота возвращаются, не доходя до границы максимума. Таким образом избегают разочарований. Когда движение обретет доверие системы, таз сможет полностью подняться с сиденья стула, и вес тела обопрется на ноги. Наступает момент, когда ноги начинают выполнять свою функцию, полностью опираясь на пол. Это подобно подталкиванию веса тела к полу. Не стоит предпринимать ничего особенного, чтобы это получилось, нужно лишь наблюдать за тем, что происходит. Воображение может помочь процессу, если представить, что мы хотим скользить от стула к полу – это возбуждает рефлекс выпрямления ног.

Можно опереться руками о колени, тогда, в конечном итоге, пол будет служить опорой и для рук. Мобилизуются четыре опорные точки на полу для того, чтобы тело смогло совладать с законами гравитации. Таким образом, можно выполнить движение подъема поэтапно, когда напряжение и усилие безопасно распределяются в различных точках на поверхности всего тела. Такое движение не имеет центров напряжения и лишено внезапности.

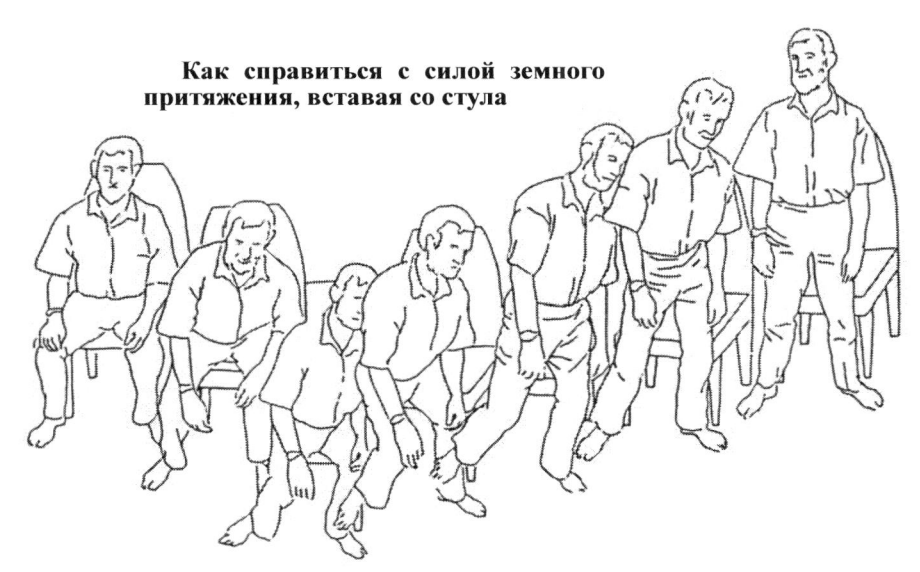

Как справиться с силой земного притяжения, вставая со стула

Поднимаясь со стула, позволяют весу тела скользить вперед и полностью опираться через стопы на пол. Получить обратный толчок для облегчения подъема можно, представив себе глубину земного шара. При опускании на стул расслабить ноги и вообразить бесконечное пространство наверху, для того чтобы полностью отдаться погружению и не мешать ему.

Когда поднимаются или опускаются в мягком повороте по рассчитанной траектории, можно легко выполнить то же действие, которое представляет собой сложность, если встают или опускаются прямо вперед в одном измерении.

В такой позе позвоночник зафиксирован положением конечностей, а спина избавлена от угрожающего ее благополучию движения. Если есть необходимость защитить колени, можно обхватить икры под коленями и таким образом встать.

По мере того как руки и ноги берут на себя часть задачи фиксирования, а голова и взгляд помогут движению приобрести винтообразную траекторию, спина сможет работать меньше и безболезненно. Если при этом не забывают дышать, можно принять вертикальное положение, не мобилизуя усилие спины.

Возможно, люди опасаются выглядеть странными в таком необычном движении, ведь положение тела изменяется на 90 градусов. Это уже вопрос свободы выбора: стоит ли человеку прислушиваться к тому, что скажут о нем другие, или понять, как он ощущает себя в этом движении.

Научившись легко подниматься со стула в винтообразном движении, можно попробовать встать, не разворачиваясь, мозг уже сообщит движению ту легкость, которую оно приобрело другим путем.

Подняться по лестнице в диагональном движении

Принцип диагонального движения может помочь телу во многих ситуациях. Поворот таза в направлении позвоночника и винтообразное движение позвонков можно получить посредством сгибания одного колена. Можно, например, облегчить состояние при необходимости долго стоять на одном месте, поставив одну ногу на маленький стульчик, то есть приподняв ее. В положении лежа на животе можно облегчить состояние спины, согнув одно колено и подтянув его через сторону вверх. Работа в саду может стать гораздо менее утомительной для спины, если выполнять ее, стоя на одном колене. В таком же положении можно пользоваться пылесосом.

Существенно меняет действие подъема по лестнице петлеобразное движение позвоночника. Стоит попытаться подняться, повернув верхнюю часть спины на 45 градусов по отношению к лестнице. Таким образом создается угол, который поможет избежать трудностей, имеющих место при подъеме прямо вперед. Позвонки обретают возможность постепенно разворачиваться по диагонали вместо резкого движения в одном и том же месте , происходящего на каждой ступеньке.

Поднимаясь на следующую ступеньку, спина проходит своеобразную проверку. Это момент, когда поднимают ногу и нужно перенести ее вес в воздухе, одновременно поднимая вес всего тела на дополнительную ступеньку. Спина проходит дополнительную проверку, когда нога, находящаяся сзади, должна стать прочным стержнем для рычага. Каждое из суставных соединений этой стороны тела в данном случае резко напрягается, немедленно выявляя слабые места.

Если готовы отнестись к этому движению как к приемлемому, не основываясь на том принципе, что следует придерживаться принятых норм поведения, можно повернуть обе стопы в одну сторону. Подниматься таким образом, чтобы одно колено приподнималось наружу по отношению к телу, а второе (когда приходит его очередь) поворачивалось внутрь. Поворот коленей в одну и ту же сторону имеет целью удлинить одну сторону спины в движении поворота по диагонали.

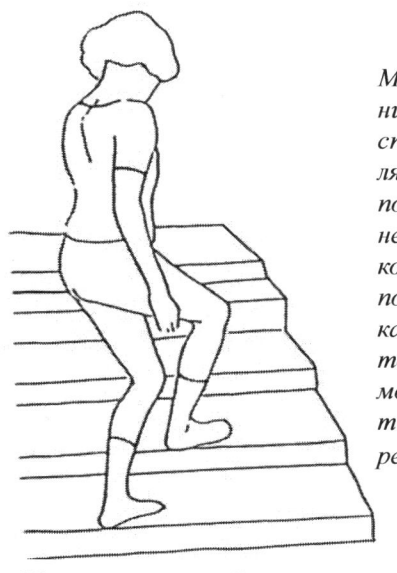

Подняться и спуститься по лестнице
Можно подниматься и спускаться по лестнице, немного разворачивая верхнюю часть спины. Вращательное движение распределяет излишнее напряжение и рассеивает его по поверхности остальных позвонков. Если не забывать о свойстве пружинистости коленей и голеностопных суставов, можно подняться легко и безопасно. Если уважать каждую деталь, которая может хоть что-то дать для улучшения жизненных условий, можно позволить ощущению комфортности тела, а не обстоятельствам принять решение о форме движения.

Удлинения одной стороны добиться всегда легче, чем удлинения всего тела во фронтальном движении, которое работает сразу на обе стороны. Таким образом облегчается задача ноги, являющейся стержнем: ей легче поднимать вес тела в винтообразном движении, когда нагрузка распределяется на большее количество позвонков. Вторая нога также находится в диагональном положении, что создает условия для петлеобразного движения второй стороны.

Поворот колена и верхней части спины не должен быть чрезмерным и неестественным. Только одно воображение этого движения уже поможет ощутить изменение. Подняться по лестнице в положении, когда оба колена повернуты в одну сторону, а тело расположено под определенным углом к подъему, может быть просто веселым и ободряющим занятием для физически здоровых и сильных людей, а людям, страдающим проблемами спины, это может принести значительное облегчение.

Есть еще одна дополнительная деталь, позволяющая ощутить существенное различие в напряжении при подъеме по лестнице. Ведь нет необходимости полностью выпрямлять ногу, являющуюся стержнем, даже при поднятии на следующую ступеньку. Если обратить внимание, можно заметить, что стоит прекратить выпрямление ноги раньше, чем она выпрямляется полностью, и оставить колено немного согнутым.

Из этого согнутого положения можно извлечь пружинистый размах, который начнет поднимать тело, пока вторая нога войдет в свою роль стержня и дополнит подъем на следующую ступеньку. Когда колени не выпрямляются полностью, все, что нужно — это только немного наклонить тело вперед, остальное происходит само по себе. Может появиться ощущение, что падают на лестницу.

Поднимаясь и опускаясь по лестнице, можно дополнить поворот от 45 градусов до 180 – к противоположной стороне. Можно попробовать подниматься по лестнице, повернув полностью всю верхнюю часть спины в направлении подъема и точно так же спускаться.

Любители путешествий по горам знают, что один из способов восстановить силы – это повернуться на несколько минут спиной к подъему, продолжая двигаться «задним ходом». Люди, страдающие проблемами спины в посттравматическом периоде, поражаются, убеждаясь, что подъем и спуск по лестнице таким способом, вопреки опасениям, происходит благополучно.

В этом и состоит сила нетрадиционного подхода. Поднимаясь по лестнице «реверсом», не приводят в действие те группы мышц, которые обычно отвечают за это действие. Ответственность возлагается совсем на другие мышцы, которые не включают немедленную самозащиту. Вывод таков: причина боли не в спине, а в том, каким образом ее приводят в действие. Или, другими словами, не компьютер виноват, а программа, заложенная в него.

Расслабление с помощью вращения в положении лежа
Модель диагонали является основной в перекрестном движении человека, она черпает силу из древнего опыта эволюции. Действие тела по модели диагонали освежает неврологическое функционирование на всех уровнях, и это гораздо больше, чем то, которое может создать местная гибкость суставов, работающих на повороте.

Используя вращательное движение в положении лежа, можно собственными силами избавиться от боли. К примеру, человек лежит в постели, спина скована болью, очень сложно повернуться, и, конечно же, невозможно поднять таз в воздух. В таком положении стоит попробовать согнуть колено здоровой стороны, например, левое и поставить стопу. Правую ногу вытянуть во всю длину, колено при этом лежит на подушке, что позволяет ему мягко согнуться даже при прямой ноге.

Постепенно начать толкать левую стопу по направлению к кровати. Немного сдвинуть левое колено вниз посредством мягкого поворота вправо. Несколько раз вернуться к этому упражнению. После этого согнуть голеностопный сустав правой ноги под прямым углом и подтянуть правую ногу по всей длине в сторону тела во время легкого поворота пятки вправо – наружу.

Представить себе положение тела: согнутое левое колено отдаляется, одновременно приближается прямая правая нога. Это несколько напоминает движение стрелы и лука. Очень медленно привести в действие это попеременное движение, сводя его до минимума. Каждый раз немного оставаться в этом новом положении, стараясь приспособиться к нему. Внимательно прислушиваться к тому, что происходит с правой частью таза, которая имеет под собой опору в качестве кровати.

Можно присоединить к этому также и диагональное положение верхней части тела. Вытянуть левое предплечье над головой (как продолжение тела), правая рука лежит вдоль тела. Каждый раз, когда правая нога подтягивается к телу, сжать правую часть тела посредством вытягивания правой руки вниз. Одновременно левая рука мягко вытягивается вверх. Левая рука сможет проделать больший путь, если разворачивать предплечье так, чтобы ладонь повернулась к полу влево, а тыльная сторона ладони развернулась к телу.

К общему винтообразному движению прибавить небольшой поворот головы вправо. Теперь вся спина принимает участие в винтообразном движении. Правая сторона тела сжимается, а левая растягивается. Большинство позвонков выигрывает при расслаблении промежутков между ними. Немного отдохнуть, внимательно прислушиваясь к произошедшим изменениям в положении покоя, а затем и в движении. Легче ли теперь переворачиваться? Может быть, уже не так сложно приподнять таз?

Важно помнить, что удлинение тела при движении по диагонали не ставит целью растянуться как можно сильнее. Следует использовать диагональное движение очень осторожно, чтобы помочь травмированной правой стороне сжаться как можно больше. Сжимая правую сторону, отвечают на необходимость тела защищаться, выполняя действие сжатия вместо него. Правая сторона тела обретает уверенность, поскольку при движении она опирается на кровать. После этого правая сторона двигается с большей готовностью и менее мобилизует самозащиту.

Проработка петлеобразного движения с помощью рулона

В те дни, когда одолевает боль, стоит искать облегчение в работе с рулоном. Можно свернуть полотенце в рулон диаметром 8 см и длиной 30 – 40 см. Лечь на спину, согнув колени и поставив стопы. Подложить рулон под половину правой стороны таза и лежать на нем. Для того чтобы подложить рулон под таз, можно немного опустить верхнюю часть спины, как будто хотят лечь на левую сторону, до тех пор, пока станет возможным устроить рулон в виде определенной диагонали в месте, где до этого лежала правая сторона таза на кровати. Верхний конец рулона находится в центре линии пояса, а нижний поддерживает поясницу по диагонали кнаружи.

Вернуться в исходное положение, лечь на спину таким образом, чтобы правая часть таза и область поясницы опирались на рулон, а левая лежала на кровати. Оба колена согнуты, стопы стоят. Подождать немного, привыкая к опоре и ощущая ее в тех местах, которые обычно ее не ощущают.

Положить руки на область паха, при этом большие пальцы направлены к центру тела, остальные вокруг бедер. С помощью рук направить таз вправо, чуть приподнять левую сторону и начать искать равновесие для таза на рулоне.

Рулон в качестве опоры для травмированной поясницы

Небольшое свернутое полотенце, подложенное по диагонали под травмированную сторону поясницы, позволяет ей опереться на него и отдохнуть. Движение выполняет вторая, свободная сторона. Она очень медленно и совсем немного поднимается и опускается. Все это происходит в полном соответствии с дыханием и внимательным прислушиванием к ощущениям травмированной стороны. Когда убирают полотенце, можно убедиться в значительном облегчении.

Приподнять немного левую сторону таза и найти для него положение равновесия на рулоне. Несколько раз вернуться к этому движению, выполняя его очень медленно и поэтапно. Каждый раз, приподнимая левую сторону, немного подождать и вздохнуть, живот при этом мягкий. Свободное дыхание животом свидетельствует о том, что приподнимание области таза происходит не за счет работы спины, ее как раз хотят оставить в пассивном состоянии. Приподнимая левую сторону, искать для поясницы такую высоту, которая позволила бы телу расслабиться и полноценно принять движение. Прислушаться к диалогу между рулоном и проблемной областью нижней части спины с правой стороны. Можно располагать рулон в любом направлении и в соответствии с ощущением улучшать качество опоры.

Выполнив упражнение несколько раз, убрать рулон. Сначала вытянуть наружу ту часть, которая была под поясницей, затем остальную. Остаться некоторое время в том же положении, прислушиваясь к различиям в ощущениях между сторонами тела. Скорее всего, обнаруживают, что правая сторона прижалась к кровати, чего не было раньше.

Перевернуться на бок, встать, прислушаться к ощущениям тела. Можно выполнить несколько повседневных движений, прове-

рив тем самым новое состояние спины. Стоит делать это осторожно, не предъявляя к спине повышенных требований.

Винтообразное движение в процессе ходьбы

Винтообразное движение наиболее успешно, когда его выполняют в процессе ходьбы.

Свернуть коврик в длинный рулон. Ходить по нему в длину, при этом одна нога все время находится выше другой на коврике, а вторая на полу. Позволить всему телу присоединиться к винтообразному движению, поочередно поднимаясь на рулон и опускаясь на пол. Выполнить это упражнение вначале одной, затем и второй ногой. Возможно, что одной ногой легче создать эту импровизированную хромоту, чем другой.

Продолжать упражнение, выполняя то, что представляется более удобным. Двигаться вперед, затем назад, при этом одна нога все время находится на рулоне. Повторив несколько раз упражнение, сойти с рулона. Постоять минутку, анализируя ощущение в положении стоя на ровном полу.

Теперь попробовать ходить второй ногой по коврику. Если движение стало легче, продолжать. В противоположном случае, не следует принуждать тело к выполнению упражнения, а продолжать работать с «удобной» стороной до тех пор, пока она будет готова к вращательному движению.

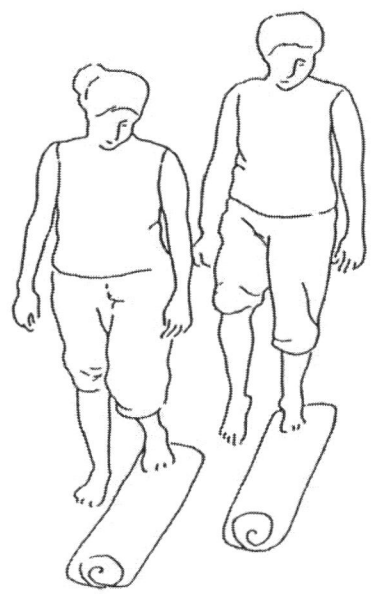

Импровизация хромоты на свернутом рулоном коврике

Когда при ходьбе одна нога ступает по приподнятой поверхности, а вторая по полу, нарушается равновесие. Если удается приспособиться к такой новой организации движения и выполнять его проще, непривычным путем, совершенствуется не только способность приспосабливаться, но и общая свобода движения.

Как бы это ни выглядело парадоксально, такая методика служит улучшению функционирования. Легкое движение превращают в приятное и плавное, а сложное становится более легким. Это подобно тому, как ищут потерянное там, где удобно, под фонарем, а не в чаще темного леса, где было утеряно. К счастью, с организмом это иногда удается.

Такая ходьба с импровизацией хромоты по длине приподнятой поверхности является эффективной комбинацией, поддерживающей согласованное взаимодействие между головой – спиной – ногой и полом. В США работает преподаватель метода д-ра Фельденкрайса Линда Тлингтон Джинс, которая использует эту идею для лечения лошадей.

Симметричное функционирование

Когда, как говорят в народе, «схватило» спину, люди, пытаясь встать, ощущают свое тело искривленным и скованным. Обычно в таком случае человека больше всего удручает искривленность тела. Ему кажется, что если бы он смог выпрямиться, проблема сразу бы исчезла. Он пытается ходить, но темп ходьбы неравномерный, что усиливает восприятие факта искривленности сознанием.

Действительно, для травмированной спины характерны отсутствие симметрии между правой и левой сторонами тела, несоответствие возможных радиусов действия и различие во времени, необходимого на движение для каждой стороны.

Отсутствие равновесия является не просто отражением травмы, продолжение движения в этой ситуации грозит нанесением телу еще большего вреда. Природа мышц такова, что они быстро мобилизуют усилие, расслабление их происходит медленно и постепенно. Чем быстрее и внезапнее они входят в состояние напряжения, тем продолжительнее период их расслабления. В случаях крайнего напряжения им очень сложно найти обратный путь и расслабиться.

При травме, вызванной внезапным растяжением, особенно если к этому присоединяется перенос груза, организм должен мгновенно организоваться для самозащиты в критическом положении, в результате чего тело сжимается. Это самозащита, идущая из глубины, ее предназначение – борьба за самосохранение, она происходит на уровне подсознания. Мышцы, которые участвовали в самозащите, запомнят опыт критического состояния и останутся спазмированными в течение длительного времени после того, как истинная причина этого исчезнет.

Не так-то просто убедить организм перестать сдерживаться и в посттравматическом периоде, когда последствий травмы уже практически не существует. Это и есть характерное последствие травмы. Беда в том, что все то время, что травмированные мышцы удерживают тело в состоянии готовности к самозащите, поддерживается первобытный страх, который и порождает эту самозащиту. Это замкнутый круг.

Независимо от того, действительно ли есть причина для искривления, или она давно исчезла, страдания человека будут настоящими. Такого человека постоянно сопровождает страх, и он, безусловно, нуждается в помощи. Кто-то должен разъяснить ему, как прекратить использовать свое тело односторонне, ведь уже не существует никаких оснований обуздывать движение. Каким образом можно растопить страх и направить тело к состоянию симметрии?

Возвращение к симметричности по методу д-ра Фельденкрайса

Образ мыслей д-ра Фельденкрайса очень оригинален и в этой теме. Начинать следует с глубокого уважения к внутренним потребностям организма, которые можно определить в соответствии с внешней формой тела в пространстве. Если тело человека изогнуто в одну сторону, не стоит заставлять его трудиться (подобно тому, как это принято в других врачующих методиках), стараясь исправить искривление и пытаясь его выровнять. Наоборот, согласно принципам метода д-ра Фельденкрайса, следует углубить наклон, тем самым еще больше увеличив отклонение в одну сторону. Преподаватель посредством прикосновения поможет страдающему человеку осторожно и поэтапно наклониться в сторону искривления, углубляя наклон, что даст возможность ощутить себя в более удобном положении.

Спустя немного времени происходит нечто необыкновенное. Человек начинает свободно дышать и, возвращаясь в исходное положение, принимает осанку гораздо более прямую, чем та, которую он имел на протяжении длительного периода.

Какова природа этого парадокса? Метод д-ра Фельденкрайса доверяет способности нервной системы человека взвешивать свои решения. Эта система организма обладает опытом тысяч поколений и оснащена всем необходимым, для того чтобы успешно справиться с реальностью. Если есть необходимость согнуться, стоит защитить определенную часть тела. Ведь учитель не претендует на то, чтобы быть осведомленным лучше самого страдающего человека о том, что действительно ему необходимо. Однако его присутствие имеет целью помочь человеку.

Когда система усваивает, что кто-то другой выполняет ее работу, ее усилие становится излишним. Это момент, когда она «отключает» самозащиту и отклонение. Человек начинает свободно дышать и выпрямляется. Если и в самом деле самозащита уже не является актуальной, человек приспособится к новому, более выпрямленному положению и не станет впоследствии возвращаться к той модели, которая была после травмы.

Каким образом следует ориентироваться при стремлении к симметрии, если одна сторона сильная, а другая проблемная? На первый взгляд, может показаться, что целью является научить проблемную сторону вести себя так же, как это делает здоровая. Но как раз это и представляет сложность для страдающего человека, является неосуществимой задачей. Продолжая настаивать на этом, требуя от тела еще и еще, можно только увеличить стремление ограниченной стороны к самозащите, что приведет к еще большему различию между сторонами.

Симметрию между сторонами можно привести к соответствию, сопоставляя процесс движения в пространстве, направление и течение, препятствия и траекторию. При этом не следует слишком стремиться к точному соответствию количественных показателей. Можно найти симметрию, сравнивая ощущение комфорта каждой стороны в определенном движении, позволяя каждой из сторон действовать в соответствии с необходимым для нее наклоном. Если позволить проблемной стороне выполнять движение в возможном для нее радиусе, можно привести обе стороны к общему знаменателю в функционировании. Когда каждая сторона делает только то, на что она способна, появляется ощущение легкости при выполнении. Здесь можно провести параллель со справедливым равноправием в обществе, где каждый человек платит налоги согласно своим доходам, а не одинаковую, установленную для всех сумму.

Каждый человек самостоятельно развивает собственное субъективное ощущение симметрии, сопровождающее движения каждой стороны. Несмотря на то, что строение человеческого тела, в сущности, несимметрично, природа одарила каждого из нас способностью находить движения, дающие нам ощущение симметрии тела.

Симметрия функционирования

И в самом деле, каким образом можно прийти к симметрии в функционировании? Например, если спина травмирована и беспокоит, то, скорее всего, будет тяжело опереться полностью на правую ногу. Будет не просто оторвать левую ногу от пола и маневрировать ею в пространстве, как это требуется при ходьбе, подъеме по лестнице, в танце или если просто хотят толкнуть что-то ногой.

Любое положение стоя, когда опираются в основном на правую сторону, может привести к искривлению остальной части тела, что приведет к переносу веса тела на более надежную левую сторону. Пребывание на здоровой стороне будет более длительным. В процессе ходьбы можно определить, что продолжительность нахождения на каждой из сторон зависит от различия состояния каждой из сторон тела.

Каким образом можно добиться равновесия? Понятно, что от травмированной стороны не стоит требовать, чтобы она вела себя иначе. И напротив, сильная сторона, естественно, обладает преимуществом. Можно стоять, опираясь на здоровую сторону, а можно использовать ее так, будто это травмированная сторона.

Опереться на ногу травмированной стороны. Обратить внимание, как на это реагируют другие части тела. Подождать, пока появится информация о деталях организации тела. Начать с того, как распределяется давление на стопу, обратить внимание на выражение лица.

Медленно перенести вес на здоровую сторону, представив себе, что это и есть травмированная сторона. Вести себя так, будто и в самом деле эта сторона беспокоит.

Начать ходить на месте, перенося вес с ноги на ногу. Каждый раз, опираясь на здоровую ногу, хромать так, будто это травмированная сторона.

Когда хромают на обе ноги и искривляют тело с обеих сторон идентичным образом, мозг регистрирует состояние симметрии, которое на языке тела называется сохранением нормального состояния. Таким образом можно направить тело на путь восстановления. С каждым шагом будет легче опираться на ногу травмированной стороны.

Такую методику можно применить для любой из односторонних травм, как, например, вывих, ограничивающий движение плеча, боли в спине, затрудненное движение в области тазобедренного сустава или проблемы со зрением вследствие повреждения одного глаза. Принцип состоит в том, чтобы утвердить идентичность не там, где хочется, а там, где представляется возможным.

Создать сколиоз с противоположной стороны

Этот принцип метода д-ра Фельденкрайса используется и при такой распространенной проблеме, как сколиоз.

Речь идет о явлении, при котором существует петлеобразное отклонение с выпячиванием ребер в одну сторону, когда с другой стороны они параллельно погружены внутрь.

Работа с «несимметричной» спиной начинается с разрешения и при поддержке существующего состояния. Ученик наблюдает за своими движениями в соответствии с тем, как они проявляются в пространстве и каково их внутреннее ощущение. Он будет искать в движении взаимозависимость, которая проявляется в отношениях между спиной и тазом, плечами, ногами и даже глазами. Он научится точнее определять различия между правой и левой сторонами тела.

В процессе продолжительного обучения он постепенно научится тренироваться в выполнении движения таким образом, чтобы каждая сторона могла «скопировать» способ, которым вторая сторона выполняет то же действие. Особое внимание всегда уделяется различию в динамике поведения, а не количественным показателям. Можно сказать, что человек осознанно учится действовать и реагировать, искусственно создавая сколиоз параллельно тому, который имеется на противоположной стороне спины. Для приближения к идеальной траектории создается субъективная симметрия функционирования. Ее задачей является изменить тенденцию строения тела, что позволит ему стать более рациональным и сбалансированным.

Умение найти опору в подушке

Подушка, которую люди кладут под голову, также определяет возможности спины, поэтому следует уделить ей внимание. Взаимоотношения между шейным и поясничным изгибами позвоночника таковы, что выпуклый затылок побуждает нижнюю часть спины увеличивать впадину, а вогнутый – выпячиваться.

Если подушка приподнимает голову вместе с затылком, впадина в нижней части спины увеличивается. И наоборот, если сделать в подушке впадину, которая позволит голове погрузиться и устроиться в ней удобно, то нижняя часть спины сможет округлиться, удобно выпятиться наружу и распластаться.

Подушки из синтетических материалов не способны принять индивидуальную форму, что вынуждает тело делать это в произвольном порядке. Если каждое утро приходится вставать с неприятным ощущением в затылке, следует проверить, не в подушке ли причина? Пуховая подушка, принимающая форму головы, является подушкой человека, стремящегося к качеству жизни.

Принцип выравнивания коленей, необходимый в редких переходных состояниях, можно использовать и в некоторых других положениях, за исключением вертикального положения стоя. В положении лежа на спине также будет гораздо комфортнее с согнутыми коленями. Это связано не только с взаимозависимостью между направлением ног и готовностью определенных мышц удлиниться, но и с неврологическими взаимоотношениями, подчиняющимися определенной программе реакции в соответствии с функциональной памятью в положении стоя.

Если чувствительность в области спины повышена, то при выпрямлении ног в положении лежа на спине моментально последует реакция на это движение. Но если подложить под колени в качестве опоры подушку, система организма воспримет идею о том, что тело уже не находится в программе действия с прямыми коленями, и спина ощутит облегчение.

Положение лежа на животе с прямыми коленями также напрягает спину. Можно снять напряжение с помощью подушки, которая поддерживает голеностопные суставы и немного приподнимает голени (таким образом, чтобы пальцы ног оторвались от постели); тело воспринимает это положение с большей готовностью. Спина реагирует на сообщение о том, что колени согнуты, как на освобождение от необходимости пребывать в напряжении, и может свободно расслабиться.

Приподнимание голеностопных суставов в положении лежа на животе

Сгибание коленей, создающееся посредством приподнимания подушкой голеностопных суставов, приносит немедленное облегчение нижней части спины. Это снимает с мышц спины необходимость быть растянутыми больше, чем они готовы к этому. Точно так же, как и в положении стоя, неврологические взаимоотношения между коленями и спиной приносят последней ощущение комфорта

При подборе подушки, выполняющей роль опоры в постели, стоит проявить внимание. Можно выбрать подушку точно по размеру и подложить ее под больное плечо в соответствии с величиной расстояния между плечом и кроватью. Можно подложить подушку также под шею, бедро, голеностопный сустав, локоть, поясницу или выпуклость крестца.

Не зря говорят в народе: «Как постелешь, так и спать будешь». Конечно, каждый волен устроить себе «прокрустово ложе», пусть, дескать, кровать будет какая есть, а тело уж как-нибудь к ней приспособится. Однако можно с помощью различных приспособлений устроить постель таким образом, чтобы она максимально соответствовала индивидуальной форме тела.

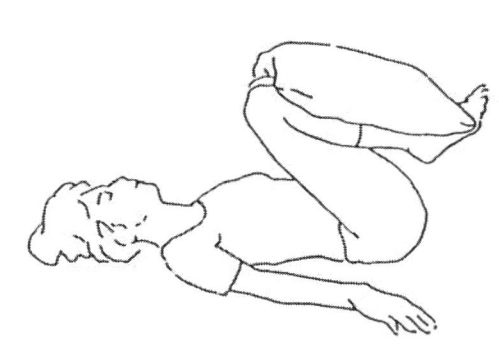

Подушка на ногах

Вес подушки, которая давит на голени, в совокупности с весом ног, согнутых в коленях и подтянутых к грудной клетке, прижимает нижнюю часть спины к полу. На языке движения прижимание к полу существенно для оздоровления реакции на силу земного притяжения.

Шелковые простыни – удовольствие, сглаживающее боль

Задумывались ли вы когда-нибудь о том, что текстура постели также оказывает влияние на качество движения и на отношение человека к своим действиям?

Оказывается, существует очень привлекательный способ избавления от болей в спине – использование шелковых простыней. Один мужчина рассказал мне, что забыл о болях в спине, которые мучили его длительное время, после того как приобрел шелковые простыни. Нетрудно предположить, какие приятные ощущения дает такая постель, как тело, скользя в ней, учится получать удовольствие.

Во время отдыха большие мышцы не работают, поэтому человек может полноценно ощутить, что происходит в отдаленных точках конечностей. Сознание призывает внимательно прислушаться к прикосновению к коже, тогда нежная ткань шелка задает тон всему остальному. Накопившееся напряжение в больших мышцах начинает таять.

Каждую ночь шелковые простыни, доставляя удовольствие, расслабляют тело. Скользящее движение вызывает ассоциацию с плаванием. Все это напоминает о забытой любви человека к своему телу. Это примирение, которое достигается путем, свободным от усилия, а не посредством выполнения упражнений.

Вести себя подобно воде

Гидрокровать дает урок о том, каким образом можно быть всегда готовым к изменению положений тела. Когда вода переносит тело, нервная система отвечает на ее свойства, подготавливая тело соответствующим образом. Не задумываясь, люди начинают подражать вертящей их воде, и, подобно ей, они готовы реагировать на момент изменения, искать глубину и организовываться в соответствии с моделью окружающей среды без предварительной подготовки.

Это происходит в том случае, если умеют отдаться силе земного притяжения и получить удовольствие от разнообразной игры в различных положениях. Но если до сих пор представляют себе тело, как нечто неодушевленное, и пытаются тормозить изменения, которых требует неустойчивая постель, то человек поднимется с такой постели разбитым и измученным. И наоборот, если вести себя подобно воде, можно многому научиться.

Раскачивание при езде – сопротивляться или покориться?

Все вышесказанное применимо к езде в автомобиле. Можно стараться удерживать осанку такой, какая она есть, и пытаться тормозить раскачивание, удерживая тело с помощью мышц конечностей. В этом случае человек ощущает себя усталым, все болит, и трудно удержаться от вывода о том, что езда приносит страдающему телу вред.

И наоборот, можно получить в процессе езды массаж. Когда позволяют телу свободно раскачиваться, без напрягающего его страха, организм реагирует подобно младенцу, а уж чем больше тело расслаблено, тем меньше опасность нанести ему ущерб. В таком случае езда может быть похожа на приятное раскачивание колыбели.

Миниатюрное отражение целого в части

В естественной походке животных каждое пружинистое нажатие на голеностопный сустав вызывает ответную волну движения и колебание головы. Эта волна проходит от ног через все суставы позвоночника. Это не только двигательная связь, но и неврологическая, основа которой всегда была в совместной программе работы всего «коллектива».

Живое тело не похоже на машину, состоящую из различных частей, отличающихся друг от друга. Оно больше похоже на систему, части которой находятся во взаимной зависимости, подобно небесным телам в солнечной системе. В естественном теле скрыто таинство – в каждой его части отражается целое. В каждой клетке заложен код строения и использования всех остальных частей системы организма. Вся группа клеток, из которых состоит определенный орган или функциональная система, содержит программу, перспективу и характер остальных органов, а также находится во взаимодействии с ними.

Нет ни одной части тела, в которой в миниатюре не был бы отражен весь организм. Понимание природы этого удивительного явления открывает широкие перспективы для всевозможных способов врачевания. Современная медицина использует этот принцип. Диагноз состояния здоровья человека может основываться на выводах о состоянии одной из систем организма, например, на исследовании данных анализа крови. Исследование пучка волос может дать картину содержимого тканей всего тела и указать на избыток или недостаток составляющих питания. По результатам этого можно судить о возможностях улучшения состояния организма.

В старое, доброе время тоже существовали лаборатории, и врачи находили пути считывать информацию, которую организм передает через каждую свою часть. Например, исследовали язык, для того чтобы узнать о тенденциях внутренних процессов; оценивали состояние человека в соответствии с запахом, исходящим от него; уши врача были чувствительны к нюансам голоса пациента; они позволяли себе ощупывать кожу человека, стараясь почувствовать ее текстуру, а также присматривались к ее оттенку. Одна женщина, занимающаяся дзю-до, поведала мне о своем учителе из Японии, который, слыша ее голос по телефону, мог судить о состоянии ее спины.

Существуют специалисты нетрадиционной медицины, которые по полоскам и пятнам на радужной оболочке глаза могут определить различные отклонения от нормы в состоянии организма. Например, они могут назвать количество пластов шлаков в кишечнике, рассказать о бедах, произошедших с телом в прошлом. Эта наука называется иридодиагностикой и в наши дни представляется перспективной.

Пульс также является важным источником информации. Уметь различать 36 видов пульса в области запястья – минимальный стандарт в китайской медицине, которая утверждает, что организм работает в соответствии с определенным порядком. Каждый орган прослушивается в определенном пласте течения крови по сосудам. Информация, которую специалист по китайской медицине может уловить в тонком исследовании пульса, изменяется соответственно силе нажатия, то есть глубине измерения. На каждой из глубин можно получить информацию об определенном виде функционирования. Специалист по иглоукалыванию, обладающий высокой чувствительностью к тонкостям, может определить, насколько функционирование систем организма человека в порядке, есть ли отклонения, и все это только посредством исследования пульса.

В Израиле жил известный врачеватель по имени Цви. Ему не было равных в диагностике по ногтям, она потрясала своей точностью. Возможно, природу рефлексологии понять легче, чем все эти учения.

Функциональная рефлексология

Ходьба в естественных условиях по рытвинам и ухабам – это не только взаимодействие в движении между ногами и спиной, но также и динамика давления на землю и обратного толчка от нее. В процессе ходьбы вес тела оказывает давление каждый раз на определенную область стопы. Части тела в каждый момент принимают определенное положение над стопой, вследствие чего увеличивается давление в определенном месте тела. Например, если опираются на внешнюю сторону правой стопы, внутренние органы, находящиеся справа, перемещаются немного быстрее, чем внутренности левой стороны. Это, в свою очередь, заставляет печень работать в более активном режиме.

Или, другими словами, для того чтобы печень смогла получить внутренний массаж, нужно, чтобы правая стопа иногда опиралась на свою наружную часть. Это характерно для того экономного многоцелевого способа, который использует природа, когда каждое функционирование служит больше, чем одной, видимой глазу, цели.

В часы бодрствования внутренние органы функционируют более активно в связи с движением во время постоянного раскачивания и противодействия силе земного притяжения. Если ноги человека находятся большую часть времени без движения, внутренние органы лишаются этого стимулирования.

Дипломатический подход к отношениям с нервной системой
Функционирование спины зависит также от способа, которым вес тела распределяется на стопу. Чтобы определить, где в области стопы находятся центры, давление на которые заставит спину найти для себя удобное положение, можно в положении стоя очень медленно переместить площадь опоры в стопах немного назад. Когда находят точку опоры, как правило, это пятки, и пальцы только начинают отрываться от пола, ощущают, что сохранить равновесие в этом положении можно только посредством округления спины и выпячивания ее назад. Позвонки в области поясницы уже сами сумеют освободиться от впадины и выпятить ее наружу. Подбородок при этом выдвигается вперед, или, другими словами, шейная впадина углубляется. Все эти согласованные действия происходят без увеличения давления на пятки.

И напротив, если перемещают точку опоры тела вперед на пальцы стопы, сохранить равновесие можно будет, только опустив голову. Затылок, удлиняясь, выгибается дугой наружу, а нижняя часть спины углубляет свою впадину.

Это ответное движение, происходящее само собой, шаг за шагом. Мы ощущаем его в естественной волне ходьбы, которая перекатывает голову и таз в такт шагу. Смысл вышесказанного в том, что, для того чтобы позволить нижней части спины растянуться на этапе выгибания, человек должен ходить таким образом, чтобы в определенный момент ходьбы давление сосредотачивалось в области пятки. Если этого не происходит, то спина постоянно остается вогнутой, а со временем становится все более жесткой и ограниченной в движении.

Давление на пятку усиливается в том случае, когда голеностопный сустав увеличивает свой угол сгибания. В наш век тесной обуви, лифтов, колес и гладких поверхностей полов людям не всегда удается полноценно использовать свои ноги. В результате, внутренние органы теряют поддержку, которая является частью процесса ходьбы в естественных условиях. Ведь скелет человека и так лишен опоры, которую он мог бы иметь при ступании на передние ноги.

При рефлексологии происходит нечто подобное замене процесса

полноценной ходьбы. Даже если оказывать давление на определенную точку стопы в положении лежа, нервная система воспринимает это как давление веса тела и сосредотачивает внимание в той же определенной точке, на которую давят на стопе. Таким образом побуждают мозг к выполнению полной программы действий, связанных с положением стоя. Программа этого действия определяет положение всех частей тела в соответствии с сигналом того же ощущения давления на стопу, и человек организуется и реагирует точно так же, как он отреагировал бы на настоящую ходьбу.

Есть глубокий смысл в определении и использовании этих связей. Человек, спина которого искривлена травмой, склонен оставаться в «сжатом» состоянии, считая, что это защищает его. Есть небольшой шанс, что тело самостоятельно согласится пренебречь страхом перед угрозой и рискнет заново растянуться во всю свою длину. Любое прямое энергичное требование сделать это закончится разочарованием. И наоборот, можно обратиться к связанному неврологическими отношениями партнеру спины на стопе, найти точку опоры на ней, побуждающую спину растянуться, и оказать на нее давление.

Нажимая на точку на противоположном полюсе той же неврологической связи, можно дать человеку ощущение давления на пол в процессе ходьбы, в котором он нуждается, причем неважно, выполняется это самостоятельно или с помощью учителя. Если пребывают в этом состоянии достаточно времени до тех пор, пока тело воспримет ощущение давления и отреагирует, спина соответственно удлинится, но произойдет это безопасным путем и без сопротивления. Единственное место, где могут быть неприятные ощущения – это точка надавливания на стопе, но и это можно распределить по этапам. Можно прийти к состоянию эффективного равновесия, в котором сохраняется чувствительность, даже если уменьшают давление. В таком состоянии есть смысл оставаться.

Иногда нижняя часть спины «забывает» путь благополучного округления и в реальном положении стоя утрачивает ловкость, даже когда равновесие не находится под угрозой. Но если к ней обращаются путем родственных связей нервной системы в удобном положении лежа, мозг вспоминает подлинную программу и способен произвести исправление, которое не может сделать самостоятельно в обычном поле земного притяжения.

Эффективная реакция спины черпает силу из опыта эволюции, накопленного тысячелетиями путем селективного подхода нервной системы. Эта сила является переходом к личному опыту, и, используя его, можно мобилизовать мощные ресурсы и способствовать созданию желаемого изменения в восстановлении организма.

Аспект давления в движении

Ощущение давления является элементарным при выполнении действия, и оно присутствует в изменяющемся равновесии в каждом движении. Метод д-ра Фельденкрайса в целом стремится к движению, которое свободно от внутреннего напряжения, и делает это в тепличных условиях, насколько можно смягчая влияние силы земного притяжения. Минимальный уровень внешнего и внутреннего напряжения необходим для обучения. Только в таких условиях мозг способен узнавать и оценивать эффективность каждой дополнительной детали или уменьшения напряжения в организации движения. Действительно, для того чтобы мозг смог выбрать альтернативное движение, он должен прекратить заниматься противостоянием силе земного притяжения. Уроки по осознанию движения, которые проводятся в положении лежа, позволяют телу испытать ощущение невесомости.

И наоборот, в индивидуальных уроках учитель по совершенствованию возможностей движения допускает также и фактор напряжения. Он создает впечатление существенного надавливания не только в различных участках стопы, но также и в области головы, позвонков, таза и ребер во всех направлениях и всевозможным образом. Каждое такое надавливание стимулирует цепную реакцию и создает новую организацию частей тела: как будто ученик стоит на голове, на позвоночнике или на другой части тела, на которую надавливают, и, в соответствии с этим, самостоятельно находит состояние равновесия. Можно сказать, что одна из вещей, происходящих во время занятий по улучшению функционирования – это многоцелевая рефлексотерапия для всех частей тела.

Рефлексология для себя

Любой из нас может использовать неврологические связи организма, в котором каждая часть отражается в другой, и тем самым приблизиться к идеальному функционированию посредством надавливания на различные участки стопы. Даже если человек не осведомлен о связях между определенными участками стопы и функциями тела, соответствующими им, все равно каждая точка чувствительна к надавливанию. Острая чувствительность свидетельствует о том, что данная область стопы используется неэффективно и сообщает о приемлемости надавливания. Скорее всего, где-то в другой части тела существует нарушение определенной функции. Можно восполнить то, что недостает стопе, и приучить ее мириться с надавливанием. То, что стопа приспособилась к надавливанию, предполагает также улучшение функции и связанной с этой точкой программой действия при нахождении равновесия в положении стоя.

Надавливать на точки стопы можно руками или посредством специального прибора. Существует возможность использовать для этой цели пятку второй ноги в соответствии с тем, как это описано ниже. Облегчение в области спины иногда может быть существенным и быстрым. Вдруг исчезают назойливые болезненные ощущения, которые уже стали неотъемлемой частью жизни в течение длительного периода, и остается впечатление, что в этом месте чего-то недостает.

Можно использовать карандаш для надавливания на чувствительные точки по кругу пятки или прилечь на несколько минут на кровать и наступать одной пяткой на внутреннюю часть голеностопного сустава другой ноги. Это упражнение уже само по себе улучшает состояние.

Можно легко постукивать внутренней частью пятки по полу в положении стоя или на коленях. Системы организма воспринимают это действие как прыжок и организуются соответствующим образом. Так же, как и при прыжке, это может придать телу наиболее эффективную траекторию осанки.

Сесть на пол или на стул. Если возможно, поднять стопу с той стороны, где болит спина и положить ее наружной стороной на бедро второй ноги. Начать надавливать большими пальцами на различные места между пяткой и голеностопным суставом, между голеностопным суставом и Ахилловым сухожилием и в нижней части пятки. При каждом надавливании подождать некоторое время, для того чтобы определить реакцию. Если в определенном месте боль более острая, больше, чем она может быть вызвана самим нажатием, стоит задержаться там немного дольше. Это место можно найти опытным путем.

Со временем человек знакомится с чувствительными точками на стопе. Стоит возвращаться к этим точкам в течение нескольких дней до тех пор, пока не придет ощущение, что «жало» извлечено. Параллельно постараться определить, проявляется ли облегчение в области спины.

Иногда вместо большого пальца стоит использовать резинку, вмонтированную в кончик карандаша. Резинка обладает необходимой, не слишком мягкой и не слишком твердой текстурой, поэтому отпадает необходимость напрягать при давлении пальцы руки, плечо, лопатку, спину, челюсть и задерживать дыхание.

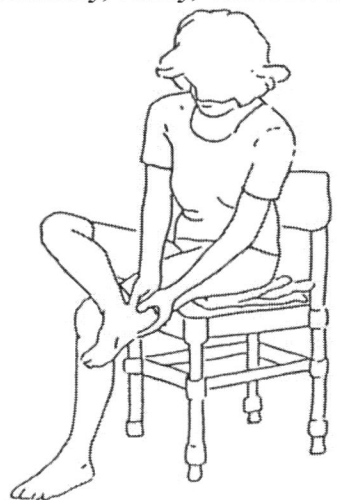

Давление на пятку в положении сидя – неврологическая связь между пяткой и спиной

Когда пятка ощущает надавливание, в мозгу регистрируется положение стоя, при котором опираются на заднюю часть пятки. При таком положении стоя нижняя часть спины должна была бы уравновешивать линию осанки посредством выпячивания и округления назад. Аналогично и в положении сидя нервная система реагирует на давление на пятку, стимулируя округление спины.

Давление пяткой одной ноги на другую

Иногда состояние спины не позволяет достать пятку руками. В этом случае целесообразно нажимать пяткой одной ноги на другую.

Лечь на спину, колени согнуты, стопы стоят. Если травмирована правая сторона, наклонить согнутое правое колено вправо, положив наружную часть голеностопного сустава на пол. Можно использовать в качестве опоры для колена подушку, это освобождает спину от переноса веса ноги в воздухе.

Начать наступать левой пяткой на внутреннюю сторону правого голеностопного сустава в различных местах и по всей поверхности боковой части пятки. При каждом надавливании оставаться немного в этом месте и приподнимать левое бедро в воздух для усиления давления. Делать это осторожно, не останавливая дыхание, чтобы можно было контролировать давление, которое вес тела оказывает на правый голеностопный сустав.

Можно попробовать использовать для надавливания большой палец левой ноги, что также достаточно эффективно.

Исследовать таким образом различные точки на поверхности правого голеностопного сустава возле пятки, голени и особенно между выделяющейся косточкой голеностопного сустава и Ахилловым сухожилием. Найдя чувствительное место, ощупывать, надавливая в поисках эффективного направления. Можно углубить сгибание левого голеностопного сустава до более острого угла, вдавливая левую пятку легким спиральным движением (подобно движению затушивания сигареты). Найдя остро реагирующую точку, остаться в ней некоторое время.

Выпрямить ноги и отдохнуть. Прислушаться к ощущениям обеих сторон, определить различия.
Повторить это упражнение еще 1 – 2 раза. Встать на ноги, внимательно прислушаться к ощущениям в положении стоя. Стопа, на которую надавливали, может ощутить себя более мягкой и распластанной на полу, ее диалог с полом более эффективен. Важно, что это упражнение можно выполнять каждый день, и спина при этом не будет болеть, как прежде.

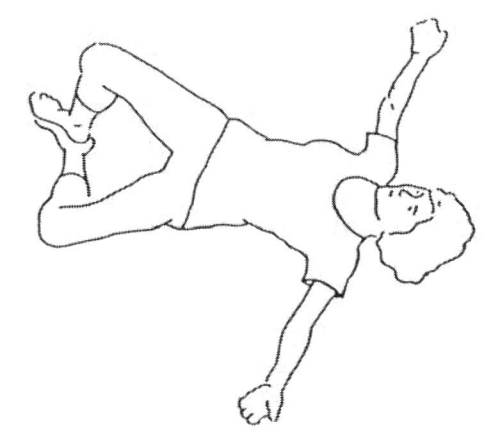

Надавливание пяткой в положении лежа

В положении лежа также можно привести в действие неврологическую программу и добиться облегчения состояния нижней части спины, надавливая одной пяткой на другую. То, чего сложно достичь волевым движением мышц спины, можно добиться путем переговоров с нервной системой.

«Хлопать в ладоши» стопами ног

Исходное положение – стоя на коленях, когда опираются на колени и ладони. Легкими ритмичными движениями постукивать правой стопой по полу, пальцы ноги при этом вытянуты наружу. Колено касается пола. Ощутить постепенное расслабление в верхней части свода стопы и костях передней части ноги.

Таким же образом постукивать стопой о пол, когда пальцы ноги выгнуты вперед, как это происходит при получении травмы во время прыжка или бега. Сейчас тыльная сторона пальцев ноги касается пола.

Поставить правую стопу на пол. Правое колено в воздухе немного отведено в сторону. Повернуть внутреннюю часть правой пятки к полу и постукивать ею о пол мягкими движениями, похожими на пинок, в месте, удаленном от спины.

Встать на ноги и ощутить, каким образом вес тела опирается на правую стопу сейчас. Можно повторить то же упражнение и для второй ноги.

Опять вернуться в исходное положение, обратить внимание на расстояние между коленями, поднять голени в воздух и выполнить движение стопами подобно хлопанью в ладоши, стараясь ударять одной пяткой о другую.

Встать на ноги и внимательно прислушаться к изменениям. Стопы, которые всегда представлялись нам чем-то жестким и застывшим, теперь становятся неотъемлемой частью всего тела. Внутренняя энергия плавно циркулирует внутри, делая их мягкими и пружинистыми. Можно сказать, что теперь человек стоит больше на полу, чем на ногах.

Обратить внимание на изменения в области спины. Что произошло со спиной, когда голеностопные суставы ощутили давление? Настоящий сюрприз ожидает нас при ходьбе. Начать ходить и обратить внимание на пружинистость и ощущение силы, которые объединяют теперь голеностопные суставы и спину в единое целое.

Работа с воображением способствует быстрому осуществлению

Твои движения хороши настолько, насколько развито твое воображение.
Мин Ха То («Путь китайской философии»)

Иногда именно самый осторожный путь является наиболее эффективным. Такое движение скрыто от постороннего глаза, оно происходит только в воображении.

Воображение оформляет движение в соответствии с тем, как оно происходит в пространстве. То, что происходит в воображении, организует все тело и подготавливает его к приведению в действие модели, воспринятой мозгом. Взрослые люди предпочитают слова и разговоры и, выполняя действие, пропускают этап создания образа в мозгу, их, в основном, интересует словесное определение действия. Вместо того чтобы представить себя успешно выполняющим действие и попытаться ощутить все, что связано с его выполнением, они больше заняты осмысливанием терминов.

Опасность мышления понятиями в том, что она часто превращается в опасение упустить что-нибудь. Поскольку мозг стремится корректировать действия человека в соответствии с мыслями и образами, имеющимися в его распоряжении, мышление словами может ослабить построение положительного идеала в собственном понимании.

И наоборот, у многих вызывает удивление, в какой мере воображение может способствовать успеху. Миг откровения, когда воображают себе действие, окупается качеством, легкостью, простотой и точностью выполнения, новыми возможностями, которые появляются как бы сами по себе, и достижениями, к которым невозможно прийти другим путем. Скорее всего, воображение является результатом основных этапов развития и самым непосредственным образом поддерживается жизненно необходимыми ресурсами.

Лечение сном наяву

В Иерусалиме живет женщина по имени Колет Мускат, обучающая людей Каббале. Она разработала богатую методику терапии посредством сна наяву. С потрясающей элегантностью, в присущем ей стиле, она помогает человеку освободиться от серьезных бед и радикально изменить отношение к себе с помощью работы воображения. Занятия с

Колет подобно рассматриванию себя изнутри.

Ее ученица Катрин, продолжающая работать над развитием этого метода в Нью-Йорке, умеет подобрать для каждого человека (в соответствии с индивидуальной необходимостью) нужный образ, что помогает ему не только исправить осанку, но и изменить отношение к пониманию новой осанки.

Например, она предлагает человеку, страдающему от болей в спине, представить в пространстве живота за пупком небольшой светящийся шарик белого цвета. Затем представить себе, что этот шар все больше и больше увеличивается в размере.

Воображение непосредственно беседует с мозгом. Без какого-нибудь направленного действия мышц мозг готовится увидеть шар в реальном пространстве, в результате чего человек ощущает, как напряжение в области спины постепенно отступает и рассеивается как дым. Представление увеличивающегося светящегося шара подталкивает спину сделать то, что ранее было невозможно – теперь она готова удлиниться и избежать давления в наиболее уязвимом и спазмированном месте. Это происходит само собой, нет необходимости преодолевать сопротивление и прилагать усилие.

Не только спина, но и живот свободен от напряжения. Шар увеличивается, занимая пространство во всех направлениях и напоминая спине, что ее движение не должно выполняться за счет напряжения живота. Каждое устранение впадины спины, осуществляемое за счет усилия живота, мешает осуществлению жизненно необходимых процессов внутри него и продолжает работать на самозащиту от боли. Уметь нейтрализовать живот одновременно с движением спины – это уже владение разделением труда при функционировании организма на более прогрессивном уровне. Для того чтобы научиться этому, требуется большое количество уроков. Кроме того, придется научиться пренебрегать привычными понятиями о сильных мышцах живота и физически мощном теле. В воображении все это происходит молниеносно, если удается увидеть картину.

Во время работы воображения важно не поддаться искушению помешать ему выполнением движения наяву. Даже ощутив, что движение созрело, не нужно заниматься оценкой достижений, стоит продолжать с интересом рассматривать картину, созданную воображением. Именно внимательное изучение картин, созданных воображением, приводит человека к достижениям.

Можно представить себе, ощутить и увидеть плечевой пояс, растягивающийся в обе стороны в ширину еще на 20см, в результате чего осторожный невидимый процесс начнет растягивать плечи, вливая в них комфорт и силу, которые эта часть тела уже считала утраченными.

Можно представить себе, что голова переместилась на край затылка, похожего на шест длиной 1-2м. Закрыв глаза и рассматривая голову на кончике высокого шеста, можно ощутить, как во всем теле начинается невидимое глазу движение выпрямления, обнаруживающее оптимальную на данный момент траекторию спины.

Нервная система понимает язык воображения и делает все возможное, для того чтобы выполнить поставленные перед ней задачи. Все, что удается представить в воображении, облегчается при выполнении. Можно высказать предположение о том, что предел движения в пространстве подобен порогу воображения, возникающего в мозгу.

Д-р Фельденкрайс рассказывает....

Есть поучительный рассказ о силе воображения, связанный с великим Учителем. Перед окончанием нашего курса в Тель-Авиве в 1971г. д-р Фельденкрайс травмировал колено и начал серьезно хромать. Это было то самое колено, которое было травмировано в прошлом, явилось причиной исследований и формулирования метода и излечило не только его, но и многих людей.

Один из нас провел с ним урок по улучшению возможностей, но колено распухло и стало болеть еще больше. Естественно, что после этого никто не смел дотрагиваться до колена Моше. Все были разочарованы. Ведь мы уже заканчивали курс, наш любимый Учитель страдал, и никто из нас не мог помочь ему. Вдруг в одно прекрасное утро он пришел, не хромая. Мы стали спрашивать: «Моше, что ты сделал, что тебе помогло?». Он не уважал импульсивное любопытство и ответил не сразу. Только через несколько дней он поведал о том, как вылечил колено.

Моше рассказал, что сидел на стуле с согнутыми ногами – каждая по возможности. Травмированное колено, выгнутое дугой, было выпрямлено больше. Он представил себя в позе лягушки, в которой нужно сильно согнуться и напрячь колени. Прошло два часа, пока ему удалось представить себя удобно устроившимся в позе лягушки. Каждая часть тела при этом сумела приготовиться для выполнения этого действия и ощутить себя так, будто и в самом деле находится в позе лягушки. Когда после этого он встал на ноги, травмированное колено сгибалось с удивительной легкостью.

Для того чтобы восстановить с точностью картину в воображении, человек должен иметь опыт движения и действительно широкие знания об аспектах динамики функционирования. Ему также необходимы терпение и последовательность, чтобы посвятить этому столько времени, сколько требуется. Пианисты, например, знают, что самые плодотворные репетиции перед концертом они проводят в воображении.

Воображение – подготовительная игра к идеальному выполнению

Таким образом можно представить себе любую работу или задачу. Если люди не дают себе времени на то, чтобы сначала представить себе воплощение своей идеи, и заняты лишь ее осуществлением, они рискуют склониться к компромиссу и вернуться к старой привычке. Когда выполнение не сбалансировано с представлением о нем, оно может стать сложным и проблематичным, подобно плаванию против течения. В таком случае, даже тяжело предположить, что существуют элегантные решения.

Метод осознания через движение предлагает изобилие возможностей для развития рычагов воображения. Ученики уважают подготовительный этап и позволяют себе потратить время на то, чтобы создать положительный образ в воображении. Они разрабатывают небольшую и безопасную часть движения, в которой чувствуют себя уверенно, а остальное дополняют в воображении, в состоянии покоя, когда ничего не возбуждает сопротивление.

Люди учатся представлять себе, что движение течет плавно и безболезненно, ведь в воображении они свободны от работы, которую должны выполнять в реальной жизни, и от действия законов гравитации. Такое движение доставляет удовольствие, оно как бы ласкает тело изнутри.

Можно также представить себе, как кислород просачивается в ткани и оживляет их цвет. Или как свет проходит через суставы, расслабляя их. Сразу ощущается облегчение, являющееся результатом этого микроскопического процесса, когда нет необходимости воспроизводить его в больших волевых движениях.

Посредством воображения можно напомнить организму, как он ощущал себя в движении до того, как появились боли. Когда человек позволяет себе увидеть полную и идеальную картину, такую, как он желает, начинается действительное осуществление, приходит спонтанность.

Ведь не зря говорят мудрецы: «Успех заложен в начальной мысли».

Согнуться: да, нет или каким образом?

Чаще всего травмированную спину угнетает наклон вперед. Наклон вперед требует растягивания в самом чувствительном месте, и это до такой степени сложно, что стараются избежать его вообще. Люди, однажды ощутившие боль в спине, знают, что лучше согнуть только колени, не изгибая спину. Это и в самом деле более надежный способ в том случае, когда существует опасность возникновения боли, и не умеют совладать с ней другим путем.

Попробуем разобраться в динамике наклона вперед и определить, что происходит перед позвоночником и за ним. На определенном этапе восстановления с помощью этого определения можно будет вернуться также и к наклону.

Сесть удобно, прикрыть глаза. Представить, как выглядит позвоночник спереди, со стороны, повернутой к передней части тела. Представить расстояния между позвонками и увидеть их приближающимися друг к другу спереди. Рассматривать позвонки один за другим, наблюдая, как постепенно исчезает расстояние между ними, они как бы входят один в другой.

Внимательно присмотреться к шейным позвонкам, увидеть, как расстояния между ними исчезают, и они начинают оказывать давление друг на друга. Представить, что вся передняя часть позвоночника от затылка до поясничной впадины сжимается одновременно

с исчезновением промежутков между позвонками. Представить, что мечевидный отросток уменьшается в размере, погружаясь, а плечи немного приближаются к грудной клетке.
Выполнить это упражнение в воображении несколько раз. Можно ощутить, что в теле начинает происходить внутреннее движение (в соответствии с тем, что представляют), которое нагибает спину вперед само по себе.

Можно ощутить, что происходит пассивное движение и в задней части позвоночника, там позвонки немного отдаляются друг от друга. Растягивание в длину задней части позвоночника позволяет развиться наклону вперед.

Если хотят наклониться вперед, но сосредотачивают внимание на том, что происходит сзади, то система получает сигнал привести в действие ту часть, о которой думают. И действительно, спина начинает сжиматься сзади. Сконцентрированное в одном месте спины внимание побуждает ее быть активной, она создает дугу назад и тормозит наклон вперед.

Беда в том, что когда спина болит и нужно нагнуться, как правило, заранее уверены в том, что она этот наклон не позволит. Инстинктивно сосредотачивают внимание в месте, которое должно заболеть сзади и соответственно этому исправляют движение. Но если сознательно переместить внимание вначале на переднюю часть позвоночника, которая ответственна за наклон вперед, можно освободить наклон от препятствий, появляющихся сзади. Эта невидимая постороннему глазу работа, которая переходит в реальное движение, является его частью и неотделима от него.

Можно дополнить процесс восстановления спины и, возвращаясь к использованию большого количества возможностей из индивидуального потенциала, попробовать разобраться в наклоне назад. Представить себе движение шейных и грудных позвонков, выпячивающихся наружу. Увидеть, как постепенно уменьшаются промежутки между ними, как они как бы складываются один в другой. Посвятить этому некоторое время. Наблюдать, начинает ли проявляться пассивная готовность грудной клетки и передней части позвонков удобно расслабиться впереди? Осознать, что это другой подход, при котором передняя часть позвоночника растягивается во всю длину без сопротивления, а само активное действие происходит сзади без помех.

Попробовать выполнить то же движение по диагонали. Выполняя движение на противоположной стороне тела, обратить внимание на различия в действии между двумя сторонами.

Для того чтобы разобраться в связи между местом, на котором сосредоточено внимание, и самим движением, можно несколько раз выполнить это наоборот. Наклоняясь вперед, думать о задней стороне позвоночника. Осложняет ли это движение? Теперь вернуться к более удобному способу выполнения движения.

Можно улучшить качество движения также и с помощью согласованности действий между глазами и направлением действия. Обратить внимание, в какую сторону направлены глаза при наклоне назад. Можно взглянуть вверх, когда спина сжимается, а голова отклоняется назад. Можно перевести взгляд в противоположном направлении, тогда он опустится, несмотря на тенденцию позвоночника и головы двигаться вверх.

Выполнив несколько раз движение в таком варианте и в противоположном, поднять глаза одновременно с движением головы назад и определить, улучшило ли гибкость суставов позвоночника такое непривычное разделение труда, или, другими словами, извлекла ли из этого пользу нервная система. Спустя некоторое время позволить спине вернуться в удобное для нее положение и определить, есть ли у нее сейчас ощущение, что ее возможности улучшились.

Затем повторить и согнуться вперед, сравнивая качество этого наклона с исходным. Несколько таких медленных движений спины – немного вперед и немного назад – в сочетании с умением согласовывать невидимое постороннему глазу внимание с реальным направлением действия в пространстве, помогают ей освободиться от страха и свободно функционировать.

Тем же способом можно осторожно нагибаться в стороны, это только улучшит плавность движения вперед и назад. Наклоняясь в сторону, с которой наклон представляется более удобным, например, вправо, можно рассуждать, как и прежде, по отношению к сжимающейся стороне. Представить приближающиеся одно к другому ребра с правой стороны и сжимающиеся промежутки между позвонками затылка, когда правое ухо наклоняется к правому плечу.

Представить себе также левую сторону, ощутить, как она отзывается, расслабляясь. Возможно, до сих пор еще нет полного расслабления сжатой области, но ведь это только начало. Позволить процессу расслабления и удлинения продолжаться столько, сколько требуется.

Ощутить, как правая рука скользит раз за разом по склону правого бедра, а левая одновременно поднимается вверх по левому. Остаться немного времени в таком положении на удобном уровне и несколько раз перенести вес с ноги на ногу. Опереться на левую ногу, поднять правое предплечье вплотную к щеке, если это возможно, и в таком положении раскачивать спину как дверь на стержне вперед – назад.

Остановиться, проверить, можно ли углубить наклон, не пробуждая сопротивление. Через некоторое время повторить и проверить качество наклона вперед.

Обмен функциями – как одолжить травмированной стороне ощущение свободы движения

Если боль сосредоточена только с одной стороны, можно использовать это и не только научиться двигаться, не причиняя себе вреда, но также заставить мозг исправить недостатки слабой стороны. Здоровую сторону можно считать моделью для восстановления, которую переносят или «одалживают» другой стороне. Этот процесс происходит в воображении.

Закрыть глаза и представить себе травмированную область, ее форму и границы. Собрать информацию обо всех обращающих на себя внимание деталях, как, например: расстояние от травмированного места до различных точек на периферии тела, его форма и внутренняя организация. Подумать о том, в чем выражаются эти детали. Если присутствует цвет, отметить его в сознании. Если появляются мысли о словесном определении, выражающем характер травмы, присоединить это к результатам обзора. Отдохнуть, дыхание спокойное.

Затем сосредоточить внимание на реакции здоровой стороны. Немного отдохнуть.

Здоровая сторона свободна от ограничений и способна принять любое положение, в том числе, особенное положение травмированной стороны. Постепенно представить себе, что здоровая сторона приобретает форму, очертания, направление и цвет страдающей стороны. Немного отдохнуть, не думая ни о чем и ничего не предпринимая.

Вновь вернуться к изучению травмированной стороны. Теперь можно ощутить, что травмированная сторона освободилась от своей обычной модели и готова принять другое положение. Определить, готова ли она организоваться подобно здоровой стороне. Представить ее окрашенной в цвет здоровой стороны, принимающей ее размеры и очертания.

Такая работа воображения приводит к внутренним колебаниям, происходит подготовка к новой организации, при которой травмированная сторона начинает ощущать себя так, будто травмы не существует. При желании можно пригласить здоровую сторону, которая до сих пор свободна в выборе, вернуться в свое первоначальное состояние. Теперь ощущается облегчение в обеих сторонах тела, и это всего лишь результат работы воображения.

Можно применить принцип «одалживания» функций при ограничении движения одной стороны не только в воображении, но и в действии. При травме колена, спазмировании мышц одной половины лица, напряженном затылке и других, здоровая сторона может выполнять действие так, будто ее движение ограничено.

Например, если тяжело поднять правое плечо вверх, боль останавливает движение в определенной точке, следует оставить его в покое. Вместо этого поднять здоровое левое плечо и выполнить им движение, учитывая ограничение правого плеча, то есть позволить сильной стороне скопировать действия травмированной стороны. Несколько раз повторить это движение, сознательно оказывая сопротивление движению в местах, ограниченных с травмированной стороны. Сознательно и терпеливо привлекать все больше и больше частей тела к движению с «ограничением» соответственно модели травмированной стороны. После небольшого отдыха снова проверить возможность движения слабой стороны.

«Дипломатия» нервной системы

Интересно наблюдать, как действительные ограничения движения утрачивают свою агрессивность не когда их стараются исправить в соответствии с моделью здоровой стороны, а наоборот. Гораздо легче удается устранить недостатки, создавая модель проблемы на здоровой стороне. Когда нервной системе предлагают оценить ущерб, который она наносит себе в другом контексте, она улавливает это и прекращает работать против себя самой.

Возможно, принцип симметрии противоположной стороны, контролирующий действия человека, ответственен за эффективность совершенствования этой комбинации. В сущности, свойством модели естественной перекрестной функции ходьбы является движение одной стороны, подающей сигнал другой делать наоборот.

Кроме того, видимо, боль не только настоящая травма для мышц, но и подчиненность мозга определенной модели реакции, являющейся постоянной на ту же боль. Это не только возможность для осуществления, но и решение механизма рассуждения в соответствии с программой действия. Другими словами, это не только сложность, но и разумное понимание, стоящее за выбором программы.

Это подобно замкнутому кругу связи причины с обстоятельствами. Опыт показывает, что единственное, что стоит делать, чтобы освободить человека из этого замкнутого круга, – осознать детали внутренней организации больного, когда он находится в безопасном положении. Тогда детали восстанавливаются настолько верно, что можно создать их снова в другом месте. Перемещают их на более надежную сторону, где нет опасности упустить возможность или нанести вред. Видимо, в этом осознании есть огромная сила, создающая в мозгу момент отключения от инерции программы помех.

Интересно, что согласно логике природы, отличающейся от привычной логики мозга, для того чтобы исправить недостатки травмированной стороны, не нужно требовать от нее вести себя соответственно здоровой. Ведь это все равно, что приказать ненормальному ребенку вести себя хорошо, как его воспитанные братья. Это как раз то, что он не способен сделать.

И наоборот, можно относительно легко проследить за характерным способом, которым человек неосознанно ведет себя с травмированной стороной, и сознательно восстановить эту модель поведения на свободной от ограничений стороне. Таким образом, направленно восстанавливая действие, которым не владеют, можно приобрести над ним власть.

В книге «Своими силами» д-р Фельденкрайс рассказывает о том, что одно его колено было травмировано, а после того, как и второе получило травму, он думал, что окончательно будет ограничен в движении. К его удивлению, первое колено «выздоровело». Этот факт привел Моше к выводу о том, что возможность управлять центрами нервной системы существует. В сущности, именно это явление побудило его к исследованию системы функционирования человека, но он не использовал это как направленное средство в процессах движения.

В последнее время я занимаюсь разработкой стратегии направленного «одалживания» модели травмированной стороны здоровой стороне. Даже при инсульте, когда одна сторона тела парализована, на ней появляются признаки движения в результате того, что люди учатся «портить» функции здоровой стороны в соответствии с моделью больной.

Я доверяю процессу «одалживания» модели движения одной стороны другой, который в большей или меньшей степени дает уверенное улучшение в различных ситуациях, например: искривление осанки в одну сторону, изменение в симметрии лица или в случае хромоты. Удивительно быстрое улучшение может проложить с большей легкостью и уверенностью путь для воспитательной работы, которая потребует последовательности и терпения для полного восстановления функционирования.

Возможность использовать это явление направленным образом открывает неожиданные перспективы диалога с мозгом, которые до сих пор ожидают глубокого научного исследования. Ну, а пока можно своими силами попытаться воспроизвести это в индивидуальной лаборатории собственного движения. Это захватывающее впечатление: каждый раз повторять и сравнивать практический опыт, убеждаясь, что можно элегантным путем добиться улучшения составляющих качества жизни. Можно воспользоваться этой стратегией и в том случае, если нет особой проблемы, и ощутить, как результат опытов иногда превосходит все ожидания и логическое представление человека о себе самом. Сам опыт прост, можно выполнять его в положении сидя.

Положить ладони одну на другую таким образом, как будто хотят пить из них воду. Приблизить их, подобно чашке, ко рту, и приблизиться ртом к этой «чашке». Почувствовать, как все тело организуется для выполнения этого действия, как появляется ощущение осторожности – «не пролить бы воду».

Повторив несколько раз это движение, изменить положение рук. Положить руку, находившуюся снизу, наверх и «попить» воду в таком положении. Проанализировать, изменилась ли надежность движения при другом положении рук. И при таком положении рук, которое, может быть, кажется странным, повторить движение. Обратить внимание, что происходит с координацией движения, может быть, делают что-нибудь, в чем не было необходимости при предыдущем положении рук, и определить места излишнего напряжения. Возможно, ощущается напряжение в области плеча и ребер. Обратить внимание на разницу во времени, которое необходимо для действия при таком положении рук. Определить, что именно мешает ему произойти плавно и просто. Все это производится в сравнении с движением, при котором положение рук такое, которое предпочел организм вначале. Немного отдохнуть.

Положить ладони одну на другую привычным образом или так, как удобнее выполнить действие питья воды. Скорее всего, это будет то положение, которое было выбрано машинально вначале. Повторить движение, но теперь внести в него сложности, возникшие при втором варианте положения рук. Немного преувеличить реакцию плеча и искривить грудную клетку. Приложить усилие и сопротивление в области предплечий, затылка, живота и спины или в любом другом месте, где ощущается реакция на сложность выполнения при втором варианте положения рук. Конечно, сопротивление не должно быть слишком большим, но все тело ощутит неудобство.

Найдя определенную модель имитации помех, оставить все и отдохнуть. Прикрыть глаза, дышать мягко и продолжительно, позволить сознанию «плыть по течению». Можно положиться на глубокие слои организма, они извлекут урок из проведенного опыта.

Вернуться к неудобному варианту. Вновь выполнить действие питья воды из рук и ощутить, какие изменения произошли за считанные минуты в результате имитации помех при удобном варианте положения рук.

Многие будут удивлены появившейся «вдруг» легкости движения и исчезновению того, что мешало раньше. Стоит обратить внимание не только на улучшение качества самого движения, но и на фактор, содействовавший этому. Вопреки ожиданиям, движение приобрело легкость. Весь этот процесс сопровождало подсознание, которое лучше сознания умеет распознавать, что именно эффективнее для организма. Это знание находит выражение в языке движения и ощущении без слов.

При переносе модели травмированной стороны на здоровую происходит встреча между системой произвольных и непроизвольных движений. Эта встреча позволяет сознанию наблюдать за возникающими спонтанно качеством и нюансами движения, которыми подсознание обнаруживает то, чему оно научилось после того, как удается «уговорить» его учиться.

РАЗДЕЛ СЕДЬМОЙ

Свободный человек обладает свободой движений спины

Облегчение или выздоровление

Страдающего человека интересует эффективная помощь, которая спасет его от боли в данный момент. Гораздо в меньшей степени ему интересны всевозможные разъяснения и мнения о причинах его бед, корни которых уходят в прошлое, а также то, чему он может научиться в будущем.

В этой книге изложены различные советы, с помощью которых человек сможет прийти к настоящему выздоровлению, а не только к временному облегчению. Что означает истинное выздоровление? Можно ли, к примеру, назвать здоровым человека только потому, что у него нет показаний к госпитализации? Или потому, что на него не составлена история болезни? Потому, что он не ограничен в своих движениях или может выполнять основные функции в жизни, несмотря на ограничения? Где проходят границы понятия «здоровье»?

Жить полноценной жизнью

Можно ли определить понятие «здоровье», пользуясь положительными терминами и вообще не упоминая о болезни? По утверждению д-ра Фельденкрайса, люди здоровы, если они способны претворять в жизнь свои сокровенные желания. Человек может считать себя здоровым, когда он уверенно полагается на собственное тело, зная, что оно не станет ограничивать его. Если человек может позволить себе стремиться быть таким, каким он бывает в минуты внутреннего подъема, то перед ним откроется картина его истинного здоровья.

Интересуясь только тем, как избавиться от боли, человек уподобляется проворному адвокату, цель которого – помочь подсудимому избежать наказания уже после того, как он заключен в тюрьму. Ведь даже в случае успеха не существует гарантии, что человек встанет на правильный жизненный путь.

Безусловно, если боль очень сильная, человек нуждается в экстренной помощи, хотя следует не забывать о том, что эта помощь не заменяет воспитательную работу.

Однако многие люди согласны примириться только с облегчением боли, они не стремятся делать что-нибудь сверх этого, то есть совершенствоваться. Часто это совсем не связано с пренебрежением или ленью. Чаще всего причина в нежелании замечать в самом себе страдающего человека, который отчаялся и перестал верить в то, что жизнь есть нечто большее, чем просто «держаться». Критерии современного общества предписывают человеку не сдаваться до тех пор, пока боль не укладывает его в постель или вынуждает встать перед необходимостью операции. Умение «не пасовать» перед трудностями, стойко переносить страдания и не обращать внимание на постепенную потерю жизнеспособности высоко ценится окружающими.

Эта книга предназначена для людей, которым в жизни важно не просто «устоять» - они стремятся достичь уровня, превышающего элементарное выживание. Эта книга для людей, стремящихся жить полной жизнью. В сущности, иначе и быть не может, потому что только когда стремятся к выздоровлению в широком понимании осуществления заветных желаний, появляется шанс избавиться и от мелких неприятностей. Если заниматься только определенной проблемой, то это может лишь уменьшить видимую глазу верхушку айсберга. Айсберг всплывает полностью, когда все больше и больше его частей появляется на поверхности.

Моше говорил, что если заниматься только болью, то она становится проблемой, продолжающейся всю жизнь. И в самом деле, ведь айсберг начинает таять сам по себе только тогда, когда изменяется климат. Если рассматривать этот вопрос с точки зрения физического состояния организма, то атмосфера для эффективного функционирования является этической стороной приведения тела в действие или условием качества движений человека. Обрести истинное здоровье можно, лишь научившись изменять не только способ движения, но и основные принципы, стоящие за ним. Это значит не только избегать движения определенным способом, который приводит к неприятностям, но также, что чаще всего является самым сложным, согласиться испробовать нетрадиционные пути движения и отношения к нему.

Щедрость природы – это временная ссуда

Как и любое обнаружение болезни, боль свидетельствует о включении защитного клапана. Это означает, что в системе накоплены нарушения, и боль сигнализирует о нежелании организма продолжать функционировать дальше таким образом. Скорее всего, еще длительное время можно тянуть «ссуду» из резервов организма, не вызывая видимых сбоев в его работе. Это преимущество естественного тела перед механическими приборами. Однако этап, на котором появляется боль, является сигналом отказа системы предоставлять «ссуду» без покрытия и предупреждением о возможном «банкротстве».

Здесь происходит примерно то же, что и с предохранителем на электрощите: если он рассчитан на большую мощность, чем сама система, то опасности подвергается весь дом. Ответственный человек должен разобраться в том, что мешает системе работать.

Искать не причину, а выход из проблемы

Каким образом можно найти причину боли? Ведь организм намного сложнее системы электрощита. Процесс восстановления здоровья гораздо более хитроумный и интеллигентный, чем тот, который приводит в действие систему приборов, созданных умом человека.

Причины болей в спине могут быть сложными и зависеть от индивидуального функционирования, физического сложения, привычек, от того, насколько устойчива жизненная позиция, и, конечно же, от условий окружающей среды. Сложно разобраться в том, где истинная причина боли, а где реакция на нее. Вероятность того, что можно точно указать на ее причину, не больше, чем возможность определить местоположение определенного камушка в калейдоскопе и с его помощью изменить картинку.

Другими словами, страдающему человеку важно не столько то, почему он страдает, а то, как избавиться от боли.

Здоровье заложено природой

В отличие от замкнутой электрической цепи, организм очень сложное и хитроумное создание, способное самостоятельно корректировать самого себя. Не стоит забывать о том, что природа всегда стремится к здоровому состоянию, это ее постоянное направление. В иврите первичным является слово «создание», от него уже происходит понятие «здоровье», то есть здесь мы видим изначальное отождествление понятий «человек» и «здоровье». Подобно тому, как земля притягивает человека к себе, природа направляет организм к совершенствованию и дает ему каждую минуту возможность научиться помогать самому себе. Стремление организма к стабильному здоровому состоянию настолько велико, что даже, несмотря на все старания человека испортить созданное природой и усугубить состояние (это касается не только движения, но и окружающей среды и питания, например, прием тяжелых лекарственных препаратов, которые лечат одно и вредят другому), процесс разрушения организма медленный и утомительный. Даже смерти иногда приходится пробиваться к человеку с большим трудом.

Боль указывает путь к восстановлению

Боль представляет собой стремление природы исправить что-то, она предупреждает организм, требует вернуться к лучшему состоянию. Она может помочь выздоровлению, если расшифровать ее до того, как начинают страдать.

Боль срабатывает подобно балансирующему механизму, изначально заложенному в организме. Она посылает четкий сигнал о том, что необходимо отдалить организм от опасности. Она подобна ударам о стены извилистой пещеры, указывающим слепому на отклонения от безопасного маршрута.

Боль показывает человеку, куда не следует идти и чего не следует делать. Чтобы найти верный путь и правильно действовать, необходимо быть чутким и уметь находить новые варианты. Твердое желание человека внимательно прислушиваться ко всему, что продвигает его к благополучию, является ключом к этому благополучию. Помощь природе заключается в способности определять различия между уровнями комфорта. Или, в сущности, в том, насколько люди позволяют себе получать удовольствие.

Для человека боль должна, прежде всего, означать знак «стоп». Останавливаются не для того, чтобы остановить боль и пожалеть себя, а потому, что понимают: тот способ, которым пользовались до сих пор, больше не работает. Необходим перерыв для того, чтобы найти другое направление. Здесь стоит поразмышлять понятиями, доступными человеку, который владеет методом д-ра Фельденкрайса, и найти новый способ действия.

Пассивность способствует восстановлению

Если бы можно было «озвучить» боль, то, скорее всего, мы бы услышали, что организму нужен продолжительный и терпеливый отдых, не загроможденный беспокойством и напряжением из-за желания сделать невозможное. Иногда все, что требуется – это воздержаться от приведения тела в действие разрушающим для него образом, а уж остальное можно предоставить природе.

Люди опасаются услышать сигнал боли. Многие видят в таком вынужденном отдыхе признак слабости и потерю возможности действовать. Попробуем посмотреть на это иначе и увидеть здесь приемлемость небольшого отступления в качестве дополнительного шага на пути к комфорту. Ведь каждый из своего опыта знает, как влияет отдых на дальнейшее самочувствие.

Обычно, стараясь что-то исправить, воспринимают корректирование как целенаправленное действие. Может ли отсутствие действия стать началом исправления? Оказывается, именно бездействие возвращает человека в нейтральное состояние, которое, в свою очередь, дает ему шанс впоследствии двигаться с большей легкостью и более подходящим способом.

Научиться расслабляться, изучая действие

Иногда, даже если человек готов отдыхать, его тело не способно найти для себя этот отдых. Особенно если боль острая, человеку сложно расслабиться, он должен определенным образом организовать свое тело, для того чтобы этот отдых был результативным.

Проще всего научиться отдыхать путем расслабления, когда умеют оптимально уравновешивать само действие. В поисках способа экономного движения, регулирующего усилие, которое должно совпадать с извлекаемым действием, познают путь, ведущий к расслаблению.

Движение – это основа, наполняющая жизнь, его легко исследовать и изменять. В конце концов, при определении качества жизни принимается во внимание уровень функционирования в состоянии движения. Иначе говоря, качество жизни зависит от возможностей человека в действии и от того, какое усилие он должен приложить для его выполнения.

Каким образом двигаться – созидающий поиск

Каким образом двигаться, когда тело болит? Стараться ли продолжать выполнять привычные ежедневные движения, несмотря на то, что они причиняют боль? А может быть, добавить какие-нибудь особенные упражнения? Может быть, следует заниматься ходьбой, плаванием, сидеть, нагибаться или стоит избегать всего этого?

Обычно люди задают такие вопросы. Они спрашивают, что делать, но их не особенно интересует, как именно. Существует множество различных видов боли, но не существует двух людей, которые одинаково ощущают последствия одной и той же травмы. Это утверждение верно даже в том случае, когда травмы имеют одинаковое определение и относятся к одной и той же части тела. У каждого человека травма связана с множеством взаимоотношений между системами организма, со способами функционирования, строением тела, и число сочетаний этих факторов бесконечно.

Кто-то время от времени ощущает боль в спине только в определенном положении, и он может продолжать так жить, сознавая, что где-то там имеются нарушения. У другого спина хватает так, что он не в состоянии самостоятельно завязать шнурки на ботинках или даже думать о чем-то, кроме своей боли. Что общего между двумя этими случаями? Общее заключается в привычке продолжать использовать свое тело после того, как уже появились признаки травмы, как бы не замечая этих ранних признаков.

Путь улучшенных оптимальных движений занимает второстепенное место в мышлении. Он не похож на упражнение, а всего лишь позволяет осуществить поиск движения, которое возможно выполнить в данную минуту. Важно, что с его помощью можно найти оптимальный путь, прислушиваясь к внутреннему голосу. Такой поисковый обзор максимальной возможности можно организовать в любой ситуации: и когда прикованы к постели после аварии, и при восхождении на гору. Позволяя собственной чуткости сопровождать такое наблюдение, важно собрать информацию о том, насколько удобно телу, а не стремиться к достижению большего радиуса движения. Если пренебречь тем, как выглядит выполняемое действие со стороны, можно понемногу обнаружить потенциальные возможности движения и начать постепенно и осторожно его увеличивать.

Находчивость в беде положительна или опасна?

У народов, несколько отдаленных от цивилизации, существует огромный опыт в применении нетрадиционных способов лечения травм, начиная от умения простого человека использовать лекарственные растения, и до ритуалов племен по изгнанию духов. Прогресс в медицине, доверяющей пути научного мышления, проверенным находкам на основе секретов химии и ножу хирурга, не стал задерживаться на отсеивании древних обычаев от суеверия. Но только оснащен ли человек лучшим багажом, когда он стоит перед проблемой потери здоровья? Есть ли у него больше критериев, по которым он может судить о возможности приведения в действие внутренней находчивости?

Разумный современный человек знает, что он невежда в области науки, которую изучают в течение многих лет для того, чтобы овладеть ею. Поэтому у него нет другого выбора, кроме как передать ответственность за свое здоровье в руки лечебных учреждений. В этом плане медики сегодня занимают место, которое испокон веков принадлежало священнослужителям. Человек знает о своей зависимости от них. Большинство людей не воспитано на понимании права на собственную инициативу в критические минуты. Принято думать, что не стоит вмешиваться в процесс лечения, а желание разобраться в том, что происходит с организмом, только мешает.

Стоит ли человеку стремиться самостоятельно помочь себе? Где проходит граница, за которой проявление собственной инициативы станет неразумным и опасным? Это очень тонкие вопросы. Настоящая книга призвана расширить понимание человека в той области, где ему позволено действовать самостоятельно. Чуткое осознание того, что происходит с организмом, позволит человеку способствовать более эффективной помощи специалиста, направленной на выздоровление.

Упрощенная формула жалобы

Для того чтобы восстановить организм и максимально использовать ресурсы, заложенные природой, следует быть очень осторожным с понятиями, которыми формулируют проблему. Многие придают большое значение названию болезни, считая, что успех ее лечения вытекает из формулировки проблемы. Естественно, в этом случае сама проблема воспринимается как существующая только в определенном месте, и нет шансов увидеть общую картину. Если «прилипают» к названию болезни, заостряют на нем внимание, оно вращается в ушах людей, ну, а если это латинское название, то оно вообще приобретает магическую силу. Таким образом люди наклеивают ярлык на свое тело и отказываются от права быть в курсе дел собственного организма.

Гораздо лучше оставить профессиональные термины специалистам, которые знают, что с ними делать. Страдающий человек может использовать язык, основанный на прямом индивидуальном знании внутренних ощущений.

Д-р Фельденкрайс формулировал заново жалобы обращавшихся к нему людей. Внимательно выслушав рассказ человека о проблеме, приведшей его к доктору, он спрашивал: «Что вы хотели бы делать из того, что сейчас не в состоянии делать?». Человек сразу же обретал надежду на возможность действия. Лицо человека прояснялось уже только от мысли о том, что ему предоставляется право принять участие в процессе понятным ему путем, он прекращал зависеть от чего-то, во что ему запрещено вмешиваться.

Прекратить думать банальными словами, начать представлять себе картины движения и анализировать ощущения без слов – вот мысль, проходящая красной нитью во всем методе д-ра Фельденкрайса. Человек способен взвешивать свои действия и управлять ими в соответствии с ощущениями, даже если это не имеет словесного сопровождения.

Цифры как индивидуальный критерий оценки изменения
Если со словами следует быть очень осторожным, то цифры можно использовать довольно-таки эффективно. Попробуйте оценить боль в цифровом выражении на данный момент. Ноль – идеальное состояние, а как оценить боль по этой шкале, если положение тяжелое? На этот вопрос сам человек ответит лучше, чем кто-нибудь другой. Ведь процесс изучения собственных ощущений, для того чтобы оценить боль, уже пробуждает в человеке чувство ответственности, он прекращает ощущать себя жертвой, это обстановка поиска возможностей, а не безысходности. Обычно боль сопровождают мысли о том, что ситуация вышла из-под индивидуального контроля. Вместе с тем, оценка боли по шкале уже порождает надежду на возможность улучшения.

Оценка, которую дают ощущению, может указать путь к улучшению. Боли, как и любой травме, необходимо время для излечения. Облегчение, которого можно достичь, может быть очень тонким, скрытым от постороннего глаза и постепенным. Самое главное – не мешать процессу выздоровления. Можно легко пропустить начало улучшения, если не осознают его. Когда человек становится чутким к тонким различиям и может определить, что по этой шкале он опустился с отметки 8 до отметки 6, он знает, что, несмотря на то, что боль до сих пор присутствует, состояние улучшается. Это источник поддержки терпения в процессе выздоровления.

Травма спины снижает возможность сказать окружающему миру «нет»
Увидеть проблему спины на фоне человека в целом – значит проанализировать картину человеческой жизни, принять во внимание моральную сторону функционирования. Почувствовать, насколько он растрачивает себя в бесполезных усилиях, в неуклюжих и агрессивных движениях. Видеть человека в целом - значит понять, что он способен сделать для себя в критической ситуации, в какой мере желание добиться поставленных задач уводит его к неоправданному напряжению, когда он уже не может расслабиться и теряет контроль над собой.

Понять, что происходит со страдающей спиной определенного человека, значит познакомиться с тем, как ощущения влияют на находчивость тела при выполнении задач, поставленных жизнью. Постарайтесь проанализировать, и, скорей всего, вы убедитесь в том, что то самое движение, при котором возникают сложности и которое сигнализирует о появлении проблемы в области спины, уже когда-то сопровождало неприятные ощущения при душевном напряжении.

Спина представляет собой своеобразный панцирь. Это та часть тела, с помощью которой человек может сказать окружающему миру: «Нет, не разрешаю, не хочу, не трогайте меня». Поворачиваясь спиной к человеку, мы красноречивее слов демонстрируем отказ. Достаточно вспомнить, как, пятясь, выходят из храма, тем самым выказывая уважение – не поворачиваясь спиной.

При травме спины ограничивается также и возможность сказать окружающему миру: «Нет». Люди вдруг начинают чувствовать, что теряют способность защитить себя от вещей, которым ранее хотели сопротивляться.

Действуя по законам двустороннего движения, можно подойти к проблеме спины со стороны личности. Если можно разобраться в том, что стоит за спиной и что представляет собой «нет», которое не могут выразить и позаботиться о нем, то, возможно, исчезнет необходимость заставлять спину страдать вместо души.

Парализованная импровизация - ослабленный оптимизм

Любое недостаточное проявление оптимизма, каждое сомнение при страданиях из-за травмы или беспокойство тормозят деятельность творческих сил и не позволяют человеку импровизировать при принятии решений. Процесс корректирования движения сопровождает оптимистичное настроение, поэтому люди могут благополучно справляться со сложными физическими проблемами тела.

Желательно постараться увидеть не только болезненный участок в области спины, но и то, что человека мучает душевная боль. Это совсем непросто, и не каждый готов принять такой подход. Все знают, что в ремонт машины после аварии нужно вкладывать деньги, но кто думает о необходимости воспитательной работы с водителем? Люди не осведомлены о дисбалансе, который присущ их личной жизни. Многие стараются спрятать глубоко внутри то, что они терпят различные неудобства, и внешне выглядеть благополучно до тех пор, пока они не прекращают видеть этот мир. Они стискивают челюсти, горло сжимается, грудная клетка каменеет, ноги забывают пружинистое движение, взгляд становится слишком пристальным. Они считают, что это нормальное состояние только потому, что они продолжают выполнять свои обязанности. Однако их тело – неважно какая его часть, спина или лицо – выдает ущемление свободы личности, в чем они не посмеют признаться даже самим себе.

Следует ли из этого, что у человека не будет шансов иметь здоровую спину, если он не прекратит травмировать себя до того, как боль вынудит его отдыхать? Может быть, чтобы не допустить боли, не следует хотеть слишком многого в жизни? Или, может быть, наоборот, не стоит пренебрегать подобающим уровнем комфорта и смириться с тем, что приносит меньше удовлетворения? Может быть, спина будет досаждать до тех пор, пока жизнь не защищена от мелких неприятностей?

Это все сложные вопросы. Проблема встает всякий раз, когда человек приходит за помощью при боли. Ведь он даже не предполагает, что помощь, которая ему необходима – это самовоспитание.

Страдающая спина и подавленная душа – пленники друг друга

Женщина, страдающая от болей в спине и приходившая ко мне за помощью, была очень энергичной. Она формулировала свою проблему терминами, отражающими физическое состояние тела. Область между правой лопаткой и позвоночником, по ее словам, «горела от неизлечимой боли».

Обследуя ее, я убедилась, что весь верхний отдел позвоночника подобен несгибаемому жесткому обручу. Касаясь позвонков, можно было ощутить полное отсутствие готовности расслабиться, а мобилизация мышц для защитной реакции здесь воспринималась просто как жизненная необходимость.

Рахель снова и снова возвращалась к рассказу о том, что ее тело всегда было в хорошем физическом состоянии, и она любила пешеходные экскурсии. Ей пришлось прекратить занятия спортом после того, как она серьезно повредила ногу. Естественно, она сдалась не сразу. Еще некоторое время, пытаясь перебороть боль, Рахель продолжала ходить. Однако состояние ухудшилось, и сейчас она уже не может принимать участие в походах и экскурсиях. Кроме того, ее мучают боли в спине.

Немного оттаяв в процессе урока, она стала рассказывать о своей тоскливой одинокой жизни, об испорченных отношениях с женой сына, которые никак не налаживаются, несмотря на все ее старания. О том, как ей не хватает теплого человеческого общения, о своем ощущении безысходности одиночества и о страхе перед старостью.

Мне стало ясно, что невозможно добиться состояния физического комфорта, в поисках которого она пришла ко мне, при ее теперешнем душевном состоянии: ведь она потеряла веру в то, что жизнь может быть добра к ней. Ей кажется, что единственный способ выстоять – это быть более сильной и жесткой.

Было явно, что плохое настроение не позволяет ей ослабить панцирь, сковывающий тело, и улучшить качество движения. С другой стороны, проблемы ее тела, от кончиков пальцев ног до макушки, не позволяют ей относиться к жизни с достаточным оптимизмом и удовлетворением. Это был замкнутый круг, и она, находясь в нем, все больше и больше травмировала себя.

Вред, наносимый упрямым стремлением превозмочь себя

Люди даже не предполагают, какой ущерб голеностопному суставу может нанести упрямое сгибание его при продолжении ходьбы после травмы. Результат может быть плачевным, вплоть до прекращения функционирования. Ведь вряд ли кто-нибудь обращает внимание на то, что таз сбивается с траектории каждый раз, когда он должен опереться на поврежденную ногу. Плечи в это время замирают в ожидании боли, а ребра не позволяют себе расслабиться перед вдохом. Люди не задумываются о том, что из-за стремления любой ценой преодолеть самого себя затылок платит высокую цену, меняется взгляд. В области лопаток протест проявляется раньше, чем в других местах.

Какие отношения может создать человек с окружающими, если он не относится вежливо к самому себе? Чем можно было помочь этой женщине? Можно ли в процессе урока, перемещая позвонки, сгладить крутые жизненные повороты и их последствия? С чего начать, чтобы облегчить ее страдания? Может быть, вначале стоит проанализировать наличие искажений в организации тела и попробовать полностью растопить очаги напряжения? Возможно, состояние ее тела не прекратит подводить ее до тех пор, пока она не научится относиться к себе, как к собственным внукам, которым всегда рада, и принимает их такими, какие они есть, что бы они ни натворили? Ведь по отношению к ним она умеет быть чуткой и прощать, по отношению к ним у нее не возникает чрезмерных требований. Возможно, боль не покинет ее до тех пор, пока она не научится щадить себя так, как она жалеет их?

Или, другими словами: нам следует избавиться от всех физических изъянов и разрушающих нас чувств, и только когда мы будем совершенными и симметричными, гармоничными душой и телом и беззаботными, у нас появится шанс не страдать от боли. Так ли это?

В этой книге я хотела довести до читателя мысль о том, что при любом физическом состоянии тела, при любом виде отношений, в любом возрасте и при любой проблеме существует возможность в той или иной степени улучшить функционирование, сделать его более комфортным, предоставить человеку право выбора пути собственного совершенствования.

Обучение путем прикосновения

Помощь, которую ученик получает от учителя в процессе индивидуального урока по выбору способа функционирования, осуществляется с помощью прикосновения. Учитель осознает, что ему следует посвятить годы на обучение мастерству прикосновения, чтобы научиться осторожно и внимательно обследовать тело человека. Только при взаимодействии двух нервных систем, когда одна заостряет реакцию другой, ученик начинает относиться к самому себе осторожно, терпеливо и осознавать происходящее. Учитель при этом стремится «прочесть» живой организм, находящийся перед ним, исследовать происходящие в нем процессы и изучить человека таким, каков он есть. Дотрагиваясь до различных частей тела и внимательно анализируя их состояние, учитель помогает ученику постепенно увидеть ситуацию, а также учит его уважительно относиться к собственному телу.

Сознание того, что его принимают таким, каков он есть, понемногу растапливает в человеке постоянную необходимость защищаться и способствует возникновению атмосферы доверия. Работа учителя постепенно приобретает характер рекомендаций по выбору новых способов движения. Урок никогда не начинается именно с проблемной области. Учитель может начать с места, имеющего отношение к проблеме, но отдаленного от этой проблемы. Обычно это то место, где есть шанс дать почувствовать ученику, что там движение можно выполнить более комфортно. После того как движение достигает качества, приемлемого для функционирования в той области, где этого легче всего достичь, учитель может обратиться к решению самой проблемы. Он ищет для ученика недостающий радиус движения, способ организации, которым ученик сможет самостоятельно выполнять движение с участием как можно большего количества частей тела.

Перспектива присоединения к движению всего тела является главной мыслью урока. Учитель медленно повторяет свои действия, делает это в различных положениях и до тех пор, пока новый способ движения не будет принят полностью всем телом. Все это происходит в чутком диалоге между нервными системами учителя и ученика, без слов. Если ученик воспринимает новое поведение в движении, даже в том случае, если это происходит пассивно, это уже достаточно значительный результат для одного урока.

По окончании урока Рахель поднялась со стола так, будто вернулась из путешествия по далекой стране, в которой действуют другие законы. Она побывала в таком месте, где можно было сбросить привычный панцирь, где не требовались слова, и можно было забыть о времени. Может быть, первый раз за много лет она ощущала себя комфортно. Кто-то показал ей более оптимальный путь, чем тот, который был известен. Ее лицо напоминало лицо только что проснувшегося ребенка. Осанка изменилась, она стала мягче, умиротвореннее и надежнее.

Уметь учиться

Выполнив несколько движений плечом, Рахель сообщила, что «теперь это действительно легче». Она стала продолжать маневрировать плечом, чтобы убедиться, исчезла ли боль окончательно. Ей было очень важно рассказать, какие боли она испытывала раньше, до того, как пришла ко мне. Рахель стала демонстрировать это, искривляя все тело, что чуть не вернуло ее к прежнему состоянию. Казалось, до сих пор она не была готова к тому, чтобы дать шанс улучшению состояния, которое постепенно появилось в процессе урока.

Ведь приспособиться к изменению и уметь извлечь из него то положительное, что содержится в уроке, процесс не более легкий, чем прийти к этому изменению.

Моше говорил: «Сложнее всего изменить в человеке веру, которая не позволяет ему измениться».

Нашей Рахель потребовался не один терпеливый и поэтапный урок, пока она смогла, вставая со стола, ожидать положительных изменений и удовлетворения. Я с удовольствием наблюдала, как ее лицо начинало светиться новым ощущением внутренней свободы. Вначале она хранила это ощущение с серьезным собственническим настроением, пока не прониклась доверием и поняла, что можно осуществить многое, только нужно внимательно прислушаться к самому себе. В ней начала проявляться сила человека, знающего, что есть вещи, которые можно изменить. В сущности, произошел процесс восстановления способности учиться.

Чем больше ты стараешься превозмочь что-то, тем больше оно превозмогает тебя

Какая часть боли «настоящая», а какая зависит от отношения человека к ней? Насколько сопротивление боли увеличивает приносимые ею страдания? Насколько человек усиливает ущерб травмы, добавляя к ней разочарование, беспокойство или нетерпение? Что происходит с болью, когда пытаются примириться с ней? Можно ли обмануть боль и осознанно увеличить примирение по отношению к ней?

В качестве ответа на все эти вопросы я хочу рассказать об одном необычном случае, который, мне кажется, заставит многих задуматься.

Мой отец, с которым у меня были очень близкие отношения, был болен своей последней болезнью. Он перенес операцию и принимал огромное количество лекарств, которые, может быть, и продлили его дни, но одновременно привели к депрессии и состоянию отчужденности. Он просил нас помочь ему оставить этот мир, но, естественно, никто не знал, как поддержать его в направлении, понятном только ему.

Однажды он рассказал мне, что ночью ему свело спазмом ногу в области икры, и он вдруг подумал о том, что если бы такой спазм поразил его сердце, он смог бы благополучно, быстро и легко перейти в мир иной.

Спустя несколько недель отец сообщил мне, что ночью проснулся от острой боли в сердце. Вся левая сторона груди от плеча до ребер была сжата спазмом. Он узнал эти симптомы, поскольку несколько лет назад перенес инфаркт. На этот раз он принял боль с благословением, он спокойно лежал и ждал ее. Он не подал вида жене, а лишь благодарил Бога за то, что он услышал его и послал этот приступ, чтобы легко забрать душу.

Однако этого не случилось. Через несколько минут боль прошла. Отец все еще не допил чашу своих страданий. Прошло еще несколько дней. Оставив прощальное письмо, в котором просил прощения за такое расставание с нами, он выпил огромную дозу снотворного. Отец писал, что прожил полноценную жизнь и не видит смысла портить впечатление от нее на данном этапе.

Но, увы, этот опыт также не удался, жена проснулась и вызвала помощь. Ему пришлось лежать в отделении реанимации, и он выжил даже после воспаления легких. Его вынудили прожить еще несколько недель, пока болезнь не доконала его.

Такой конец, конечно, не исключение в нашем современном обществе. Однако случай с состоянием инфаркта, которое исчезло, будто его и не было, в то время как он просил его всем своим существом, продолжало занимать меня. Личное горе заставило задуматься о связи между болью и покорностью ей. Вероятно ли, что можно благополучно перенести инфаркт, если не сопротивляться боли? Может быть, инфаркт является критическим состоянием только в том случае, когда пытаются бороться с ним? Возможно, чем больше люди мобилизуют физические силы для сопротивления, тем больше препятствий себе они создают? Скорее всего, в противоборстве сил импульса жизни и волей мыслящего человека всегда побеждает импульс жизни. Боль появляется из глубоких слоев организма, преобладающих над волевым усилием мышц, посредством которых человек пытается перебороть боль.

Даже в том случае, когда люди согласны покориться боли и позволить ей продолжать свой процесс, они просто не знают, как это сделать. Тому, кто привык всю жизнь стремиться к достижениям, применяя усилие и превозмогая себя, будет довольно сложно в критической ситуации найти программу примирения с болью.

С этой точки зрения, воспитательный вклад метода осознания через движение представляет серьезную ценность, так как знакомит человека с пассивным способом доверительного расслабления. Он учит прекращению максимальных усилий и умению распределять реакцию поэтапно и согласно желанию. Человек развивает свою способность переносить подавленность, равномерно дышать и следить за тем, что происходит внутри. Эти качества могут быть решающими в критический момент.

Восстановить качество легкости – сказать жизни «да»

В уроках по осознанию движения качество не менее важно, чем радиус и построение процесса движения. Качество приобретает особое значение, когда ищут движение, которое может привести к облегчению боли. Облегчение не приходит вследствие энергичных движений, подгоняющих и разрывающих тело. А ведь это как раз то, к чему люди привыкли. Энергичные движения не приносят здоровье и облегчение, страдание по-прежнему остается.

Как правило, стремясь приобрести легкость движения, люди продолжают применять усилие. Для того чтобы восстановить в теле качества мягкости и легкости, человек должен окутать себя отношением, которое он когда-то мог получать только от поддерживающих его родителей, когда не придерживаются заранее известных теорий о том, что лучше для ребенка. Речь идет о родителях, которые умеют внимательно присматриваться и видеть, что необходимо ребенку в данный момент, и всегда находят способ осторожно и разумно помочь.

Люди, страдающие от боли в спине, знакомы с явлением, когда при определенных условиях, чутко и внимательно прислушиваясь к себе, они в состоянии несколько раз благополучно повторять движение. Это дает им надежду на улучшение. Возможно, секрет улучшения заключается именно в сочетании условий чуткого поиска, и есть смысл проанализировать это. Суть заключается в том, что появляется шанс восстановить движение в месте, где прежде оно было невозможно, а это само по себе уже открытие пути. Даже если до сих пор достигнутое облегчение кажется незначительным, большое значение имеет то, что начинают говорить жизни «да» вместо «нет».

Возвращение к благополучному движению подобно восстановлению отношений между друзьями после ссоры. Действие, ищущее улучшение осторожно, помогает связи между человеком и его движением, оно подобно примирению между людьми, когда убеждаются, что еще не все потеряно, как это казалось ранее. Все, что требуется для того, чтобы прийти к соглашению с возможностью движения – это готовность делать совсем немного и оставаться в области уверенного движения. Выполнив 10 – 20 минимальных движений, можно перейти к более обширному движению, не провоцируя при этом боль.

Терпеливо уделять внимание деталям

Вполне возможно, вышесказанное вызовет у читателя мысль о том, что такой путь хитроумных ухищрений не подходит ему. Может быть, он усомнится, хватит ли у него терпения на такое эгоцентричное и утомляющее занятие. Как раз в этом случае стоит задуматься: не отдалился ли человек от пути, поддерживающего его в жизни?

Может быть, ему следует спросить себя, помогает ли ему избавиться от боли такое нежелание прислушаться к каждой детали внутренних ощущений. Может быть, проблема самой боли занимает его больше времени, а надежда на избавление от нее меньше?

Обычно подобное отсутствие готовности к поэтапному решению проблемы свойственно людям, которые придерживаются принципа «все или ничего». Что остается такому человеку в критической ситуации при боли? Он продолжает произвольное движение, не прислушиваясь к тому, что делает, и естественно, при этом накапливается ущерб. Или же он замыкается в недоверии, избегая любого движения, и тем самым сокращая свое участие в жизни. Так или иначе, все это выливается в состояние подавленности и ощущение безысходности.

Можно попытаться проверить это на собственном опыте. При любой травме каждый может найти в себе душевные силы для того, чтобы постичь способ движения, который не усиливает боль и, следовательно, не приводит к угнетенному состоянию. Всегда можно искать более комфортные условия для тела и делать то, что мы делаем медленнее и применяя меньшее усилие.

При количественной оценке движений тела не стоит забывать о качестве. Готовность уменьшить собственное вмешательство и прислушаться к нюансам внутренних изменений помогает найти путь к комфорту. Где еще в распоряжение человека предоставлена настолько точная лаборатория, позволяющая вырабатывать стойкость, созидающую качество жизни?

О случае, демонстрирующем такой подход, я слышала от своей ученицы, которая перенесла операцию после дорожной аварии. Машина толкнула ее в бок, и нижняя часть таза была сломана в девяти местах. Находясь в больнице после аварии, она осознанно и чутко владела ситуацией. Она внимательно прислушивалась к себе и обнаруживала возможные для нее небольшие движения, а затем снова и снова осторожно повторяла их. Она была занята исследованием собственного состояния и старалась мобилизовать возможные резервы движения, прислушиваясь при этом к реакции тела.

«Врачи не поверили, когда увидели, как быстро я выздоравливаю», - рассказывала она. Потом добавила: «Это были не упражнения, скорее, интуитивное ощущение предела движения и его направления».

Что ты действительно в состоянии привести в движение
Существуют некоторые вещи, которые люди могут делать самостоятельно, до того, как они получат помощь. В тяжелые для спины дни, возможно, даже действие завязывания шнурков представляет сложность, но если немного приподняться над страхом и опасением перед наказанием за каждое движение, можно обнаружить, что плечи, например, готовы пренебречь своим привычным застывшим состоянием и начать немного двигаться при ходьбе. Возможно, и голова согласится поворачиваться из стороны в сторону при условии, что движения будут небольшими, неспешными, и к ним станут прислушиваться больше обычного. Можно также пригласить грудную клетку присоединиться и развить свободное дыхание. Можно расслабить область рта и позволить ему приоткрываться при ходьбе.

Эта работа имеет особое значение. В естественных взаимоотношениях организма существует глубокая связь реакций между тазом и челюстями. Если спина болит, а таз знает, что ему опасно беззаботно вертеться, челюсти также неподвижно застывают. Если можно «уговорить» челюсти осознанно двигаться, насколько они сами по себе способны на это, то в результате этой взаимосвязи начнет позволять себе больше движения и нижняя часть спины.   Это свидетельствует о том, что когда к проблеме спины подходят окольным путем, гораздо легче расслабить там травмированную область. Приводя в действие все, что возможно в теле, создают атмосферу полноценного естественного движения, при котором каждая часть присоединяется в ответ на участие других частей. Таким образом, все части системы приводятся в состояние функционального оптимизма, и даже та часть тела, которая отказывалась присоединиться к движению, хоть и пассивно, но начинает принимать участие в общем действии.

При любой ситуации можно обнаружить места, которые как можно больше отдалены от страдающей и отказывающейся функционировать спины, и в то же время способны двигаться. Осторожно передвигая их, мы можем убедиться, что постепенно движение становится приемлемым и для спины.

Если реально подходить к этому вопросу, то есть, думать о возможном и о границах возможного, боль уменьшится и станет терпимой. Скорее всего, улучшение будет небольшим и не особенно ощутимым, боль все еще не оставит человека, но стоит оценить, что мы на правильном пути. Это означает переход тела из заблокированного состояния в состояние функционирования, что на языке организма воспринимается как путь к выздоровлению.

Инвалид или человек с проблемой

Страдающего от боли человека постоянно гложет мысль о том, как не превратиться в инвалида.

Следует различать понятия «инвалид» и «человек, у которого есть определенная проблема».

Это было на первом курсе д-ра Фельденкрайса в Тель-Авиве. Он только начал преподавать свой метод «Совершенствование возможностей». Для демонстрации одного из первых примеров он выбрал человека, травмированного в дорожно-транспортном происшествии. Одна его рука безжизненно висела, утратив способность двигаться. Моше испробовал несколько различных способов, включая опыт «запутывания», когда в определенном месте как бы ошибаются и забывают об ожидании боли, вследствие чего движение все-таки становится возможным. Однако нерв был поражен, и не представлялось возможным вернуть плечу самостоятельность. Моше удалось уменьшить последствия травмы, результатом которой явилось искривление всего тела в сторону, и привести его в более уравновешенное состояние, но на улучшении функции руки это не отразилось. Это был наш первый опыт, который научил нас профессиональной скромности. Окончив курс лечения, на последнем уроке Моше посвятил все время прощальной беседе.

Он сказал: «Я сделал все, что умею, и больше этого не могу ничего для тебя сделать». В устах д-ра Фельденкрайса это звучало, по меньшей мере, странно. «Знай, что товарищи, которые по вполне понятной причине захотят открыть дверь вместо тебя – не настоящие друзья. Они быстро устанут и оставят тебя. Но если кто-нибудь научит тебя использовать мозг там, где рука бессильна, знай, что это истинный друг. Ведь есть вещи, которые ты можешь делать. К примеру, ты можешь любить и создать семью, а ответственность, сопровождающая наличие травмы, только усилит такую связь».

Из вышесказанного можно заключить, что тонкая грань между понятиями инвалидности и просто имеющейся у человека проблемы проходит на уровне мышления: что я не могу делать, а что могу.

Преобладающая сила ограничения

Возможно, человеку сложно понять, что в физической боли присутствует фактор личного отношения к ней. Организм устроен таким образом, что информация о наличии даже небольшой помехи передается всему телу и вызывает определенную реакцию. Когда эта помеха поднимается до уровня боли, ее влияние возрастает. Это исходит из жизненной необходимости на определенном этапе травмы и связано с инстинктом выживания. Все системы организма при этом мобилизуются для самозащиты. Если травмированная спина испытывает необходимость тормозить движение, то и остальные части тела распознают посылаемый ею импульс и отреагируют стремлением перекрыть движение в той или иной мере в соответствии со степенью травмы.

Травмированный человек при каждом движении испытывает боль, его занимает мысль о том, что можно сделать, чтобы травма не ограничивала его и в дальнейшем. Кто хочет быть узником своей боли? Независимо от того, хочет человек того или нет, постепенно им воспринимается мысль о том, что его тело стало слабым и блокировано.

Природой в человеке заложена бдительность по отношению ко всему отрицательному, ко всему, что представляет опасность для жизни. Она необходима любому живому существу в борьбе за выживание в естественных условиях. Мозг очень эффективно локализует все отрицательное, уроки травмы фиксируются в нем глубоко и оказывают на него гораздо большее влияние, чем все положительные попытки успокоить тело.

Ощущение удовлетворения очень легко утратить, если не дать ему направления с самого начала. Это можно сравнить с прополкой сорняков в саду, когда концентрируют внимание на хлестающих тело сорняках и не получают удовольствия от цветущего сада. Большинство людей привыкли к тому, что на них обращают внимание только тогда, когда они делают что-то из ряда вон выходящее, отрицательное. Люди привыкли больше задумываться о предостережениях, о том, чего нельзя делать. Им кажется, что это намного легче, чем осмелиться сделать что-нибудь более положительное и безопасное, чем принято. Даже при изучении языка мы сталкиваемся с меньшим количеством формулировок, характеризующих положительные действия, нежели отрицательные. Что значит обращать внимание на положительное? Это равносильно более внимательному прислушиванию к тишине, чем к шуму. Здесь необходимы тренировка и способность к селективному отбору.

Видеть, что стакан наполовину полон

Человеку не дано выбирать ощущения при боли, но он может выбирать, где именно сосредоточить больше внимания. Сознание может увеличивать и усиливать образы. Если сосредоточить внимание только на спине, там, где болит, то это сделает больное место безысходно возбужденным, непропорционально превознесет роль спины в собственном воображении и придаст проблеме преобладающую силу перед всеми вещами в жизни. Именно таким образом работает любая постоянная реклама. Наряду с этим, если уделить себе время и вспомнить положительные вещи, то у хорошего ощущения появится возможность занять свое место и значительно усилиться. Задача человека заключается в том, чтобы приподняться над стремлением к самозащите, и вместо этого попытаться использовать душевные силы на уравновешивание проблемы.

Атмосфера спокойствия, оптимизма и последовательного анализа после отдыха без паники необходимы при проверке различных реальных вариантов движения, которые вы найдете в этой книге. Это может быть упражнение в позе лежа на рулоне из одеяла, когда напоминают позвоночнику, каким образом он может организоваться для выполнения движения по наиболее благоприятной траектории. Или, сидя на краешке стола, показать голове и тазу, что их отношения могут быть более гармоничными. Можно зафиксировать щипком ткани чувствительный участок и вернуть естественному движению плавность. Каждая из этих находок, как и многие другие, нуждается в обновленном оптимистическом подходе.

Такому удивительному открытию человеческой возможности - осознанно обращать свое внимание на то, что стакан наполовину полон - я научилась у Йонатана Коэна. Человек, сидящий в инвалидной коляске и обладающий телом, которое дает ему так мало поддержки, что меньше я просто не встречала, в своей книге «От инвалидности к совершенству» объясняет свое кредо: «Я верю». Он видит в своей тяжелой травме высшую возможность для изыскания внутренних резервов и творческого подхода к поиску решений для выживания. Его состояние не позволяет ему воспринимать собственное существование как нечто само собой разумеющееся и происходящее автоматически. Каждую последующую минуту он вынужден создавать заново в ощущениях и сознании физический комфорт точно так же, как и быть усердным в развитии духовности. Он говорит, что творческое осознание является преимущественным предназначением человека.

Посредством согласования движения каждому человеку предоставляется возможность осознанно взращивать положительное, которое не дано ему как само собой разумеющееся. В ситуации боли или других ограничений эта способность обостряется. Страдая от боли, можно научиться творческому подходу к различным находкам, когда удается мобилизовать внутреннее терпение и оставаться спокойным, когда можно внимательно прислушиваться к тому, что происходит, когда хотят анализировать детали.

Естественный организм отвечает на внимательное прислушивание и реагирует на мысленные определения. Анализируя имеющиеся в их распоряжении возможности движения, люди постепенно приобретают собственную свободу в дополнительных областях внутри границ блокады, созданной ограничивающим фактором движения. Они развивают все новые и новые возможности, несмотря на то, что в данный момент у них имеется проблема.

Конец, являющийся началом

Существуют различные способы, которыми пытаются успокоить боль: путь слепого применения лекарственных препаратов, успокаивающих что-то одно и нарушающих другое; использование поясов; растягивание тела; применение специальных электроприборов; согревание; иглоукалывание, которое вызывает скрытые электрические волны в периферических точках тела, давление на аккупунктурные точки и, наконец, оперативное вмешательство с целью фиксирования проблемной области от любого движения, для того чтобы в дальнейшем она уже не могла быть травмированной. Общим для всех этих способов является то, что человек должен учиться использовать свое тело таким образом, чтобы вновь не спровоцировать проблему. Возможно, после полученного лечения боль уже не мучает, но это еще не означает, что человек выздоровел.

Восстанавливая свою способность функционировать наиболее оптимальным и надежным способом, как этого и требует полноценная жизнь, нормальный человек должен поменьше вмешиваться в процесс достижения здоровья – ведь иногда достаточно только одного воспоминания для того, чтобы вернуть силу достигнутому.

Здоровый человек, укрепляя уровень своего иммунитета, совершенствует собственную способность устоять перед все более и более сложными стремлениями и при этом избежать травмы. Здоровый человек, научившись чему-то у травмы, выходит из нее в лучшем состоянии, чем он находился ранее.

До тех пор, пока привязаны к какому-то одному методу, в комбинации или в каком-то определенном упражнении, пребывают на стадии творческого поиска облегчения. Иногда этот этап необходим. Следует помнить, что полная свобода не всегда приходит сама по себе вслед за облегчением. Свобода доступна каждому, кто готов пройти тернистым путем совершенствования функционирования, осознавая процесс и будучи терпеливым, обновляя индивидуальные привычки движения. Для того чтобы восстановить здоровье, стоит заново переоценить этическую сторону функционирования движения. Дело выбора каждого – остановиться на полпути или пожелать самому себе достижений в развитии собственного потенциала движений.

Работа по расширению собственного потенциала движений на уроках по «осознанию движения» создает впечатление обновления. Процесс введения альтернативных возможностей моделей движения увлекает людей в прошлое, когда их привычки еще не были сформированными и были открытыми для изменений. Такая открытость привычек в настоящем дает им то же чувство, которое пульсировало в них когда-то, когда привычка только создавалась, и это ощущение уводит их к началу жизни.

По поводу занятий на курсах и семинарах с **Рути Алон**, а также для приобретения кассет и DVD CD можно обращаться: *www.bonesforlife.com* .

Информация о преподавателях метода д-ра Фельденкрайса по программе Рути Алон «Укрепление кости» на сайте: International Feldenkrais Federation *www.feldenkrais-method.org/iff*

Country	Name	Email	Phone
Argentina	Diana Sternbach	felbar@bariloche.com.ar	+54-2944-435279
Austria	Christiane Dertnig	cdertnig@gmx.at	+43-1-513-5337
Australia	Tracy Stewart	ts_yoga@hotmail.com	+61-2-9387-2782
Belgium	Ethel Silberman	bflinbenelux@yahoo.com	+32-3-232-1141 +32-47-338-2113
Brazil	Marcia Martins	mmdeo@uol.com.br	+55-11-5572-6738
Canada	Rosa Murnaghan	rfm@cyberus.ca	+1-613-820-2546
Canada-Quebec	Nicole Aubry	Nicole.Aubry@vl.videotron.ca	+1-450-674-1405
Germany	Petra Schafer	petra.sch@t-online.de	+49-40-850-4591
Israel	Dalia Heiman	daliaaa@netvision.net.il	+972-3-604-2353
Italy	Isabella Turino	iturino@tin.it	+39-0574-595-813
Japan	Rika Fuji	rika.f@jp.bigplanet.com	+81-75-963-4108
New Zealand	Elke Dunlop	elked@paradise.net.nz	+64-4934-9005
Norway	Kristin Ruder	ruder@online.no	+47-33-329-009
Switzerland	Denise Alvarez	denise.alvarez@braunschweig.ch	+41-31-351-3044
The Netherlands	Ria Heuvelman	ria_heuvelman@hotmail.com	+31-180-590966
United Kingdom	Susanne Lemieux	susanne@burycourt.freeserve.co.uk	+44-1420-520-351
USA	Gretchen Langner	langnerdzign@gwi.net	+1-207-774-9685

ВСЕ МОИ КОСТИ

программа укрепления кости путем возвращения к естественному движению и осанке, несущей вес

АВТОР
РУТИ АЛОН
(в соответствии с методом д-ра ФЕЛЬДЕНКРАЙСА)

Твои кости тем сильнее, чем твоя деятельность динамичнее, и в то же время противостоит стремлению применять силу.

Твои кости тем прочнее, чем надежнее осанка скелета выдерживает нагрузку веса в наиболее эффективной траектории.

Твои кости организованы тем эффективнее (в соответствии с тем, как это было сотворено первоначально), чем естественнее твои движения приводят в действие все части тела в гармоничной координации.

С помощью программы **«ВСЕ МОИ КОСТИ»** представляется возможным изучить простые и одновременно достигающие цели процессы движения, соблюдая при этом безопасность и прислушиваясь к своим ощущениям

* укрепить массу кости и восстановить биологический оптимизм надежного скелета
* обновить пружинистую походку, стимулирующую построение кости
* совершенствовать стройность осанки, эффективно несущей вес
* развивать находчивость при восстановлении равновесия
* достигнуть уверенности и смелости в движении

Ритмичная пружинистая ходьба – это естественный стимулятор укрепления кости. Ритмичная, полная жизни ходьба способствует улучшению функционирования системы кровообращения, которая приносит питание и кислород в плотную ткань кости и обеспечивает строительный материал для роста новых клеток.

Гармоничная координация движения при уравновешенной наилучшим образом осанке жизненно необходима для того, чтобы выдерживать пружинистое давление динамичной ходьбы, и является естественным кодом для ускорения процесса укрепления кости. Статистические исследования показали, что африканские женщины, носящие на голове вес в ритмичной и свободной ходьбе, намного меньше предрасположены к переломам костей (1: 100), чем женщины Запада, несмотря на то, что в среднем плотность кости у населения Африки ниже, чем на Западе.

Программа «ВСЕ МОИ КОСТИ» имеет отношение к функциональному компоненту умелости движения, причастного к устойчивости кости, и предлагает последовательность процессов движения для совершенствования координации тела. Акцент делается на улучшение формы осанки, несущей вес и способной надежно выдерживать пружинистые толчки, которые должны пробудить процессы укрепления кости и улучшения ее гибкости.

Программа основана на подходе д-ра Фельденкрайса к обновленному воспитанию привычек движения. Принцип, которым руководствуются в процессах обучения – это согласованность гармоничной интеграции между всеми частями тела при функционировании как основная черта, характеризующая нормально работающий организм. Индивидуальная способность к совершенствованию качества движения достигается посредством последовательных исследований неиспользованных возможностей.

Формы движения в программе взяты из первобытных моделей движения в природе, эффективность которых доказана миллионами лет эволюционного отбора.

Высшим критерием программы является обязательная безопасность в каждой детали и чувствительность к индивидуальному темпу продвижения каждого человека.

Программа использует простые способы развития контролируемого сопротивления давлению, как, например, отталкивание от стены, полосы ткани как упряжь, гантели и другие. Объективное компьютерное обследование плотности кости участников программы показало, что во многих случаях (смотри данные измерений) достигается существенное улучшение.

Возрастание веры в возможности нашего скелета вселяет хорошее настроение биологического оптимизма, поощряющее готовность привести в действие индивидуальный потенциал движения и получать удовольствие при выполнении этого движения.

Для записи на курс преподавателей и индивидуальных инструкторов программы «**Укрепление кости**», а также по вопросу участия в семинарах для широкой аудитории по этой программе обращаться:

Рути Алон
מדרגות הכפר 12
עין כרם, ירושלים 95744
Rutyalon@netvision.net.il

ירושלים: מלכה קרץ	תל-אביב: דליה חיימן
טל. 02-6419087	טל. 03-6042353

Printed in Great Britain
by Amazon